KB023459

내 몸 살리는

건강 블랙박스

김길원

의학전문기자의 건강 이야기

내 몸 살리는
건강 블랙박스

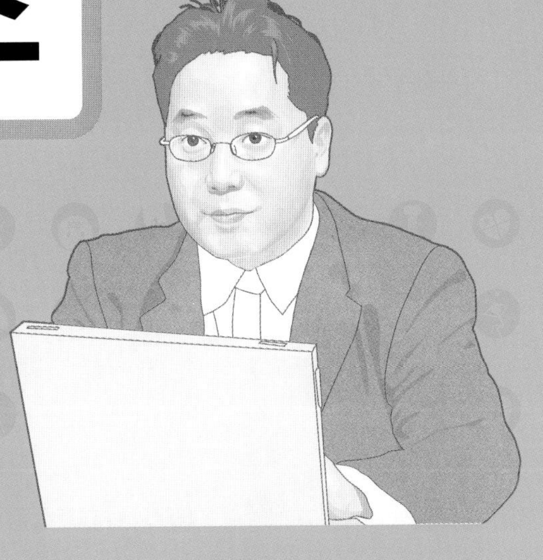

김길원
의학전문기자의
건강 이야기

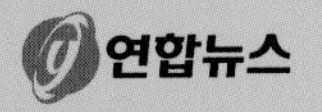

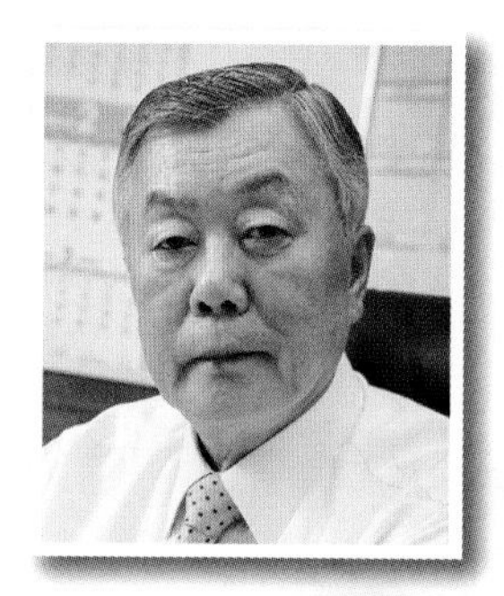

◀ **성상철** | 서울대병원장

연합뉴스의 의학전문기자로 활동해온 김길원 기자가 건강 가이드 책자를 발간했다. 오랜 기간 의학전문기자로 활동해 왔기 때문에 전문적이고 난해한 질병 정보를 재미있는 소설책 보듯 쉽고 흥미있게 읽어나갈 수 있도록 풀어 놓았다. 현대인의 건강에 가장 치명적인 암과 심혈관 질환, 뇌혈관 질환 등에 대해 핵심요소를 조목조목 짚어가며 정확하게 설명한 대목에서 저자의 필력에 감탄을 금할 수 없다. 게다가 시의적절하게 신종플루에 대한 올바른 안내서 역할을 겸했으니, 건강 가이드로서 추천하지 않을 수 없다.

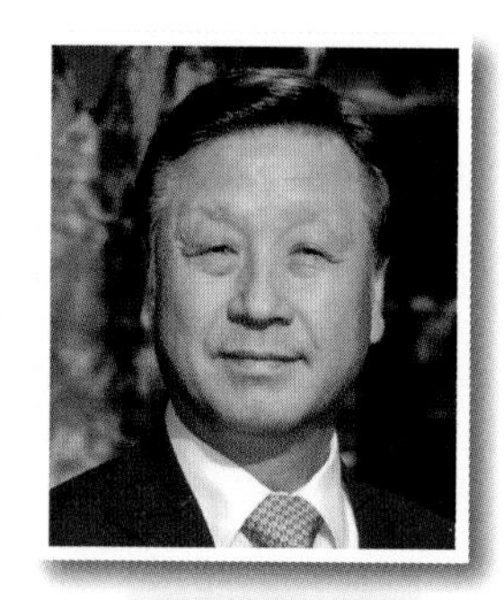

◀ **박창일** | 연세대학교 의료원장

의사가 보기에 정보의 보고라는 인터넷은 셀 수 없을 만큼 허다한 의학에 대한 속신과 몰이해의 소용돌이다. 마치 자신의 치유 경험담이 전부인 양 호도하는 글들에 현혹되어 치유의 기회를 놓친 환자들을 만나게 되면 안타깝기 그지없다. 이 책은 잘못된 건강 속설에 의문을 제기하면서 현대의학의 도움을 받을 수 있도록 하는 올바른 건강 길잡이로서의 역할이 돋보인다.

이종철 | 삼성의료원장 ▶

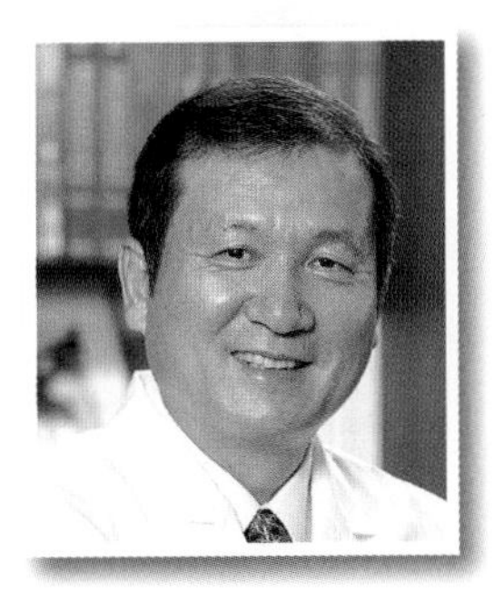

갈수록 넘쳐나는 의학정보 속에서 뜻깊은 건강서적이 발간되어 의료인의 한 사람으로서 매우 기쁘게 생각한다. 의사가 잘 알고 있는 의학정보를 일반독자들이 쉽게 이해하고 실천할 수 있도록 건강 良書로 만들어준 김길원 의학전문기자의 땀과 노력에 아낌없는 격려의 박수를 보낸다. 이 책이 건강한 대한민국을 만드는 소중한 밑거름이 되리라 믿으며 건강은 아는 것보다 사소한 생활의 실천이 더욱 소중하다는 진리를 다시 한 번 깨닫게 해주는 책이라 독자 여러분께 一讀을 추천한다.

박재갑 | 서울대병원 교수(전 국립암센터 원장) ▶

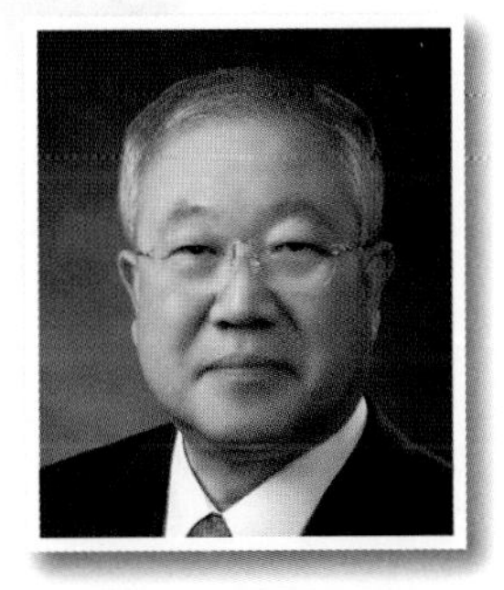

수년 동안 의학·건강 분야에서 전문기자로 일해 온 김길원 기자의 통찰력은 남다르다. 그가 쓴 기사는 의료계에서 큰 화두가 되기도 했고, 때론 의사들에게 채찍이 되기도 했다. 이는 기자로서의 그의 열정이 얼마나 대단한지를 보여주는 대목이다. 그런 그가 그동안 취재 일선에서 느끼고, 생각해 온 글을 모아 책을 냈다고 하니 반갑지 아니할 수 없다. 평소 질환별 유명 전문의들과 각별한 친분을 쌓아오며 다방면의 지식을 쌓아온 그가 펴낸 이 책이 '건강이 화두'인 이 시대를 살고 있는 사람들에게 큰 도움이 될 것으로 믿는다.

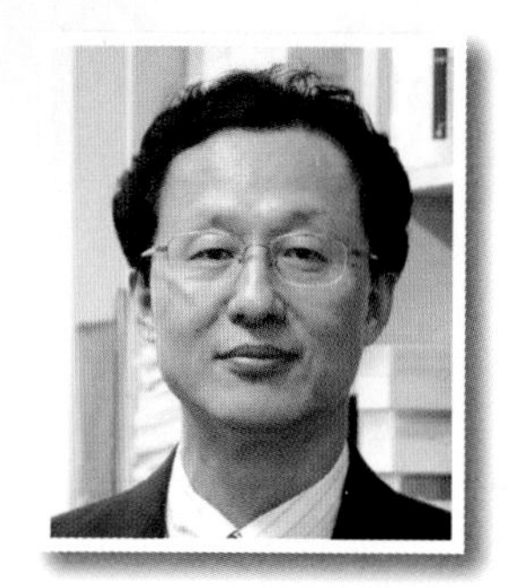

◀ **서영준** | 서울대 약대 교수

연합뉴스 김길원 기자는 속설이나 어설픈 정보에 의존하지 않고, 근거 위주의 팩트를 찾아 의학뉴스를 쓰기로 정평이 나 있다. 김 기자가 펴낸 이 책도 그동안의 기사와 마찬가지로 이런 근거중심의 논조에서 크게 벗어나지 않는다. 늘 한결같은 원칙으로 글을 쓰는 그의 철학이 잘 배어 있다고 할 수 있다. 남들보다 먼저 뉴스를 찾아 쓰는 김 기자처럼, 스스로의 건강을 생각하는 사람이라면 남들보다 먼저 이 책을 만났으면 하는 바람이다.

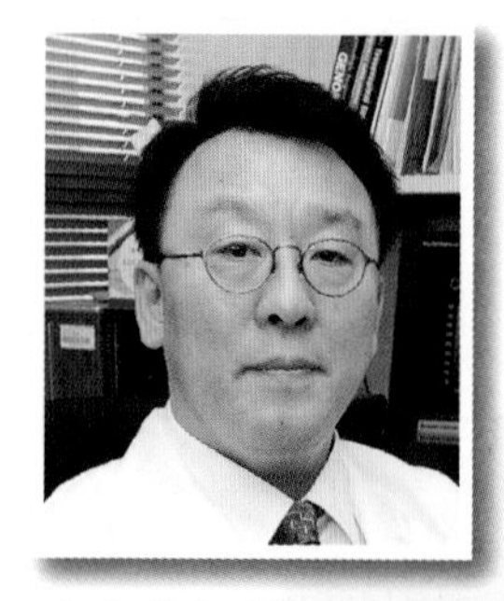

◀ **송용상** | 서울대 암연구소장
(서울대병원 산부인과 교수)

작금은 턱없이 부족한 국내 의료 현실을 기반으로 많은 사람이 정보화된 사회에서 부정확한 의료지식에 너무 쉽게 노출된다는 것이 가장 큰 문제라 할 수 있다. 이런 혼란한 시기에 출간된 김길원 의학전문기자의 책은 최근 많은 사람이 관심을 두는 감염, 암, 성인병은 물론, 생활 습관 및 노화와 관련된 건강 의료 지식에 대해 정확한 의학적인 배경 하에 알기 쉽게 기술하고 있다. 이 책을 통해 국내의 열악한 의료 환경과 의료 정보의 홍수 속에서 독자들이 알차고 정확한 의료 지식을 습득할 수 있는 계기가 될 수 있기를 진심으로 기원하는 바이다.

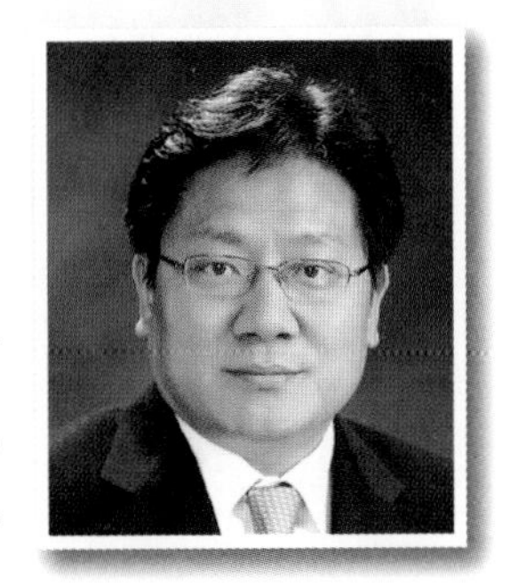

강대희 | 서울의대 예방의학교실 교수 ▶

전 세계적으로 가장 빠르게 고령화가 진행되는 우리 사회는 여과 없이 쏟아지는 건강 정보와 근거가 미약한 의학 지식의 홍수 속에 시달리고 있다. 이 책은 지난 10여 년간 입증된 자료에 기반해 예리한 필치로 균형 잡힌 기사를 만들어 온 김길원 기자의 건강상식 결정판이다. 김 기자는 타고난 자질과 뛰어난 감각, 그리고 최상의 기사를 쓰기 위한 부단한 노력으로 의학·과학전문기자의 본 모습을 보여줘 왔다. 의학의 창을 통해 더불어 건강한 사회를 꿈꾸는 김 기자의 역작으로 의학·보건학 전공자는 물론이고 일반 시민의 一讀을 권한다.

건강하게 태어나는 것은 운명이지만, 건강하게 사는 것은 노력이다.

'건강을 잃으면 모든 것을 잃은 것이다' 라는 격언이 있다. 예전에 이런 말에 공감을 하는 사람들은 대부분 중년 이후 세대였겠지만, 최근에는 젊은 세대들 역시 건강의 소중함에 대한 관심이 높다. 삶의 질을 추구하는 현대인에게 건강은 단지 오래 사는 삶이 아닌 행복한 삶을 뜻하기 때문일 것이다.

매일 새로운 건강, 의학정보들을 취재하고 기사를 쓰면서 기자로서 가장 중요하게 생각하는 것이 있다면 바로 의학적 지식이 없는 일반인들에게 건강과 생활의 변화에 도움이 되었으면 하는 것이다.

하지만, TV와 신문, 그리고 인터넷을 통해 엄청나게 쏟아져 나오는 전문지식이라는 이름의 상식들을 접할 때면 솔직히 걱정이 앞설 때가 많다. 서로 모순되기까지 하는 건강 정보의 홍수 속에서 정확하고 유용한 건강 정보를 가려내기란 쉽지 않기 때문이다. 병을 알면 거의 다 나은 것과 같다는 말이 있지만, 부정확한 상식과 막연한 믿음 때문에 병을 키우는 사례 역시 드물지 않게 찾아볼 수 있다.

수년간 국내외 저명한 의학전문가들을 만나면서 느낀 점은 바로 '질병은 생각보다 가까이 있지만 조금만 주의를 기울인다면 예방은 물론이요, 조기치료를 통해 건강한 삶을 살 수 있다'는 것이다.

이 책의 내용은 그동안 연합뉴스 기사를 통해 소개되었던 내용을 정리한 것으로, 어느 한 사람의 의견이나 연구결과가 아닌 다양한 의학 전문가들의 연구결과 등을 토대로 구성했다. 특히 가장 흔하기 때문에 누구나 한 번쯤은 들어보고, 또 주변에 한두 명 정도는 경험을 했던 질병들을 중심으로 이해와 치료, 생활 속 예방법을 소개함으로써 쉽게 이해하고 참조할 수 있도록 했다.

아침 출근길에 무심코 넘겨버린 어지럼증이 실제로는 심혈관계 질병의 전조증상일 수 있으며, 한쪽 팔다리에 자꾸 힘이 빠지는 느낌을 받았다면 젊은 나이만 믿지 말고 뇌경색 검사를 받아보아야 한다.

건강을 위해 매일 달리기를 한다고 심장마비를 막을 수 있는 것이 아니며, 매일 소주 3~4잔을 마시는 사람들이 가장 두려워해야 할 질병이 대장암이라는 사실을 통해 잘못된 생활습관을 되짚어 봐야 한다.

아이가 유독 공부에 어려움을 겪는다면 좋은 학원만 찾지 말고, 혹시 학습장애를 앓고 있는지 살펴보아야 하며, 김장 후 허리가 아픈 아내에게 약국에서 파는 파스를 건넬 것이 아니라 디스크 진단을 받아보도록 배려해야 한다는 것도 알아두면 좋을 것이다.

건강하게 살기 위해서 사람들이 모든 질병에 대해 전문지식을 가질 필요는 없지만 병을 이해한다면 예방을 위한 노력은 그만큼 쉬워진다.

이 책이 '건강하게 태어나는 것은 운명이지만, 건강하게 사는 것은 노력' 이라는 평범한 진리를 공감하고 나누는데 보탬이 되는 조언자의 역할을 충실히 수행할 수 있기를 바란다.

2009년 11월

연합뉴스 의학전문기자 김길원

Contents

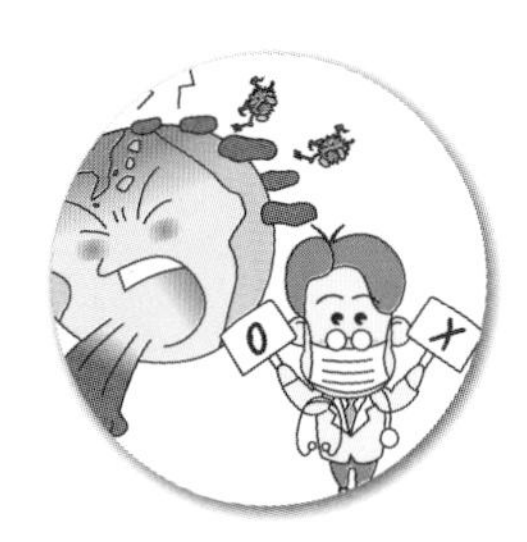

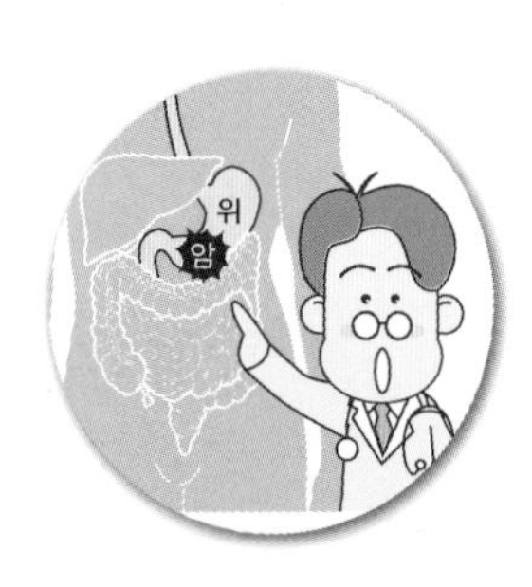

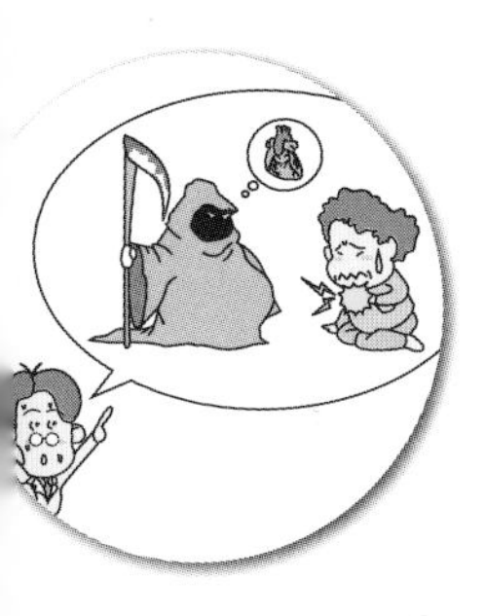

PART 3

심혈관계 질환, 쏟은 관심만큼 지킨다

PART 4

뇌혈관 질환, 생각보다 가까이 있다

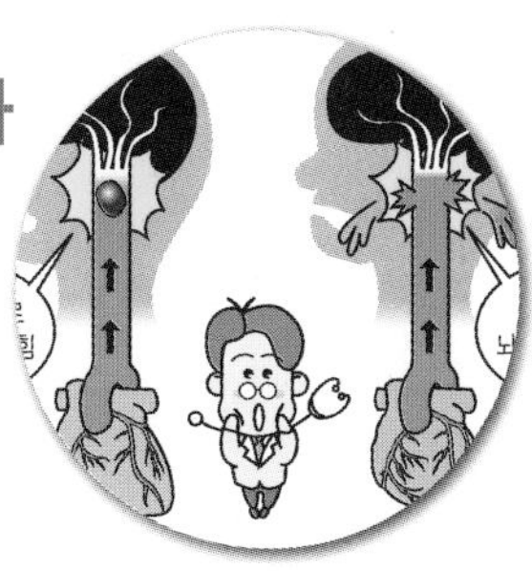

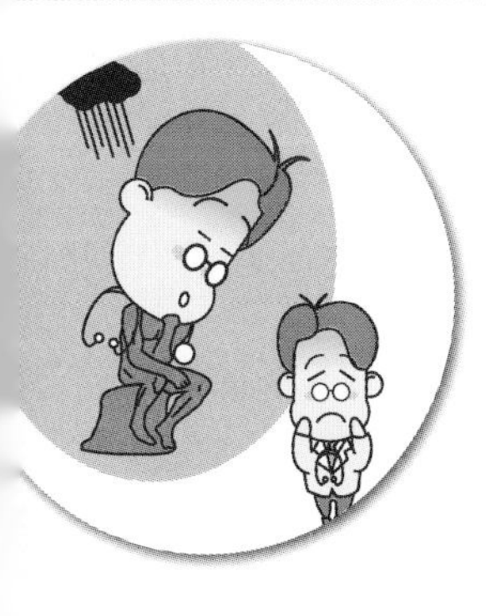

PART 5

마음이 아픈 걸까, 몸이 아픈 걸까?

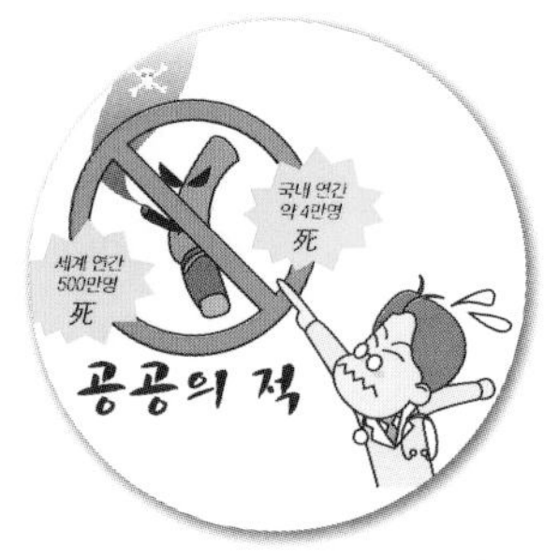

PART | 6

두 얼굴의 동반자, 담배와 술

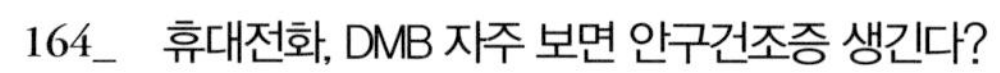

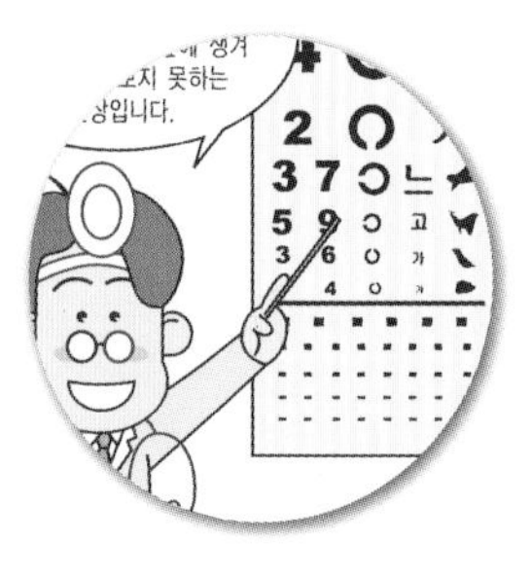

PART | 7

눈과 귀의 질환, 관리가 중요하다

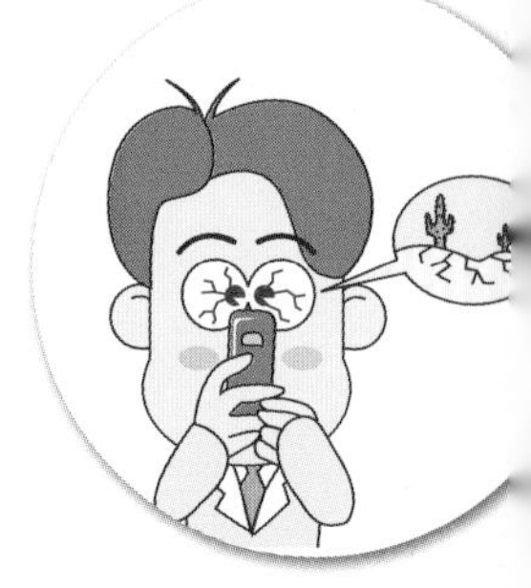

PART | 8

뼈 건강, 늙어서 고민하면 늦는다

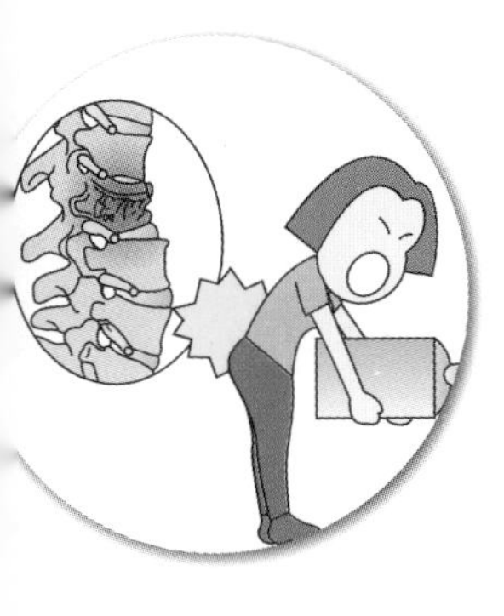

PART | 9

부모는 반 의사가 되어야 한다

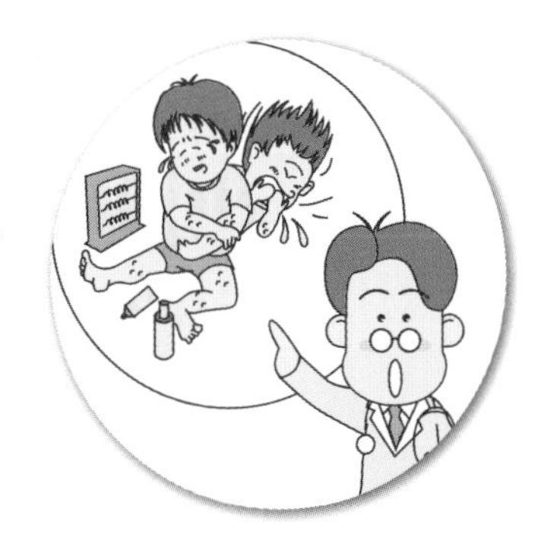

면역력

PART | 1

신종인플루엔자 A (H1N1 · 신종플루), 알면 두렵지 않다

▶ 신종플루를 둘러 싼 허와 실을 찾아라?

▶ 신종플루는 왜 폐렴으로 이어질까?

▶ 신종플루 예방, 면역력부터 키워라?

▶ 학교에서 지켜야 할 신종플루 예방법은 따로 있다?

신종플루를 둘러 싼 허와 실을 찾아라?

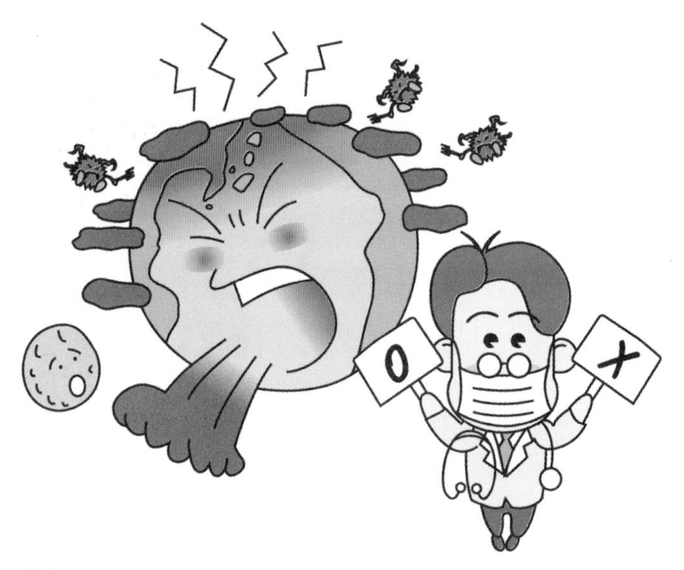

"신종플루에 걸리면 사망할 가능성이 큰 것 아닌가요?"
"타미플루를 미리 먹으면 안 걸린다던데요?"
"전 세계 인구의 30%가 걸릴 수도 있다면서요?"

전 세계가 신종플루로 바짝 긴장하고 있다. 백신의 개발과 비축, 치료제 생산 등을 둘러싸고 국가 간 경쟁도 치열해지는 가운데 신종플루는 빠른 속도로 확산되면서 '대유행 시나리오'가 등장하는 등 사람들의 불안감도 계속 높아가고 있다.

모든 질병이 그렇듯, 신종플루도 떠도는 소문만 듣고 불안해하기보다 정확한 정보를 아는 게 우선이다. 그렇다면, 신종플루를 둘러싼 소문, 무엇이 진실이고 무엇이 거짓일까? 보이지 않는 적 '바이러스'. 제대로 알아야 불안감을 떨칠 수도 있고, 감염도 예방할 수 있다.

신종플루, 이전에는 전혀 존재한 적이 없다?

그렇다. 신종플루는 사람·돼지·조류 인플루엔자 바이러스의 유전물질이 혼합·변이를 일으켜 생긴 기존에 없던 새로운 형태의 바이러스다. 2009년 4월 멕시코와 미국 등지에서 발생한 뒤 아메리카·유럽·아시아 대륙의 여러 나라로 확산되고 있다. 처음에는 '돼지인플루엔자(돼지플루)' 또는 '돼지독감'이라고 불리기도 했지만 돼지와 관련이 있다는 증거가 없어 세계보건기구(WHO)가 공식적으로 사용하는 '신종인플루엔자 A(H1N1·신종플루)'로 명칭을 통일하였다.

신종플루는 일반 독감과 증상이 비슷하다?

계절 독감과는 다른 질병이지만, 증상은 매우 비슷하다. 37.8℃ 이상의 열이 나고, 콧물과 인후통, 기침 등의 증상은 일반적인 독감(계절인플루엔자) 증상과 크게 다르지 않으며, 사람에 따라서는 오심, 무력감, 식욕부진, 설사와 구토 등의 증상이 함께 나다나기도 한다. 감염 과정도 계절인플루엔자와 크게 다르지 않다. 비말(飛沫) 감염, 곧 감염된 사람의 기침이나 재채기 등을 통해 주로 사람 대 사람으로, 감염자와 가까운 접촉자 사이에서 전파된다. 감염 후 곧바로 증상이 나타나지 않을 수 있어 약 7일간의 잠복기를 가진 것으로 알려졌으며 보통 증상이 발생하기 하루 전부터 발생 후 7일까지 전염력이 있는 것으로 보고되고 있다.

신종플루, 감염속도는 빠르지만 사망률은 낮다?

그렇다. 세계보건기구(WHO) 분석을 보면 신종플루의 인체 간 전파속도는 사상 유례가 없을 정도로 빠르다. 그러나 신종플루의 사망률만 고려하면 0.5% 정도로, AI에 의한 사망률 60%에 비해 극히 낮은 편이다.

그러나 신종플루와 H5N1형 AI사이의 유전자 재조합이 일어나 사망률이 AI에 근접하고, 신종플루처럼 인체 대 인체 감염이 빠른 바이러스가 나오는 상황을 배제할 수 없다. 이런 경우 전 인류의 50%가 감염되고, 사망률이 2%(4천만 명)에 달했던 1918년 스페인독감과 같은 최악의 상태를 맞을 수도 있다.

전 세계 '대유행' 있다 VS 없다?

아직 정확하게 예측할 수 없다는 게 정답이다. 하지만 이전의 범유행 질병의 진행과정을 보면 1차파(first wave) 후에는 반드시 후속파(subsequent waves)가 있는 게 특징이었다.

또한, 이전에 유행했던 인플루엔자 바이러스의 경우 1차파 때보다 2차파에서 병독성이 더 증가했던 점을 고려한다면 올해 겨울 북반구에서 더 심각하게 유행될 가능성을 배제할 수는 없다.

현재 가장 최악의 시나리오를 발표한 영국은 전 세계 인구의 30%가 감염돼 15%에서 합병증이 발생하고, 이중 2%가 입원해 0.1~0.35%가 사망할 수 있으며, 유행 시기는 9월 초 또는 10월 이후로 추정한 바 있다.

하지만, 미국 국립보건원의 바이러스학자인 타우벤버거 박사팀은 200여 년 동안의 대유행을 분석한 결과, 후속파(subsequent waves) 때 병독성이 증가한다는 과학적 근거는 아직 논란이 있다며, 향후 비교적 가벼운 대유행이 이번 겨울 북반구에서 있을 것으로 예측했다.

한국에는 고령 사망자가 많고, 외국에서는 젊은 사망자가 많다?

그렇다. 국내에서는 신종플루 사망자의 상당수가 55세 이상의 고령에다 고위험군에 속하는 환자였지만, 서구의 경우엔 젊은 사망자가 많다. 신종플루 사망자가 많은 캐나다의 경우 사망자 2명 가운데 1명이 이 바이러스에 감염되기 전에는 특별한 병력이 없는 청·장년층으로 분석되고 있으며, 신종플루가 처음 시작된 멕시코도 사망자의 87%, 신종플루 감염 후 중증 폐렴을 일으킨 환자의 71%가 5~59세에 속한다.

이에 비해 우리나라는 젊은 층 환자가 고령 환자보다 훨씬 많은 대신 사망자는 아직 젊은 층에서 두드러지지 않고 있다. 전문가들은 왜 이런 차이가 있는지에 대해서는 추가적 연구가 더 필요하다는 입장이다.

신종플루, 빨리 치료하면 괜찮다?

그렇다. 신종플루 감염자 중 사망에 이른 환자들은 감염 후 초기 치료를 받지 못한 경우였는데, 대부분 증상 발생 후 타미플루를 투약하기까지 최장 18일이나 걸렸고, 첫 증상 후 병원을 찾는데도 최대 7일이 걸렸다.

신종플루 감염의 치료는 발병 이후 병원을 찾아 항바이러스제를 처방하는 데까지 걸리는 시간을 줄이는 데 달려있다.

때문에 각자 스스로 폐질환, 당뇨 등 만성질환이 있는 고령의 환자, 임신부, 소아 등 신종플루 고위험군에 해당하는지 확인하는 것이 중요하다. 또한, 열이나 근육통, 인후통 등의 신종플루 감염 증상을 파악하고, 증상이 나타나면 즉시 병원을 찾아야 한다.

특히 최근에는 발열 증상이 없거나 폐가 급격히 나빠지는 신종플루 환자도 있는 만큼 본인이나 가족 중에 기침이나 호흡곤란, 흉통 등의 증상이 있다면 조기에 병원을 찾아야 한다.

또한 증상이 나타났을 때를 대비해 집과 가까운 거점병원이 어디인지를 미리 파악해두고, 외출 시 마스크를 착용하고, 손을 자주 씻는 등 세심한 주의가 필요하다.

임신 중 신종플루에 감염되면 증상은?

임신부는 빈호흡이 흔하기 때문에 호흡곤란 등의 신종플루 증상과 감별이 어려울 때가 있다. 하지만, 일반적인 감기 증상과 달리 인후통, 기침, 오한, 고열 등이 급속도로 진행되는 게 특징이다. 또한, 두통과 전신피로, 근육통, 관절통, 구토, 설사, 콧물, 코막힘과 같은 증상도 동반한다.

많은 임신부에서 신종플루 감염은 합병증이 없는 전형적인 독감처럼 지나가지만, 일부 임신부는 급격한 진행과 함께 폐렴을 포함한 2차 세균감염 증상이 동반되기도 한다.

임신 중 신종플루 감염의 위험성은?

2009년 4월 14일부터 5월 18일까지 미국 내 보고에 따르면 건강한 여성일지라도 임신 기간 중 신종플루 감염은 중증 질환 발생을 4~5배 증가시켜 입원 치료가 필요한 경우가 많았다.

또한, 전체 사망자 중 13%는 신종플루 감염 이전에 건강했던 임신부였다. 이 점 때문에 임신부가 고위험군으로 분류됐다.

과거 스페인독감(1918~1919)이 유행했을 때도 임신부의 독감 치사율은 27%로 매우 높았으며, 당뇨와 천식 등의 만성 질병을 앓는 임신부가 독감 합병증에 걸리는 비율도 비임신 때와 비교해 크게 상승한 것으로 나타났다.

따라서 내과적 질환을 앓는 임신부의 경우 보다 세심하게 주의해야 한다. 또한, 일반적으로 독감에 걸린 임신부는 조산 및 유산 발생률이 높은 것으로 알려져 있다.

임신과 관련한 신종플루의 합병증으로는 태아 빈맥과 같은 태아곤란증과 고열, 조기진통, 조산, 유산, 모성사망 등이 있다. 임신 중기 이후의 산모에서 신종플루에 감염됐을 시에는 조기진통, 조기양막파열 등의 위험이 높고 초기 임신의 경우에는 유산 등의 위험이 증가한다. 인플루엔자 바이러스의 경우 태아의 기형을 유발할 수 있는 주요인자로 여겨지지 않지만, 인플루엔자 감염에 따른 고열은 태아의 신경관 결손증과 다른 선천성 기형 발생을 증가시키게 된다. 또한, 분만 진통 중의 고열은 신생아 발작과 영아 뇌병증, 뇌성마비를 비롯해 사망에까지 이르게 할 수 있는 위험 요인이다. 따라서 임신 중 고열이 있다면 타이레놀과 같은 해열제와 수액을 이용해 적극적으로 관리해야 한다.

임신 중 신종플루의 진단과 치료는?

모든 임신부는 고위험군으로, 신종플루로 확진되거나 의심되는 경우 항바이러스를 투여하는 게 태아와 임신부 모두에게 유익하다.

검사 결과를 기다리는 동안에라도 신종플루가 의심된다면 증상 발현 48시간 이내에 타미플루 치료가 시작될 수 있도록 해야 한다. 만약 열이 나면 즉시 타이레놀로 열을 떨어 뜨려야 하고, 증상 완화를 위해 진해거담제, 항히스타민제제 등도 함께 처방받아 복용할 수 있다.

일상생활에서는 마스크를 착용하고 격리 지침을 따라야 하며 물을 많이 마시고 충분한 휴식을 취하는 게 좋다. 그러나 폐렴이나 고열, 호흡곤란, 흉통, 급작스런 어지럼증, 심한 구토, 태동 감소 등이 나타나는 경우 즉각 병원을 찾아야 한다.

증상이 있는데도 신종플루에 대한 실시간 유전자 증폭(RT-PCR) 검사 결과가 음성으로 나왔다면 신종플루 환자와 접촉한 경험이 있는지를 고려해 타미플루를 하루 1회 10일간 예방적으로 계속 복용하는 게 좋다. 하지만, 접촉경험이 없다면 타미플루 복용을 중단해야 한다.

그러나 현재 신종플루가 계절 독감보다 훨씬 높은 빈도로 발생하고 있고 RT-PCR 검사결과가 위음성(양성인데 검사에서 음성으로 나오는 것)으로 나오는 경우도 있는 만큼 의사의 판단에 따라 계속해서 5일간 약을 복용할 수도 있다.

최근에는 질병관리본부의 임상진료지침에 따라 신종플루가 의심되면 RT-

PCR검사를 생략하고 타미플루를 처방받을 수 있다.

생후 1년 미만 영유아는 치료약이 없다?

아니다. 생후 59개월 이하 소아는 65세 이상 노인이나 만성질환자와 마찬가지로 신종인플루엔자 고위험군에 속한다.

조금 더 궁금해요~

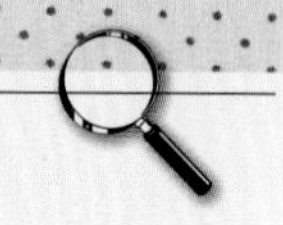

혹시 나도 신종플루 고위험군?

신종플루는 빠른 전염력을 갖고 있지만 사망에 이르는 경우는 많지 않은 게 특징이다. 신종플루 감염으로 인해 심각한 상황이나 사망에 이르는 환자들의 경우 일정한 특징이 있는데, 이들 고위험군에 속하는 사람들의 경우 신종플루 감염 예방과 감염 여부에 대해 더욱 세심하게 주의를 기울여야 한다.

신종플루 고위험군

- **65세 이상의 고령자**
- **폐질환자**(만성폐쇄성폐질환–만성기관지염, 폐기종, 기관지확장증, 진폐증, 기관지폐형성이상, 천식 등)
- **만성 심혈관 질환자**
  (선천성심장질환, 만성심부전, 허혈성심질환. 단, 단순 고혈압은 제외)
- **당뇨환자**(인슐린이나 경구 혈당강하제를 필요로 하는 당뇨병)
- **신장질환자**(콩팥증후군, 만성 신부전증, 신장이식환자 등)
- **만성간질환자**(간경변 등)
- **악성종양이 있는 환자**
- **면역력 저하가 우려되는 환자**(무비장증, 비장기능이상, HIV 감염자, 화학요법치료로 면역저하유발, 스테로이드 등 면역억제제 한 달 이상 복용, 기타 면역억제 치료자)
- **임신부**
- **59개월 이하 소아**

그나마 6개월 이상은 백신 접종 대상 연령대에 속하지만 6개월 미만 영아는 별다른 예방수단이 없다.

따라서 영유아에게 호흡기 증세가 나타날 때도 조기에 치료를 해 증상이 악화되는 걸 막아야 한다. 현재 1세 미만 영아에게 사용이 허가된 항바이러스제로는 '타미플루'가 있다.

영유아용 타미플루 시럽이 개발돼 있지만 국내에는 아직 공급이 원활치 않아 캡슐을 해열제 시럽 등에 녹여 신생아의 월령에 맞는 용량을 투여하는 게 최선이다.

원래 타미플루는 1세 이상 소아에 허가된 약물이지만 '대유행'상황에서 비상조치로 1세 미만에도 사용이 임시로 허용된 상태다.

타미플루를 복용한 임산부는 모유 수유를 해선 안 된다?

그렇지 않다. 모유 수유를 통한 신종플루의 전파는 아직 알려져 있지 않다.

그러나 항체 생성력이 떨어지는 6개월 미만의 영아는 수유를 통해 엄마의 항체를 전달받아 면역력을 확대시키고 필수 영양소를 공급받기 때문에 엄마가 신종플루에 걸렸다 하더라도 모유 수유는 더욱 강력히 권장된다.

모유를 수유 중인 임산부가 타미플루를 복용할 때 아기가 모유를 통해 섭취하는 타미플루의 농도는 1일 0.012mg/kg으로 일반적 소아 용량인 1일 2~4mg/kg보다 훨씬 적다.

신종플루에 감염된 수유모와 영아는 일시적으로 격리되는 게 좋으므로 이때는 유축기를 이용해 짠 젖을 건강한 가족 구성원이 우유병으로 주는 게 바람직하다.

이때 돌봐줄 가족구성원이 없다면 마스크와 손 씻기 위생을 철저히 하고 재채기와 기침에 주의하면서 아기에게 직접 젖을 먹여도 된다.

신종플루 감염 중 분만하게 된다면?

신종플루 감염 중 분만하게 되면 분만 즉시 신생아와 격리돼야 한다. 이때 타미플루 복용 후 48시간 이내이거나 열이 없어지기 전이라면 신생아와의 접촉이 금지된다.

일반적으로 증상은 신종플루에 노출된 후 1주일 이내에 발생하며, 이후 약 8일간 전파가 가능하므로 격리가 필요하다. 초기 격리기간이 지나더라도 개인위생수칙을 지키고, 다음 7일간은 마스크를 착용하도록 한다.

임신 중 신종플루 예방접종은 위험하다?

예방접종을 할 수 없는 6개월 미만 영아에게 항체를 만들어줄 수 있는 유일한 방법은 임신 중이거나 수유 중인 임산부가 예방 접종을 받는 것이다.

고위험군인 임신부가 예방접종을 받게 되면 임신부의 항체 생성을 도울 뿐 아니라 태아에게 항체를 전달해 분만 이후 신생아 시기의 감염을 예방해 준다.

또한, 6개월 미만의 영아를 돌보는 수유모 역시 예방접종으로 만들어진 항체가 모유를 통해 아기에게 전달된다. 임신부 및 영유아의 신종플루 예방을 위한 예방접종은 매우 중요하다.

다만, 계란 알레르기가 있거나 과거 계절독감 예방접종에서 길렌바레 증후군(Guillain Barre Syndrome)을 겪은 경우에는 접종이 금기시된다.

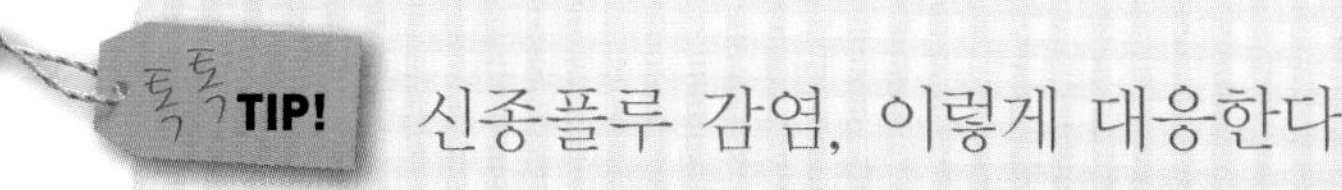

톡톡 TIP! 신종플루 감염, 이렇게 대응한다

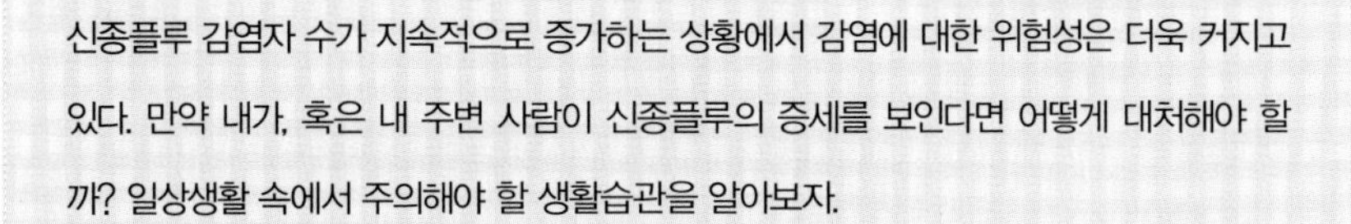

신종플루 감염자 수가 지속적으로 증가하는 상황에서 감염에 대한 위험성은 더욱 커지고 있다. 만약 내가, 혹은 내 주변 사람이 신종플루의 증세를 보인다면 어떻게 대처해야 할까? 일상생활 속에서 주의해야 할 생활습관을 알아보자.

▣ 평상시 예방습관의 생활화

손은 되도록 자주 씻고 손으로 눈, 코, 입을 만지지 않는다. 양치질을 자주 해주고, 소금물로 입을 가글해 주는 것도 효과적이다. 재채기를 할 때는 4~5m 가량 거리를 두거나, 화장지로 입과 코를 가려야 한다. 외출시에는 마스크를 쓰는 게 좋다. 평상시 규칙적인 운동과 신선한 채소 섭취를 통해 면역력을 높이도록 한다. 또 발열이나 호흡기 증상 등이 있는 사람과는 접촉을 피하는 게 좋다.

▣ 갑작스러운 감기증상은 병원서 검진

의심할 만한 증세가 있다고 해서 무조건 당황할 필요는 없다. 해외여행을 하지 않았거나 감염자와 접촉하지 않았어도, 많은 사람들이 밀집한 장소 또는 공공장소를 다녀온 뒤 콧물, 코막힘, 인후통, 기침, 발열 중 2가지 이상의 증상이 생겼다면 병원이나 보건소를 방문해 검진을 받는 것이 좋다.

▣ 대중교통 이용에 주의해야

대중교통을 이용하게 되면, 많은 승객들이 오랜 시간 밀폐된 공간에서 보내게 된다. 만약 신종플루 감염환자가 탑승했을 경우에는 밀폐된 공간에서 장기간 노출이 이뤄지면서 다른 승객들은 병원균에 무방비로 노출될 수밖에 없다.

게다가 버스와 같은 차량은 내부의 환기가 제대로 이루어지지 않는 문제도 있다.

따라서 고위험군은 되도록 장거리 여행을 삼가되, 불가피하게 이동이 필요하다면 마스크 착용을 하는 것이 좋다. 대중교통 내에서는 가능하다면 환기를 되도록 자주 시켜줘야 한다. 또한 버스좌석 손잡이나 문손잡이 등을 통해 신종플루 바이러스가 감염될 수 있으므로 미리 대비를 해야 한다. 대중교통 이용시에는 물 없이도 어디서나 사용할 수 있는 휴대용 알코올성 손세정제를 준비해 공용 물건들을 만진 이후에는 반드시 손을 씻을 필요가 있다. 손으로 눈, 코, 입을 만지지 않는 습관을 들이는 것도 도움이 된다.

▣ 신종플루 아는 만큼 가족을 지킬 수 있다

신종플루로부터 가족을 지키기 위해서는 시시각각 변하는 보건당국의 지침에 눈과 귀를 기울여야 한다. 현재 보건당국에서는 전국 의료기관을 대상으로 신종플루 의심환자에 대한 적극적인 항바이러스제 투약을 당부하고 있다.

임산부나 59개월 이하 영아, 65세 이상 노인 등 고위험군은 병원에 오는 즉시 항바이러스제를 투약하고, 비고위험군도 폐렴이나 호흡곤란 등 중증증상을 보이거나 지속적인 열, 기침, 가래 등 중증으로 진행할 징후가 보이면 즉시 투약해야 하는 게 보건당국의 방침이다. 또 의료기관은 신종플루 의심환자에 대해 확진검사를 포함, 어떠한 검사 없이 임상적 판단만으로 투약 등의 진료를 진행할 수 있다. 항바이러스제는 발병후 48시간 내 투약이 원칙이지만, 일단 증상이 발견되면 최대한 신속하게 투약해야만 합병증과 치명률을 감소시킬 수 있다는 판단에 따른 것이다.

따라서 신종플루 고위험군이 아닐지라도 가족 중 앞서 언급한 신종플루 증상 환자가 있다면 인근 거점병원을 찾아 항바이러스제를 처방받을 수 있도록 요구해야 한다.

톡톡 TIP! 신종플루 백신 A to Z

신종플루 감염 위험이 커가는 가운데 국내에서도 백신 예방접종이 시작됐다. 이번 백신은 의료기관 종사자와 방역요원, 환자 접촉 가능성이 높은 일부 군인이 가장 먼저 접종을 하고 이어 초·중·고 학생 → 6개월~만 6세 및 임신부 → 노인, 만성질환자순으로 접종이 이뤄진다. 백신 접종에 대한 궁금증을 문답으로 풀어본다.

▣ 백신 접종 후 면역력 획득에 걸리는 시간은?

예방접종 후 바로 면역력이 생기는 것은 아니다. 보통은 면역력이 생기기까지 10~14일의 기간이 걸린다. 미국 국립보건원(NIH)의 최근 발표에 따르면 신종플루 예방접종 후에 8~10일이면 방어면역이 생성되는 것으로 알려져 있다.

▣ 신종플루에 대한 백신의 면역 효과는?

계절 인플루엔자의 경우 건강한 젊은 성인에게 유행 바이러스와 잘 매치되는 백신을 접종했을 때 70~80% 정도의 효과가 있다. 하지만, 노약자 및 만성질환자의 경우는 이보다 다소 떨어지는 편이다.

신종플루의 경우도 임상시험에서 계절 인플루엔자 백신과 비슷한 면역 효과가 나타났다. 신종플루 백신은 임상시험에서 18세 이상 성인의 경우 1회 접종으로 충분한 것으로 확인됐다.

▣ 계절 인플루엔자 백신과 신종플루 백신을 동시에 접종해도 되나?

계절 인플루엔자 백신을 접종하더라도 신종플루에 대한 예방 효과를 기대하기 어렵다. 마찬가지로 신종인플루엔자 백신을 접종해도 계절 인플루엔자를 예방할 수 없다. 따라서 두 백신은 별개로 접종해야 한다.

현재 국내에서 공급되는 계절 인플루엔자 백신과 신종플루 백신은 대부분 바이러스를 죽여 만든 불활성화 사백신이다. 불활성화 백신의 경우 다른 백신과 동시 접종이 가능한 만큼 계절 및 신종플루 두 가지를 한 번에 접종하거나 순차적으로 접종할 수 있다. 미국 질병통제센터(CDC) 권장안에서도 이 같은 접종이 가능하다고 발표된 바 있다.

단, 계절인플루엔자 약독화 생백신과 신종플루 약독화 생백신의 동시접종은 권장되지 않는다.

▣ 항원보강제 사용 백신 안전한가?

항원보강제(어주번트)는 항원이 체내에서 일으키는 면역반응을 증폭시키기 위해 첨가하는 물질을 말한다. 보통 백신의 항원보강제로는 알루미늄 화합물이나 상어에서 추출한 스쿠알렌 성분이 쓰인다.

일반적으로 인플루엔자 백신은 항원만으로 만들지만, 신종플루에서는 항원이 강력한 면역반응을 유발하지 못하는 데다 바이러스 양이 부족해 각국 보건당국과 제약사들은 1회 접종하는 항원의 양을 줄이는 대신 항원보강제를 함께 투여하는 백신을 개발하고 있다. 하지만 외국의 경우 항원보강제를 쓴 일부 계절 독감 백신에서 통증과 열감, 근육통, 발열 등의 부작용이 보고된 바 있어 신종플루 백신도 이 같은 부작용 발생 가능성을 배제할 수 없다는 게 전문가들의 지적이다.

▣ 영유아에게 신종플루 백신과 다른 백신을 함께 접종해도 괜찮나?

6개월 이상 영유아의 경우 신종플루 백신 접종을 할 수 있고, 이러한 경우 다른 백신과의 동시 접종도 가능하다는 게 보건당국의 판단이다. 하지만 아직 신종인플루엔자 백신에 대한 소아 임상이 진행 중인 만큼 임상시험이 끝난 뒤 안내를 받는 게 좋다.

▣ 신종플루 백신이 임신부에게 안전한가?

인플루엔자 백신의 경우 임신부 또는 태아에 해가 없는 것으로 확인돼 수년간 임신부에게 접종이 권장돼 왔다. 신종플루 백신도 계절 인플루엔자 백신과 같은 생산공정으로 만들어지고 있는데다, 임신부에게는 보존제 또는 면역증강제가 포함되어 있지 않은 1회 접종 주사기에 담긴 불활성화 백신이 접종될 계획이다.

따라서 계절인플루엔자 백신이 임신 중 어느 시기에나 접종이 가능한 것처럼 신종플루 백신도 임신 주수에 관계없이 모든 임신부에게 접종이 가능할 것으로 보건당국은 보고 있다.

현재 미국 NIH에서 임신부에 대한 신종플루 백신의 안전성과 효과를 보기 위한 임상시험이 진행 중이다.

▣ 65세 이상 고령자가 주의해야 할 점은?

65세 이상 고령자는 만성질환을 가지고 있는 경우가 많고 또 체력이 약하므로 장시간 예방접종을 위해 대기하는 것은 피해야 한다.

▣ 발열이나 설사가 있다면?

심한 열성 질환을 앓는 경우에는 접종을 피하는 게 좋지만 미열이나 상기도 감염, 중이염, 가벼운 설사 등의 증상이라면 접종해도 무방하다. 그러나 되도록이면 건강한 몸 상태에서 예방접종을 받는 게 좋은 만큼 무리한 접종은 피하는 게 좋다.

▣ 신종플루 백신 접종 시 금기사항은?

백신 성분이나 계란에 대해 아나필락시스(알레르기성 쇼크 증상)와 같은 심한 알레르기 반응이 있었거나, 계절 인플루엔자 백신 접종 후 이 같은 증상을 경험했다면 접종을 피해야 한다.

또 계절 인플루엔자 백신 접종 이후 6주 이내에 환자의 면역체계가 신경 세포를 손상시켜 근력약화와 마비를 일으키는 '길랑-바레 증후군'이나 다른 신경계 이상이 나타난 경우에도 접종하면 안 된다.

▣ 백신 접종 후 주의사항은?

접종 후 20~30분간 접종기관에 머물러 관찰하고, 귀가 후 적어도 3시간 이상 주의 깊게 몸의 변화를 살펴야 한다. 또한 접종부위를 청결히 하고, 접종 후 최소 3일간 특별한 관심을 갖고 관찰하면서 고열이 있거나 평소와 다른 신체증상이 나타나면 즉시 의사의 진료를 받아야 한다.

신종플루는 왜
폐렴으로 이어질까?

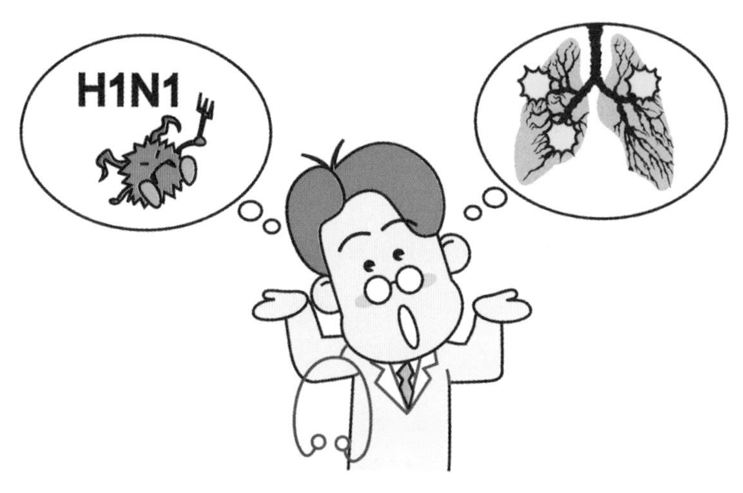

"신종플루 뿐만 아니라 폐렴 예방주사도 맞아야 한다는 얘기를 들었어요. 사실인가요?"

신종플루 감염 후 폐렴으로 전이되어 사망하는 사례가 자주 발생하면서 폐렴에 대한 불안감이 급격하게 증가하고 있다.

폐렴이란 말 그대로 폐에 발생한 염증을 말한다. 의학적으로는 흉부방사선을 찍었을 때 폐의 새로운 염증이 주위에 퍼져 가는 '폐침윤' 상태이거나, 폐침윤이 없는 '급성 하기도 감염'을 의미한다. 보통 엑스선 사진에서는 흐릿하고 경계가 명확하지 않은 형태로 나타난다. 폐렴을 일으키는 가장 흔한 원인은 세균이나 바이러스이고, 드물게는 곰팡이에 의한 감염이 있을 수 있다. 미생물에 의한 감염성 폐렴 이외에 화학물질이나 방사선치료 등에 의해 비감염성 폐렴이 발생할 수도 있다.

신종플루가 폐렴으로 이어지는 이유는?

인플루엔자 바이러스의 일차 감염부위는 상부호흡기(목이나 코 부위)이며, 바이러스는 감염된 세포에서 증식해 주위의 세포를 감염시킨다. 이 과정에서 목 아래 기관지까지 감염되는 '원발성(다른 원인이 없는) 폐렴'이 발생할 수 있으며, 또는 합병증으로 이차적인 세균감염에 의해서도 폐렴이 생길 수 있다.

고열과 기침, 가래, 호흡곤란 증상은 폐렴 합병증을 의심하라?

폐렴은 폐에 염증이 생겨서 폐의 정상적인 기능에 장애가 생겨 발생하는 '폐 증상'과 신체 전반에 걸친 '전신적인 증상'이 나타난다.

폐증상은 호흡기계 자극에 의한 기침, 염증 물질의 배출에 의한 가래, 숨쉬는 기능의 장애에 의한 호흡곤란 등이 대표적이며, 가래는 끈적하고 고름 같은 모양으로 나올 수 있고, 피가 묻어 나오기도 한다. 만약 폐를 둘러싸고 있는 흉막까지 염증이 침범한 경우에는 숨 쉴 때 통증을 느낄 수 있고 호흡기 이외에 소화기 증상, 즉 구역, 구토, 설사의 증상도 발생할 수 있다.

또한, 두통과 피로감, 근육통, 관절통 등의 신체 전반에 걸친 전신 질환이 발생할 수 있다. 전신 질환의 반응으로는 보통 열이 난다. 폐의 염증이 광범위하게 발생해 폐의 1차 기능인 산소 교환에 심각한 장애가 발생하면 호흡부전으로 사망에 이르게 된다.

폐렴 합병증의 증상은 고열 기침 가래가 지속적으로 있고, 호흡곤란 등의 증상이 동반될 수도 있다. 폐렴은 증상이 가벼울 때는 감기로 잘못 치료하다가 심해지는 경우도 있다. 가슴 방사선 촬영을 통해 폐의 변화를 확인해 정확히 진단할 수 있고, 원인이 되는 미생물을 확인하는 것은 쉽지 않지만, 가래를 받아서 원인균을 배양하거나, 혈액배양검사, 소변 항원검사 등으로도 원인균을 진단할 수 있다.

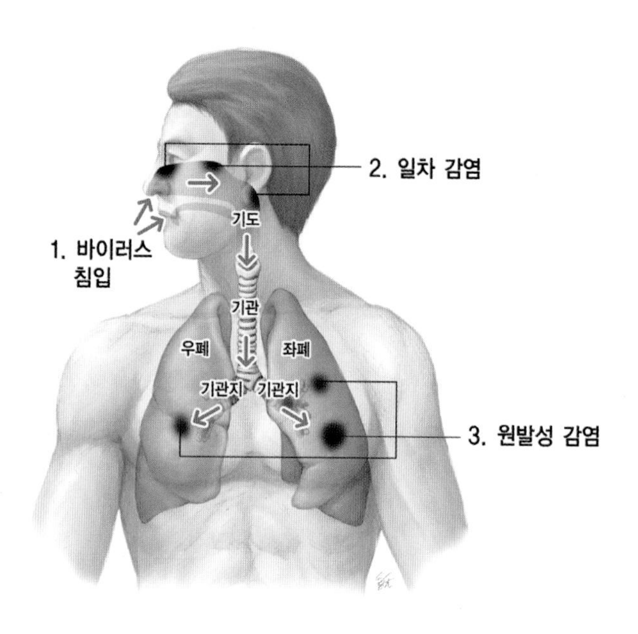

폐렴 백신 접종하면 사망위험이 낮아진다?

폐렴을 예방하려면 신종플루나 독감 등에 걸리지 않도록 위생수칙을 준수하고, 만약 감염됐다면 빨리 병원에 가야 한다. 평소 충분한 수면과 균형 있는 영양 섭취, 규칙적인 운동, 과음과 흡연을 자제하는 등 면역력을 유지하려는 노력이 필요하다.

폐렴이나 독감에 대한 예방 접종을 하는 것도 좋다. 세계보건기구(WHO)와 미국 면역자문위원회(ACIP) 등은 면역력이 약한 65세 이상 성인 및 만성 심혈관질환 및 간장질환자, 만성폐쇄성폐질환(COPD)이나 폐기종과 같은 만성 폐질환자, 당뇨병 환자에게 폐렴구균 백신접종을 권장하고 있다. 따라서 만약 65세 이상이라면 환절기에 대비해 반드시 폐렴구균 백신을 접종해야 하는 게 좋다. 하지만, 65세 미만이라도 만성질환이 있거나 혈액투석 등으로 인해 면역이 떨어진 경우에는 백신접종이 권장된다.

물론 폐렴 예방 백신은 폐렴의 여러 원인 중 가장 주요한 균인 폐렴구균

만을 예방하기 때문에 백신만으로 완벽하게 폐렴을 예방할 수는 없다. 하지만, 접종 후 사망률을 50~80%가량 낮출 수 있다.

물을 많이 먹고, 환기를 자주 시켜라?

폐렴의 치료는 수분섭취와 적절한 객담배출, 그리고 올바른 항생제 선택이 중요하다. 우선 끈적끈적한 가래를 녹이는 데는 몸속에 수분이 많은 게 유리하다. 평소만큼 물을 먹는다고 안심하면 안 된다. 호흡기 질환에 걸려서 호흡이 가빠지면 보통 때보다 숨 쉴 때 나가는 수분량이 증가하기 때문에 평소보다 더 많은 물을 먹어야 한다. 또한, 소아의 경우 음식을 잘 먹지 않게 되므로 음식에서 얻지 못하는 만큼의 물을 더 섭취해야 한다.

미세기관지에 달라붙은 끈적끈적한 가래를 묽게 하기 위해 가습기를 사용하기도 하는데, 가습기 물통에서는 균이나 곰팡이가 쉽게 자랄 수 있기 때문에, 갈지 않아 더럽게 오염된 물로 가습을 하면 균이 바로 폐로 들어갈 수 있어 가습기를 사용하지 않는 것만 못하다.

톡톡 TIP! 폐렴을 예방하는 생활습관

폐렴은 대부분 세균이나 바이러스에 의해 전파되므로 이미 병에 걸린 사람들과 밀접한 접촉을 삼가는 것이 가장 확실한 예방법이다. 하지만, 사회생활을 하다 보면 사람들과의 접촉을 피하기란 사실상 어렵다. 따라서 사람들과의 접촉을 피할 수 없다면 적어도 전염된 사람들의 분비물에 닿지 않도록 마스크를 쓰거나 자주 손을 씻어야 한다. 또한, 평소 면역력을 키워주는 생활습관을 들일 필요가 있다.

▣ **현미를 먹어라**

현미는 흰쌀에 비해 칼로리가 높고 단백질과 지방이 높아 면역력 증가에 좋다.

■ 일정한 수면시간을 지켜라

적절한 수면시간은 하루 7~8시간 정도이며, 잠을 잘 때 실내온도는 섭씨 26~28도로 유지해야 한다.

■ 음주와 흡연을 멀리하라

음주와 흡연은 모두 폐렴에 걸릴 확률을 높인다. 알코올과 담배는 병원균의 여과작용을 하는 기도의 섬모 운동을 약화시키기 때문이다.

■ 실내 습도를 유지하라

건조한 공기는 폐 건강에 좋지 않다. 습도는 40~50%가 되도록 조절하고, 실내외 온도 차는 5℃를 넘지 않도록 하며, 자주 환기를 시킨다. 미지근한 물을 자주 마셔주는 것도 한 방법이다.

■ 자주 물을 마시고 가래를 잘 뱉어내는 연습을 하라

수술 후 치료 중인 환자라면 자주 물을 섭취시켜 호흡기 점막의 습도를 유지하고 가래가 잘 배출되도록 해야 한다. 숨을 깊이 들이마시는 연습을 하거나 가래를 잘 뱉어내도록 노력하는 것도 도움이 된다.

신종플루 예방,
면역력부터 키워라?

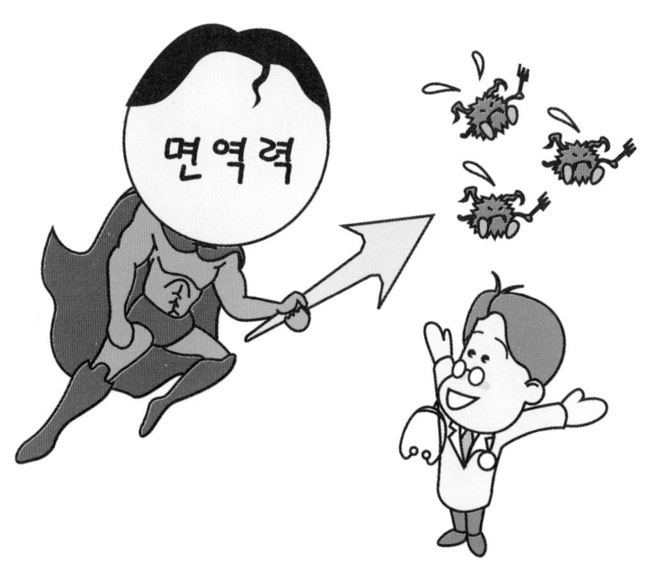

신종플루 감염 예방을 위한 백신과 감염 후 치료제 개발에 전 세계의 이목이 집중되고 있지만, 백신이나 치료제 못지않게 평상시 건강한 몸을 유지하는 것이야말로 가장 중요한 신종플루 감염 예방법이다.

면역력 키우기, 운동과 금연부터 시작하라?

사실 감기나 식중독 등의 감염 질환은 같은 감염원에 노출됐다고 하더라도 모든 사람들이 병에 걸리는 것이 아니다. 이는 개인마다 환경에 적응하는 능력과 저항력, 즉 면역력에 차이가 있기 때문이다. 현대인의 면역력을 저하시키는 가장 흔한 요소로는 스트레스, 운동부족, 균형 잡히지 않은 영양 섭취, 흡연을 꼽을 수 있다. 사실 많은 사람들이 면역력을 높이기 위한 방법으로 특별한 보양식이나 계절식, 또는 보약(인삼, 녹용, 웅담 등) 등을 떠올리지만, 이런 특별한 것보다는 올바른 생활 습관을 갖고 꾸준히 실천하는 게 더욱 중요하다.

수면시간을 일정하게 유지해야 면역력이 유지된다?

생활의 리듬이 깨지면 신체 방어력을 떨어뜨려 크고 작은 질병에 시달리게 하는 원인이 되고, 평소에 앓고 있던 병을 더 심하게 만들 뿐만 아니라 항상 피로감에 시달리는 원인이 된다. 따라서 신종플루 유행기에는 과음하거나 밤늦게까지 노는 일은 가급적 삼가고, 되도록 8시간 정도의 충분한 수면을 취하는 게 좋다. 특히 저녁 11시부터 새벽 3시까지는 가장 깊은 잠을 자는 시간인 만큼 이 시간에는 반드시 잠자리에 들어야 한다.

가을 햇볕은 체내 면역력 강화에 도움 된다?

외부로부터의 세균, 바이러스 등에 의한 인체 방어시스템을 면역력이라고 한다. 면역력이 떨어지면 감기 등의 작은 질병에서부터 크게는 암까지도 발생할 수 있는 만큼 면역력 강화는 건강을 유지하는 데 매우 중요한 요소이다.

면역력을 높이는 방법에는 몸에 좋은 보양 음식을 먹거나, 질환에 맞는 약을 복용하는 방법이 있지만, 또 한 가지 손쉬운 방법이 바로 햇볕을 쬐는 것이다. 햇볕을 받으면 피부의 말초혈관이 확장돼 혈액 공급이 원활해지고, 이 때문에 혈액 속 백혈구들의 기능이 활발해져서 인체 저항력이 강화되기 때문이다.

마스크는 효과적인 예방 물품이다?

마스크는 착용하지 않는 것보다는 착용하는 것이 더 효과적이다. 마스크 착용이 100% 감염을 예방해 줄 수는 없지만 70~80% 수준의 위험 감소 효과는 있기 때문이다. 마스크를 구입할 때는 가급적 일반 마스크보다 바이러스 차단 효과가 95%에 달하는 'N95마스크'를 착용하는 게 좋다.

조금 더 궁금해요~

면역력 증진을 도와주는 식품이 있다?

신종플루 예방에 효과가 있다는 식품광고들이 기승을 부리고 있지만, 국내에서 면역력 강화 효과를 공식 인정받은 식품원료는 얼마 되지 않는다. 식품의약품안전청이 인증한 '면역력 증진(유지)' 기능성 식품 원료는 홍삼과 인삼, 알로에겔, 알콕시글리세롤 함유 상어간유 등 4종이다. 이밖에도 표고버섯균사체 함유 제품이나 상황버섯 함유 제품 등이 개별로 면역력 증진 기능성을 인정받았다. 하지만, 표고버섯이나 상황버섯 성분의 경우 모두 면역력 증진 기능성을 인정받은 것은 아닌 만큼 주의가 필요하다.

또한 면역력 증진에 도움을 주는 식품이라고 해도 신종플루 등 특정 질병의 예방이나 치료에 효과가 있다고 광고하는 것은 불법이다. 특정 질병의 예방이나 치료는 의약품의 영역인 만큼 홍삼 등 건강기능식품이 면역력 증진 기능성을 인정받았다고 해서 신종플루를 예방한다고 선전하면 모두 거짓광고에 해당한다. 또한 '항산화 기능성'이나 '항균 기능성' 식품들이 면역증진 기능성을 표방하는 경우가 있는데 이 역시 과대광고에 해당한다.

식약청 인증 면역력 증진(유지) 식품 원료 및 개별인정 제품

▣ **인삼 또는 홍삼** | 인삼과 홍삼에는 사포닌 성분의 일종인 진세노사이드(Ginsenoside)가 풍부하게 함유돼 있다. 사포닌은 면역기능, 피로회복 등의 효능이 있다고 알려졌다. 홍삼은 그동안 여러 연구에서 이런 기능성이 나타나 건강기능식품 시장의 베스트셀러로 자리 잡았다.

▣ **알로에겔** | 피부에 좋은 알로에겔이 면역력 증진 효능이 있다는 것은 잘 알려져 있지 않다. 하지만, 알로에는 몸속 면역력을 높여줄 뿐 아니라 수분과 섬유질이 풍부해 변비 해소에도 도움을 준다. 물론 보습, 진정 효과로 피부에도 좋다.

▣ **알콕시글리세롤 함유 상어간유** | 한국건강기능식품협회에 따르면 알콕시글리세롤(Alkoxyglycerol)은 인체에서 면역반응에 중요한 역할을 하는 물질이다. 골수를 자극하여 백혈구, 혈소판 등의 면역인자 생성을 촉진하여 인체의 저항력을 증진한다.

▣ **AHCC** | AHCC는 표고 버섯(Lentinus edodes) 균사체를 배양한 액에 α-아밀라아제, 펙티나아제, 프로테아제 등을 처리한 후 살균, 동결건조한 것으로 버섯균사체 함유성분인 β글루칸과 지표성분인 α-1,4 글루칸이 20-37% 함유돼 있다. 일본에서는 AHCC가 700여곳 이상의 병원에서 면역력 증강제로 사용되고 있으며, 미국 하버드의대 부속 폴크너(Faulkner) 병원과 예일대 및 콜롬비아대 의학센터 등에서도 암 치료 환자의 면역력을 높이기 위한 보조제로 쓰이고 있다.

학교에서 지켜야 할 신종플루 예방법은 따로 있다?

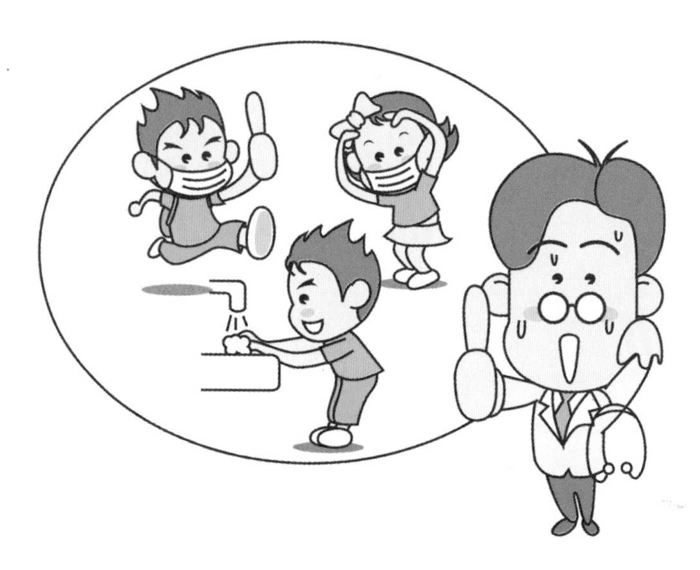

"신종플루가 특히 아이들과 노인들에게 위험하다고 하던데요. 수험생인 첫째 아이가 밤새며 공부할 때마다 걱정되고, 중학생인 둘째도 학교에 보내기가 불안해요."

10대의 자녀를 키우는 주부 최성옥 씨(46. 가명)는 신종플루 감염환자가 늘었다는 뉴스를 볼 때마다 가슴이 철렁 내려앉는 기분이다. 등교할 때 아이들에게 그저 손을 자주 씻으라는 얘기만 반복하는 최씨는 직접 지켜볼 수 없는 아이들의 학교생활이 걱정스럽기만 하다. 최 씨처럼 학교에 다니는 자녀를 둔 부모들은 학교에서 지켜야 할 간단한 수칙을 아이들에게 지속적으로 일러줘야 한다.

등교길에 마스크를 챙겨줘라?

짧게는 10분에서 길게는 1시간까지 밀폐된 버스나 지하철로 등교하는 수험생의 경우 대기 감염에 쉽게 노출된다. 바이러스의 대기 노출에 따른 감염 예방을 위해 가장 손쉽게 대처할 수 있는 방법이 바로 마스크를 쓰는 것이다. 따라서 아이들이 등교길에 마스크를 챙겼는지 아침마다 확인하고 주의를 주는 것도 감염 예방을 위한 좋은 방법 중 하나이다.

버스 손잡이를 잡은 손으로 얼굴을 만지면 안 된다?

버스나 손잡이를 잡고 나서는 꼭 흐르는 물에 비누를 사용해 20초간 꼼꼼히 손 씻기를 해야 한다. 왜냐하면, 사람들의 재채기를 통해 배출된 타액이 손잡이에 묻거나 다른 경로로 오염될 수 있으며, 이런 오염물이 다시 본인의 손을 통해 입으로 감염될 수 있기 때문이다.

손 씻기가 어렵다면 알코올이 함유된 휴대용 손소독제를 가방에 가지고 다니면서 수시로 손을 닦아주는 습관을 들이는 것도 좋다. 특히, 손잡이를 잡았던 손으로 무의식적으로 손으로 눈, 코, 입 부위를 만지는 것은 금물이다.

또한, 학교 내 많은 사람들이 공용으로 시용하는 물건들(과학 실험실의 실험도구, 체육 기자재 등)을 만지고 나서는 반드시 손을 씻어야 한다.

점심시간, 모여서 먹지 마라?

한국인들의 식습관 중 하나가 바로 모여서 함께 음식을 나눠먹는 것이다. 최근 많은 학교들이 급식을 시행하고 있지만, 고등학교의 경우 도시락에 의존하는 학교도 많은 편이다. 점심때 여러 명이 한자리에 모여 도시락을 먹다 보면 자연스럽게 비말감염(환자의 호흡기 분비물이 재채기 등을 할 때 1~2m 날아가서 감염되는 것)에 노출될 확률이 높다.

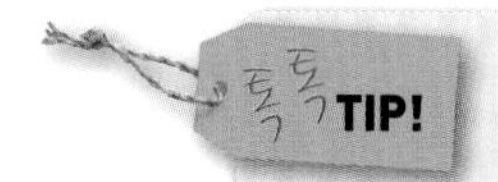

손, 제대로 씻어야 신종플루 예방한다

신종플루 감염 예방을 위한 첫 번째 수칙이 바로 손을 자주 씻는 것이다. 손만 제대로 씻어도 감염질환의 60% 정도는 예방할 수 있기 때문이다. 손은 자주 씻을수록 좋지만, 다음과 같은 상황에서는 반드시 손을 씻어야 한다.

반드시 손을 씻어야 하는 경우

① 돈을 만진 후
② 애완동물과 놀고 난 후
③ 콘택트렌즈를 빼기 전과 끼기 전
④ 코를 푼 후, 기침한 후, 재채기한 후
⑤ 음식을 차리기 전, 또는 음식을 먹기 전
⑥ 요리하지 않은 식품이나 씻지 않은 식품, 육류를 만진 후
⑦ 기저귀를 간 후
⑧ 환자와 접촉하기 전과 후
⑨ 상처 만질 때, 상처를 만지고 난 후
⑩ 화장실에서 나올 때, 병균이 가장 많이 묻어 있는 수도꼭지나 문 손잡이, 공중전화기를 만졌을 때

손 씻는 방법

① 흐르는 물로 손을 적시고 일정량의 항균 비누를 바른다.
② 비누와 물이 손의 모든 표면에 묻도록 한다.
③ 손바닥과 손바닥을 마주 대고 문질러 준다.
④ 손바닥으로 손등을 문질러 준다.
⑤ 손 깍지를 끼고 문질러 준다.
⑥ 손가락 등을 반대편 손바닥에 대고 문질러 준다.
⑦ 엄지손가락을 다른 편 손바닥으로 돌려주면서 문질러 준다.
⑧ 손가락을 반대편 손바닥에 놓고 문지르며 손톱 밑을 깨끗하게 한다.
⑨ 흐르는 물로 비누를 헹구어 낸다.
⑩ 종이 타월이나 깨끗한 마른 수건으로 손의 물기를 제거한다. 젖은 타월에는 세균이나 바이러스가 서식할 수 있다. 특히 세균은 온기와 습기를 좋아하므로, 손의 물기를 잘 닦아내는 게 중요하다.

신종플루는 비말감염이 주요 전파 방법이기 때문에 점심시간에 여러 명이 모여 이야기를 나누며 도시락을 먹을 경우 단순한 재채기로도 전파될 수 있다.

따라서 신종플루가 계속 확산되고 있는 당분간이라도 될 수 있으면 여러 명이 모여서 도시락을 먹는 행동은 피하는 게 좋다.

수험생만을 위한 개인용품을 준비하라?

신종플루 확산으로 인해 수험생을 둔 부모들의 걱정이 높다. 수면부족 때문에 면역력이 많이 떨어져 있는데다, 수능시험을 앞두고 감염될 경우 자칫 지금까지의 노력이 차질을 빚을 수 있기 때문이다. 따라서 수험생이 있는 가정에서는 좀 더 세심한 가족들의 주의가 필요하다.

먼저, 수건 한 장으로 가족 전체가 사용하거나 여러 명이 하나의 그릇에 담긴 음식을 먹는 습관부터 바꿔야 한다.

또한, 집안에서 재채기나 코를 풀 경우 휴지로 가리도록 하고, 더욱이 가족의 애정을 확인하기 위한 포옹, 키스와 같은 스킨십도 감염 경로가 될 수 있기 때문에 자중하는 것이 좋다.

이왕이면 찬 음식보다는 따뜻한 음식 위주의 식단을 준비하고, 엘리베이터보다는 계단을 이용한 대체 운동으로 수험생들이 체력을 유지할 수 있도록 도와줘야 한다.

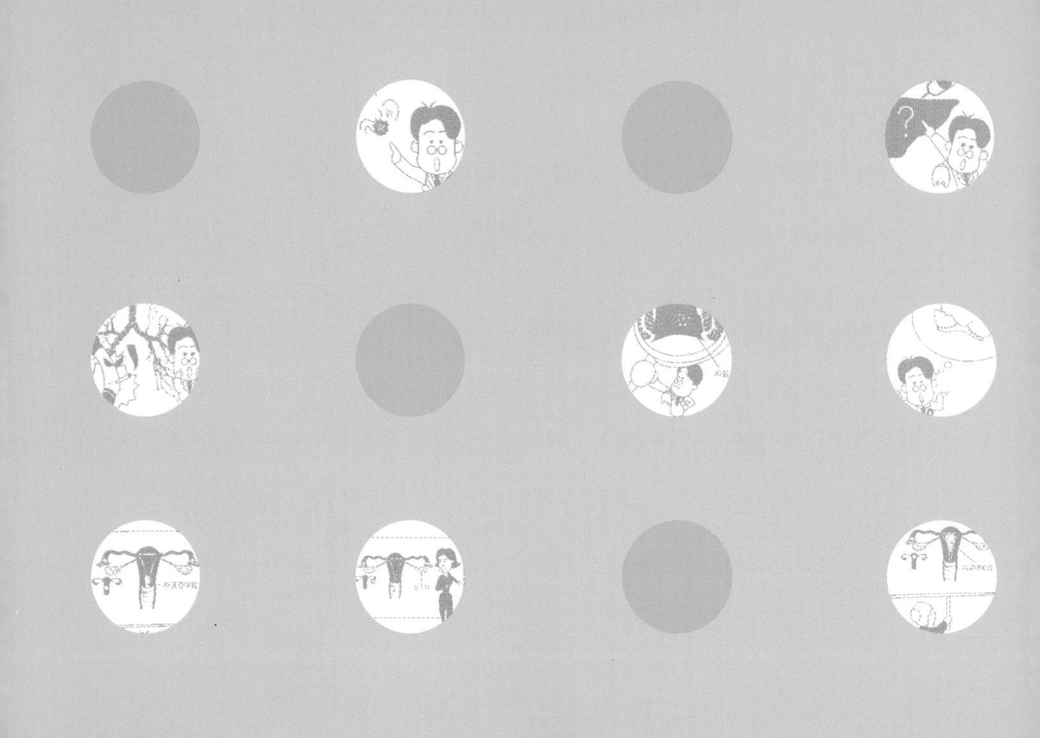

PART 2

귀동냥 정보에 울고 웃는 암의 속설과 진실

▶ 위암, 칼 대면 오히려 더 빨리 퍼진다고?

▶ 간염예방주사로 간암을 예방할 수 있을까?

▶ 담배 피워도 폐암에 안 걸리는 사람은 운 좋은 사람?

▶ 치질이 오래되면 암이 될까?

▶ 유방암은 와이어 브래지어를 좋아한다?

▶ 자궁경부암은 예방주사로 막을 수 있다?

▶ 출산경험 없는 여성은 난소암을 조심해?

▶ 폐경기 여성은 자궁내막암을 조심하라?

위암, 칼 대면 오히려 더 빨리 퍼진다고?

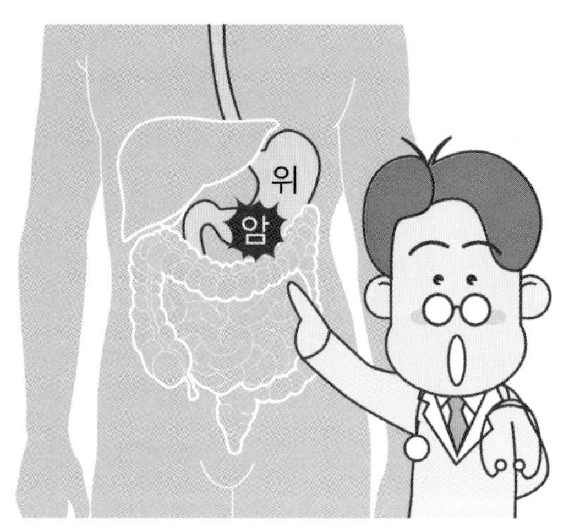

인기 절정의 젊은 여배우 장진영 씨(37)가 위암으로 사망하자 '암'은 또다시 우리 사회의 주요 이슈로 떠올랐다. 특히 평소 암에 대해서 심각하게 고민해보지 않았을 20~30대의 젊은 여성들은 '암으로부터 안전한 나이란 없다' 는 사실을 현실로 받아들이며 공포에 가까운 충격을 받기도 했다. 젊은 여성들 중에는 불규칙한 식사 습관, 자주 반복하는 다이어트로 위가 더부룩하다든가, 소화불량 등의 증세를 갖고 있는 경우가 상당히 많고, 또 이 중 대부분의 여성들이 별것 아닌 증세로 치부하며 방치하고 있기 때문이다.

나도 혹시 위암일까?

대부분의 암이 그렇듯 위암 역시 조기증상이 거의 없다보니, 소화불량이나 속쓰림 등 간단한 증세 때문에 병원을 찾았다가 우연히 발견되는 경우가 많다.

보통 40세 이상의 환자에서 상복부 팽만감 · 불쾌감 · 소화불량 및 통증이 있거나 이와 함께 식욕부진, 체중감소, 빈혈증세 등이 있으면 즉시 전문의사의 진료를 받길 권하는데, 사실 20대부터는 정기적인 검진을 통해 조기 발견하는 것이 무엇보다 중요하다.

위암이 진행되면 협착이나 궤양 등이 발생하게 되며, 이에 따라 구토·연하곤란(嚥下困難)·토혈·흑변(tarry stool)·흑색혈변(melena)·종양촉지·설사·영양실조 등의 증세로 발전하게 된다.

위암, 칼을 대면 암이 더 빨리 퍼진다던데?

명백한 오해다. 현재까지 위암의 가장 확실한 치료법은 바로 수술이다. 30년 전만 해도 위암 수술 후 경과가 나빠 이런 오해가 있었지만, 이는 사실 칼을 대서(?)가 아니라 암이 너무 많이 진행된 이후에 병원을 찾아왔기 때문이다. 위암은 한국인 사망 원인 1위의 질병이다. 그 만큼 듣고 보는 정보가 많은 질병도 역시 위암이다. 그러다 보니 '암 부위에 칼을 대면 암이 더 빨리 퍼진다'는 등의 잘못된 속설을 믿고 기도원이나 금식, 갖가지 민간요법 등의 치료를 선택하는 경우가 있는데, 이는 암을 더 악화시킬 수 있고, 심지어 영양실조까지 겹쳐 결국 병원에서 더 이상 치료할 수 없는 상태까지 이를 수 있다.

위암은 수술 예후가 좋은 질병이다?

위암의 경우, 암세포의 침윤 정도, 임파선 전이 여부에 따라 수술(치료) 예후가 달라지는데, 조기 위암의 경우 5년 생존율은 95%에 이를 정도로 높다. 그러니 위암 진단을 받았다고 해서 사형선고를 받은 것처럼 생각하고 절망할 필요는 없다.

최근 위암으로 수술한 환자들의 5년 생존율은 약 60%로, 이는 수술 받은 환자의 약 2/3 가량이 5년 후에도 살아 있다는 것이며, 수술 후 5년 이후에는 재발되는 경우가 극히 적으니 완치되었다고 말할 수도 있는 것이다. 이렇게 치료 성적이 좋아진 것은 조기 진단율이 무척 높아졌고, 수술기법과 마취기술, 심장

조금 더 궁금해요~

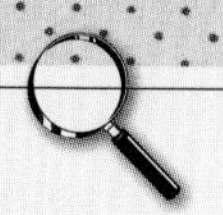

헬리코박터균은 위암의 원인인가?

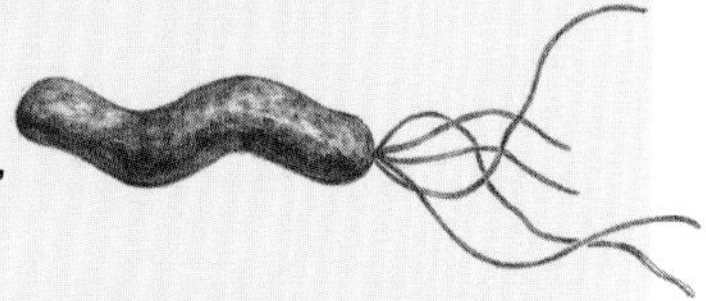

"만약 50년 동안 헬리코박터 파일로리균을 가지고 있었다면 위암에 걸릴 확률은 100명 중 2~5% 정도다."
(배리 마셜(Barry J. Marshall) 박사)

모 유산균 음료 CF를 통해 우리에게 매우 익숙해진 '헬리코박터균'의 원래 이름은 '헬리코박터 파일로리균'이다. 만성위염·위궤양 및 위암, 임파종암을 유발하는 것으로 알려진 헬리코박터 파일로리균은 지난 94년 세계보건기구(WHO) 국제암연구소(IARC)로부터 '제1급 암 유발인자'로 지정됐다. 헬리코박터 파일로리균에 감염되면 대개 위 점막에 상처를 입혀 만성위염을 일으키고 위 점막이 얇아지는 위축성 위염 등으로 진행되는데 이 상태가 계속되면 위암이 발생하기 쉬워진다.

노벨의학상 수상자인 배리 마셜 박사는 위암과 헬리코박터균 감염의 상관관계에 대해 "위암환자 중 헬리코박터 파일로리균 감염률은 15% 정도에 이르는데, 특히 위암 유병률이 높은 한국과 상대적으로 낮은 호주를 비교할 때 헬리코박터 파일로리균 감염률이 높은 한국이 호주에 비해 20배 정도 위암 발생률이 높다"고 말한다. 암이 발병하기 쉬운 40~50대에게 건강검진 시 헬리코박터 파일로리균 감염 여부를 확인하기 위한 호흡기 검사를 권하는 이유도 바로 여기에 있다.

물론 위암환자와 정상환자의 헬리코박터 파일로리균 감염률이 비슷해 위암과의 상관성이 떨어진다는 일부 역학조사 결과와 헬리코박터균 감염자라고 해도 궤양이나 위암의 증상이 없는 차이 등에 대해서는 더 연구가 필요하다. 하지만 위 건강을 해치는 헬리코박터 파일로리균 감염을 예방하고 치료하는 일은 소홀히 할 수 없다.

헬리코박터 파일로리균 감염은 치료 후 다시 감염될 확률은 1% 미만으로 아주 낮다. 이 균은 키스 등의 접촉보다는 불결한 공중위생으로 감염될 가능성이 크기 때문에 깨끗한 식수를 사용하고 손을 자주 씻어야 한다. 또한 평소 '비타민-C' '신선한 채소와 과일' '단백질' 등을 많이 먹는 습관이 치료와 예방에 도움이 된다.

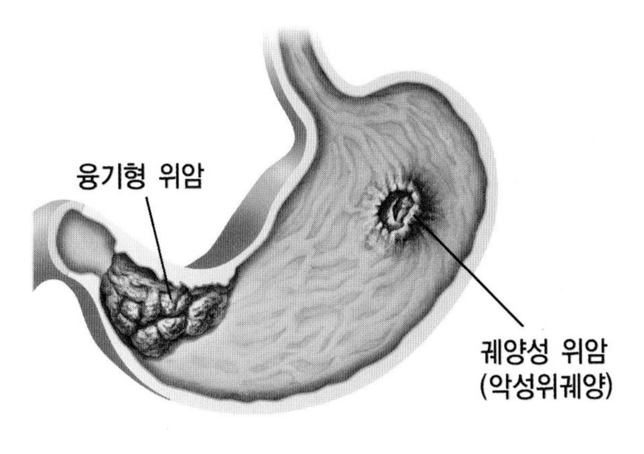

과 폐에 대한 보조적 치료술, 영양 공급술 등이 발전한 데 따른 것이다.

위암을 예방하는 가장 효과적인 방법은 2년마다 주기적으로 위 내시경 검사를 하는 것이다. 국립암센터의 통계를 보면 2년 이내에 위 내시경을 받았던 환자들은 54%에서 내시경을 이용한 수술만으로도 완치가 가능했지만, 그렇지 않은 환자 중에서는 23%만이 내시경 치료가 가능했다.

고기는 암세포의 적, 위암 수술 후 고기를 끊어라?

그렇지 않다. 오히려 수술 후 빠른 회복과 체중을 늘리기 위해서는 반드시 육류를 섭취해야 한다. 특히 항암제 투여로 체력이 급격하게 떨어져 있는 상태이므로 고단백, 고칼로리의 음식 섭취가 중요하다. 간혹 입맛이 쓰다며 고기를 거부하는 환자가 있는데, 이럴 경우 고기를 과일이나 마늘, 양파, 카레 등과 같이 조리해서 섭취를 하도록 한다. 때로는 고기 섭취 후 심한 설사증세를 보이는 환자도 있는데, 이 경우 생선이나, 콩, 두부, 계란, 우유, 두유 등 대체식품을 통해서 우리 몸의 필수 영양소인 단백질을 충분히 섭취해야 한다.

한편, '개고기를 먹으면 회복이 빠르다'는 속설을 믿고 유독 개고기를 찾는 사람들도 있다. 개고기는 육질이 부드럽고 기름기가 적지만, 쇠고기나 돼지고기, 닭고기 등 다른 육류와 단백질 함량은 비슷하기 때문에 특별히 개고기가 빠른 회복을 가져다주지는 않는다. 평소 좋아하는 사람이라면 굳이 말릴 이유가 없겠으나, 단지 빠른 회복을 위해 개고기를 찾을 필요는 없다.

간염예방주사로
간암을 예방할 수 있을까?

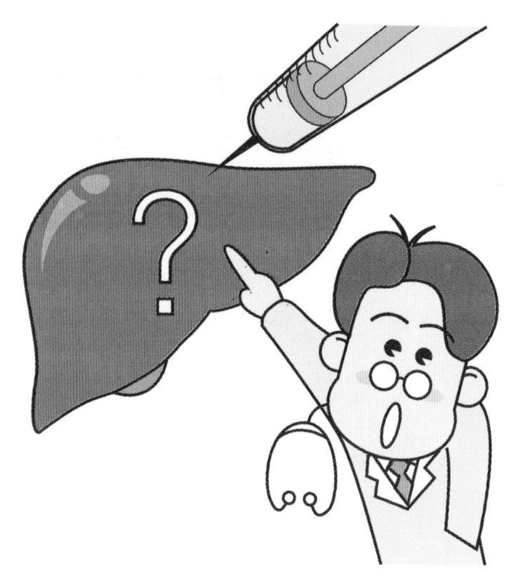

"40대 샐러리맨들 중에서 간암 걱정 안 해 본 사람은 드물지 않을까요?"

영업사원 경력 10년차 직장인 김부영 씨(42, 가명)는 최근 뜻하지 않게 동료의 암 진단 소식을 듣고 충격을 받았다. 야근은 대한한국 샐러리맨의 숙명이요, 늦은 시간까지 이어지는 술자리는 업무의 연장이라는 '상식(?)'에 따라 몸을 아끼지 않고 직장생활을 해 온 김 씨는 얼마전 건강진단에서 B형 간염 진단을 받은 후엔 '간암'이 결코 남의 일만은 아니라는 생각을 하게 되었다.

B형 간염에 걸리면 간암도 걸릴까?

간암은 간에 생기는 악성 종양들을 말하는데 그 중 간세포암을 일반적으로 간암이라고 한다. 우리나라에서 간암은 위암, 폐암에 이어 세 번째로 많이 발생하는 암으로서, 그 이유는 바로 간염바이러스 때문이다.

우리나라는 세계적으로도 유명한 B형 간염바이러스 감염지역이며, 전체 간암 환자의 약 75%가 B형 간염바이러스 항원(HBsAg) 양성이고, C형 간염바이러스 항체(Anti-HCV)를 가진 경우도 약 15% 이상에 달한다. 바이러스에 의한 간염은 간경변증으로 진행된 후 간암으로 가는 게 보통이며 간암 환자의 60~90%에서 간경변증이 관찰되고, 간경변증 환자의 5~20%에서 간암이 발생한다. 간암은 대개 중년 이후에 많이 발생하며, B형 바이러스 만성간질환이 있는 환자는 대개 50세 즈음에, C형의 경우는 60세 이후에 많이 발생한다.

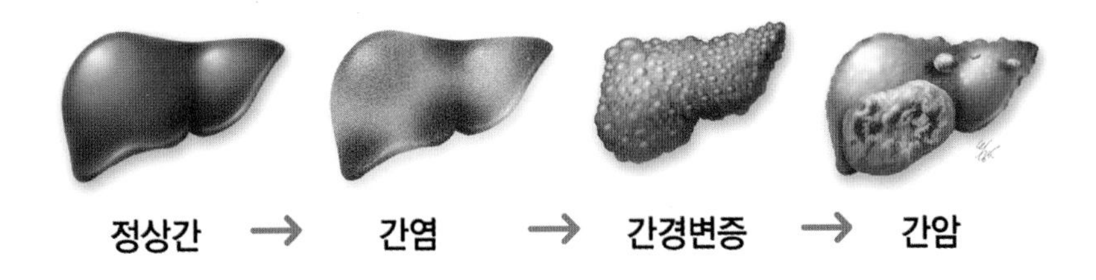

간암, 왜 조기발견이 어려운 걸까?

다른 장기와 달리 간은 아프다는 신호를 빨리 보내지 않는 특징이 있다. 간암 역시 무서울 정도로 조용히 진행되는데, 초기에는 자각 증세가 거의 없고 증상을 알아챘을 때는 이미 상당히 진행된 상태인 경우가 대부분이다.

주요 증상은 피로, 식욕부진, 체중감소, 우상복부 동통, 복부팽만 등이며, 이 상태에서는 마땅한 치료 방법도 많지 않고, 치료 후 예후도 좋지 않은 편이다. 따라서 만성적인 간질환을 가지고 있는 사람은 정기적인 검사, 즉 간초음파 검사, 간 CT검사, 알파태아단백검사(AFP) 등을 받아 조기에 발견할 수 있도록 관심을 쏟는 것이 매우 중요하다.

간암 예방하려면 간염예방주사를 맞아라?

다른 암과 마찬가지로 간암 역시 조기 발견과 치료를 통해 완치 또는 생명 연장을 기대할 수 있다. 하지만 간 절제술을 받더라도 매년 재발률이 20%에 달할 만큼 치료가 까다로운 질병이므로 미리 간암 예방에 주력하는 것이 무엇보다 중요하다. 간암의 예방은 간암의 원인인자를 제거하는 것. 특히 우리나라 국민들의 경우 간염바이러스 감염을 피하는 것이 가장 중요하다. 신생아에게는 B형 간염바이러스 예방주사를 접종하고 특히 어머니가 보균자인 경우 면역글로불린과 백신을 즉시 접종하는 것으로도 어느 정도 피할 수 있다. 성인들의 경우 B형 간염에 대한 예방접종과 함께 적절한 음주 및 생활 습관을 통해 간질환의 위험성을 줄일 수 있다. 또한 발암 요인이 확인되었을 경우 정기적인 검진을 통해 조기에 간암을 발견하고, 적극적으로 치료를 하는 것이 최선의 예방책이라고 하겠다.

조금 더 궁금해요~

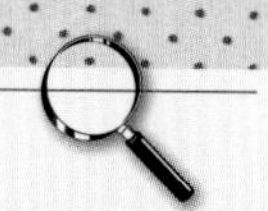

간암은 전염된다?

간암은 암 중에서도 바이러스와 관련이 많은 대표적인 암으로서, 특히 간염 바이러스와 밀접한 관련이 있다. 그러나 이는 간염이 간암의 주요 원인이라는 것이지, 간암이 바이러스처럼 옮겨다닌다는 뜻은 아니다. 따라서 간암 환자 옆에서 간호한다고 암이 옮지는 않으니 간암환자를 두려워하거나 피할 필요는 없다.

여기서 간암에 대한 또 다른 속설 중 술이 센 사람은 간이 튼튼해서 약한 사람보다 간암에 걸릴 확률이 낮다는 얘기가 있다. 결론부터 말하자면 전혀 근거 없는 얘기이다. 술이 간에 미치는 영향은 술 종류와는 무관하며 음주의 양과 기간이 중요하다. 매일 40~80g의 술을 10년 동안 마신 사람은 알코올성 간 질환에 걸릴 확률이 매우 높다. 즉 술을 잘 마시는 사람이 잘 못 마시는 사람에 비해 한 번 마실 때의 양이 많으므로, 간암을 비롯한 간 질환에 걸릴 위험은 오히려 더 높다고 할 수 있다.

담배 피워도 폐암에 안 걸리는 사람은 운 좋은 사람?

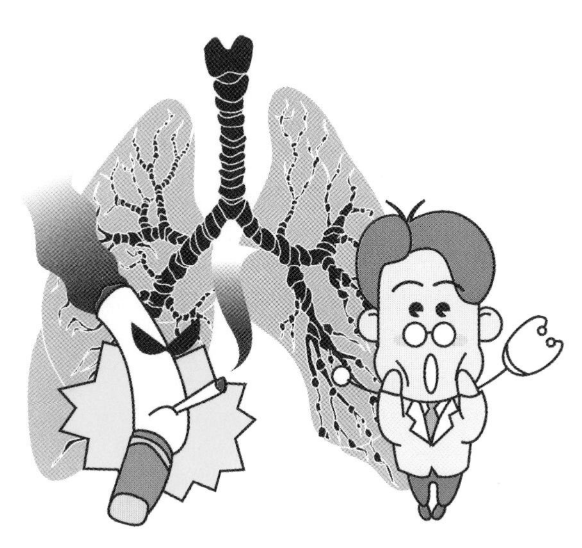

"나는 담배 체질이야, 우리 집안 내력이지. 칠순이 넘은 우리 아버지도 평생 담배를 피우고 계시지만 아직도 건강하시거든."

하루 평균 담배를 한 갑 반에서 두 갑까지 피우는 정수철(37. 가명) 씨는 직장에서 유명한(?) 애연가다. 그는 동료들이 '그렇게 피워대면 폐암에 걸릴 수 있다'며 담배를 줄이라고 권할 때마다 '체질'을 들먹인다. 담배가 폐암의 원인이라는 얘기는 상식 수준의 이야기이지만 정 씨는 골초 소리를 들어도 장수하는 사람이 있고, 평생 담배 근처에 안가도 폐암에 걸리는 사람이 있는데, 자신은 흡연이 체질적으로 맞는 사람이라고 굳게 믿고 있다. 과연 그럴까?

담배를 아무리 피워도 폐암에 걸리지 않는 사람이 있다?

유전적으로 아주 특이한 사람도 있을 수 있고, 오랜 기간 담배를 피웠지만 장수하는 사람도 분명히 있다. 그러나 이러한 사례들이 담배가 폐암과 무관하다는 반증이 될 수는 없다.

흡연은 분명히 폐암에 있어 가장 중요한 발병 요인이다. 담배에서 발견되는 유해 물질은 4천 종 가량 되는 것으로 알려져 있는데, 이 중에서 발암 물질로 알려진 것이 60종 이상이다. 흡연자는 비흡연자에 비해 폐암에 걸릴 위험이 15~80배까지 높으며, 흡연과 폐암의 발생은 담배를 피우는 양이 많을수록, 일찍 흡연을 시작할수록, 흡연기간이 길수록 증가한다.

조금 더 궁금해요~

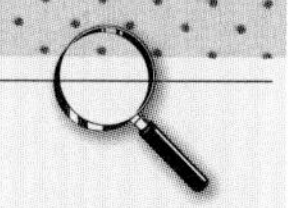

폐암, 알고 보니 여성의 암이다?

그렇다. 대부분의 사람들은 '남성이 여성보다 폐암에 더 잘 걸린다'고 생각해 왔으나, 이런 오해는 현재까지 남성 폐암환자의 비율이 여성에 비해 높았기 때문에 비롯된 것이다. 그러나 여성 폐암환자는 계속 늘어나는 추세여서 최근에는 폐암 발생 환자의 3명 중 1명은 여성일 정도이며, 여성 비흡연자의 폐암 비율도 증가하고 있다. 미국의 경우 폐암환자의 절반은 여성이며, 1974~94년에 폐암으로 죽은 사람의 수가 여성의 경우 147% 증가한데 반해, 남성은 같은 기간에 20%가 증가한 것으로 나타났다. 또한 최근 연구에 의하면 같은 흡연자라고 해도 여성이 남성에 비해 폐암에 걸릴 확률이 1.2배에서 1.7배 가량 더 높다고 보고되고 있다.

현재 우리나라의 암 사망 원인은 남성과 여성 모두 폐암이 1위이지만, 여성들은 아직도 폐암이 남성의 암으로 인식하고 있으며, 남성들도 폐암보다 간암이 암 사망원인 1위로 인식할 정도로 폐암에 대한 관심이 부족하다.

평생 담배를 안 피운 할머니는 왜 폐암에 걸리는 걸까?

폐암 발생에 흡연이 가장 중요한 원인인 것은 사실이지만, 흡연 외에도 폐암을 유발하는 인자는 많다. 공해, 간접흡연, 석면, 비소, 크롬, 니켈 등 공업 물질, 유기물질, 방사선 투여 등도 폐암의 유발원인으로 알려져 있다.

그 가운데 석면으로 인한 폐암은 주로 직업적 노출이 많은 데서 오는데, 석면에 노출된 후 10~35년 정도의 잠복기를 거쳐 폐암이 발병한다.

방사선으로 인한 폐암의 경우 엑스선 검사(X-ray)나 전산화 단층촬영(CT) 등의 방사선학적 검사에 쓰이는 방사선량은 극히 미미하므로 폐암 발생의 원인이 되지는 않는다. 이 외에도 가족력이 있는 경우, 가족력이 없는 일반사람들보다 2~3배 정도 발병 위험이 높은 것으로 보고되고 있다.

간접흡연 노출기간 긴 폐암환자는 수술 후 생존율도 짧다?

그렇다. 간접흡연에 오래 노출되었던 환자는 노출기간이 상대적으로 짧은 환자보다 폐암 수술 후 5년 생존율이 크게 떨어진다. 미국 하버드대학의 연구팀은 '비(非)소세포성 폐암'(흡연이 주 발병원인인 암)으로 진단받은 후 외과적으로 종양을 제거한 393명을 선정, 이들이 폐암으로 진단받기 전 간접흡연 정도에 따라 최장 평균 48년에서 28년 미만까지 4개 그룹으로 나눈 후, 5년 생존율을 분석했다.

그 결과 간접흡연 노출기간이 가장 짧은 환자그룹은 71%의 생존율을 보였지만, 두 번째 그룹은 61%, 세 번째 그룹은 49%, 그리고 간접흡연 노출기간이 가장 긴 네 번째 그룹은 5년 생존율이 47%에 불과했다.

치질이 오래되면 암이 될까?

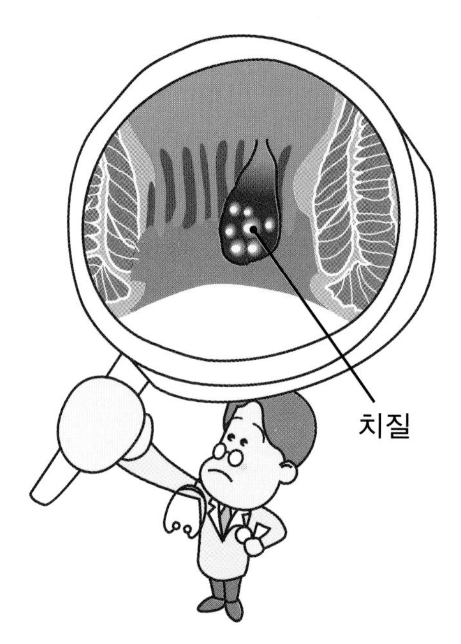

"여자들이 가기 편한 항문외과 어디 아는 곳 없어요?"

직장생활 10년차 정수미 씨(35. 가명)의 느닷없는 질문에 당황스러웠던 건 오히려 동료들이었다.

평소 세련된 패션 감각을 자랑하고 유난스러울 만큼 깔끔한 성격의 정 씨가 직접 나서서 항문외과를 탐문할 만큼 불안했던 이유는 바로 대장암에 대한 공포 때문이다.

"원래 변비와 치질이 있는데요, 최근엔 화장실 갈 때마다 변기를 보기가 무서워요. 심할 때는 선홍색 핏물이 가득하거든요. 그런데 지난 번 동창회에서 친구들 말이, 혈변을 자주 보면 암을 의심하라는 거예요. 몇 년 전에는 유명한 여가수 한 명도 젊은 나이에 대장암으로 세상을 떠났잖아요. 더럭 겁이 나더라고요. 치질인지 암인지 확인을 해야 다리 뻗고 편히 잠을 잘 수 있을 것 같아요."

치질이 오래되면 암이 될까?

사실 치질(치핵), 치열, 치루 등은 항문에 흔히 생기는 질환으로서 여성과 남성을 가리지 않고 나타난다. 쉽게 드러내놓고 상담하기도 쉽지 않은 이들 질환의 증상은 대부분 출혈로 나타나고, 때문에 직장암으로 오인되는 경우가 자주 있다. 그러나 치질은 직장암으로 진행되지 않는다.

대변에 피가 섞여 나오면 대장암일까?

혈변은 대장암의 증상 중 하나이지만, 그렇다고 모든 대장암에 혈변이 나타나는 것은 아니다.

게다가 혈변이 있더라도 사람의 눈에 보일 정도는 아니고 현미경으로 보아야 겨우 관찰되는 잠혈일 경우가 많다.

흔히 배변 직후 대변과 함께 묻어나오는 선홍색 혈액은 대장암의 증거라기보다는 대개 치질이나 변비로 인한 치열에서 비롯되는 경우가 많다.

따라서 피가 섞인 대변을 보고 대장암으로 속단해 지나친 걱정을 할 필요는 없다. 하지만 낮은 확률일지라도 암의 가능성은 항상 생각해야 하므로 혈변이 지속된다면 병원을 찾아 대장암 유무를 확인해야 한다.

그렇다면 일반적인 대장암의 전조증상은 무엇일까?

우선 배변습관의 변화를 잘 살펴야 한다. 평소와 달리 변비나 설사가 새로 나타나서 상당기간 지속되거나, 대변의 굵기가 가늘어지는 현상, 그리고 복통, 설사와 함께 미끈미끈한 점액질이 섞인 혈변, 검붉은 혈변도 의심해 볼 필요가 있다.

이와 같은 배변습관의 변화와 함께 체중저하 현상이 나타난다면 신속히 전문의의 진단을 받아야 한다.

하지만 설사와 변비가 잦다고 대장암을 두려워할 필요는 없다. 설사와 변비가 대장암의 증거라면 우리나라 사람 절반은 대장암에 걸려야 한다. 물론 대장암의 증상 중에는 설사와 변비가 있다. 그러나 전형적인 대장암 증상은 일반적인 설사나 변비와는 다르다.

상행결장에 생기는 대장암의 경우 이유없는 체중감소, 원인 모르는 빈혈, 검은색 변 등 조금 추상적이라 할 수 있는 증상이 나타난다. 또 하행결장과 직장

조금 더 궁금해요~

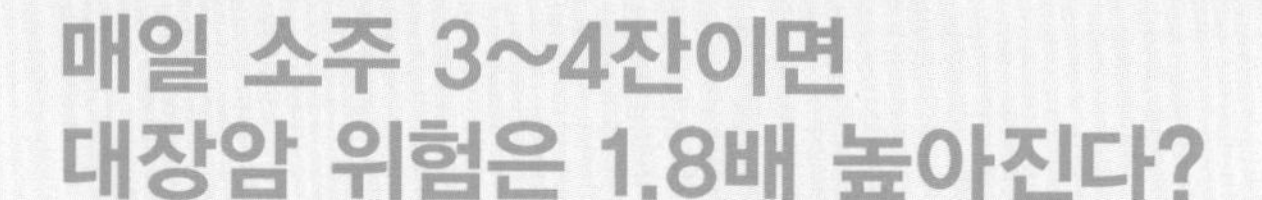

매일 소주 3~4잔이면 대장암 위험은 1.8배 높아진다?

매일 소주 3~4잔을 마시면 대장암 발생 위험이 비음주자에 비해 1.8배 정도 증가한다. 하루 평균 알코올 섭취량이 60g 이상이면 결장암은 2.5배, 직장암은 1.7배 가량 발생 위험이 커지는데, 알코올 60g은 소주로 반 병(3~4잔), 양주는 스트레이트로 3잔, 맥주는 2병 분량이다.

알코올 외에 대장암 발병위험과 관련된 요인으로는 ▲흡연(비흡연자에 비해 40% 위험증가) ▲신체활동(비활동군에 비해 활발한 활동군에서 20% 위험 감소) ▲엽산(고섭취군은 비섭취군에 비해 50% 위험 감소) ▲유제품(고섭취군은 저섭취군에 비해 30% 위험 감소) 섭취 등이 있다.

대장암 예방을 위한 6가지 생활습관

하나. 총칼로리 섭취량 중 지방의 비율을 30% 이하로 줄인다.

둘. 양질의 식이섬유를 하루 20~30g 이상 섭취한다.

셋. 하루 1.5ℓ 이상의 충분한 물을 마신다.

넷. 짠 음식을 피하고 싱겁게 먹는다.

다섯. 비만, 음주, 흡연을 피하고 규칙적인 운동을 한다.

여섯. 50세 이후 5년마다 정기적으로 대장내시경 검사를 받는다.

에 생기는 대장암은 혈변, 변의 굵기 감소, 복통, 변비 등의 증상을 동반한다.

변과 방귀를 참으면 대장암에 걸린다?

'변과 방귀를 참으면 대장암이 걸릴 수도 있다'는 우려는 처음부터 끝까지 인간의 상상력에서 비롯된 얘기다. 하지만 변과 방귀를 참는 것은 불필요한 독소를 몸 안에 품고 있는 것과 같으므로 좋은 습관이라고 할 수는 없으며, 되도록 참지 말고 필요할 때마다 배출하는 것이 좋다.

할아버지가 대장암이면 나도 위험할까?

대장암은 유전적 요소가 25%에 달할 정도로 유전적 영향을 많이 받는 편이다. 따라서 대장암 가족력이 있는 경우에는 30세부터 5~10년에 한 번 대장내시경을 받는 것이 대장암의 조기진단에 도움이 된다. 최선의 암 예방법은 바로 정기검진이다.

특히 대장암의 경우 암세포가 점막층 또는 점막하층까지만 침투한 '초기'에 적절한 치료를 할 경우 거의 100% 완치가 가능하다.

대장암 진단 검사로는 대변 검사, 대변잠혈반응 검사, 대장내시경 검사, 직장내시경 검사, 대장조영술, 복부 CT촬영 등이 있는데, 주기적으로 대장내시경 검사를 받는 것이 좋다. 비교적 흔하게 발견되는 대장용종의 경우 대장암으로 진행하는 예가 80%에 이를 만큼 위험하기 때문에 정기적 진단을 통해 빨리 발견하고, 제거하는 것이 매우 중요하다.

유방암은 와이어 브래지어를 좋아한다?

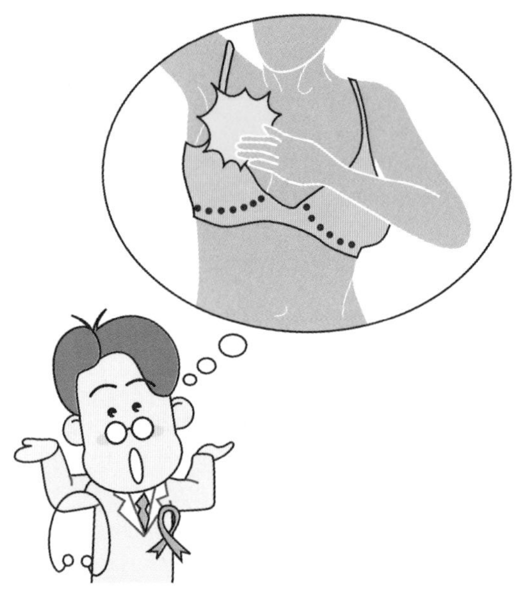

"브래지어 속 와이어가 유방암을 유발한다는 얘기를 들었어? 만약 와이어가 유방암 유발인자라면 왜 아직도 그런 속옷을 만들고 있는 거지?"

직장인 김현주(35. 가명) 씨는 최근 친한 선배의 유방암 진단 소식을 들은 후 유방암 스트레스를 적잖이 받고 있다. 올해 40세가 된 김 씨의 선배는 결혼을 하지 않은 싱글 여성이기 때문에 김 씨의 놀라움은 더욱 컸다. 한쪽 유방을 절제해야 할지도 모른다는 선배의 얘기에 두려움을 느낀 그녀는 유방암에 대한 이런 저런 정보에 귀를 귀울이다가 '브래지어의 와이어가 유방건강에 좋지 않으며, 유방암을 유발한다고 하더라'는 얘기를 들었다. 이미 수십 년을 와이어가 있는 브래지어를 착용해왔고, 심지어 잘 때도 브래지어를 벗지 않는 그녀였기에 쉽게 무시할 수도 없는 얘기였다.

와이어 브래지어가 정말 유방암을 유발하는 걸까?

한마디로 전혀 근거 없는 이야기다. 이런 오해가 계속 사그라들지 않는 이유는 브래지어가 가슴을 지속적으로 죄고 있는데다, 브래지어 속에 들어있는 철사가 나쁜 영향을 줄 수도 있다는 막연한 생각에서 비롯된 것으로 보인다.

그러나 지금까지 브래지어의 소재나 모양, 기능이 유방암의 발병률을 높인다는 근거는 전혀 발견되지 않았으니, 안심하고 착용해도 된다.

가슴이 큰 여성이 유방암에 걸릴 확률이 더 높다?

전혀 그렇지 않다. 간혹 남보다 큰 가슴 때문에 유방암을 우려하는 여성들이 있다. 그러나 가슴이 크다고 해서 유방암에 걸리는 것은 아니다. 일반적으로 부피가 크면 그만큼 암 발병 확률이 높을 것으로 생각되지만, 유방암과 크기는 관계가 없다. 유방암이 주로 발생하는 부위는 유선인데, 이 유선은 가슴이 크다고 더 많은 것이 아니며, 가슴의 크기는 지방층이 두껍고 얇음의 차이이기 때문이다.

왜 유독 우리나라에서 젊은 여성들의 유방암 유병률이 높은 걸까?

유방암은 우리나라 여성암 발병률 1위의 질병이며, 신규 유방암 환자도 계속 증가추세에 있다. 그 중에서도 폐경 연령이라고 할 수 있는 50세 이하, 즉 40대 이하 젊은 여성의 유방암 환자비율이 전체 환자의 절반이 넘는다.

이는 유방암 환자의 연령이 70세까지 지속적으로 증가하고, 특히 40세 이하 유방암 환자비율이 전체 환자의 10%에도 못 미치는 미국, 서유럽의 상황과는 상당한 차이가 있는 것이다. 국내 여성암 전문가들은 서구식 고지방·고칼로리 음식 섭취의 생활화, 비만증가, 늦은 결혼, 출산율 저하, 수유 기피, 빠른 초경과 늦은 폐경을 그 원인으로 지목하고 있다.

아이를 빨리 낳을수록 유방암 위험을 줄일 수 있다고?

한국유방암학회는 2008년 첫아이의 출산 연령이 1년 늦을수록 유방암의 발병 위험은 3%가 증가한다는 조사결과를 발표한 바 있다.

그런가하면 출산 후 모유를 1년 더 먹이면 유방암 발병 위험은 4.3%나 감소되며, 체중이 1kg 늘 때마다 유방암 발병 위험은 1% 증가한다는 보고도 있다.

대다수 여성들이 폐경연령을 늦추고 싶어하지만, 폐경 연령이 1년 늦을수록 유방암 발병 위험이 3% 증가한다. 여성의 성호르몬인 에스트로겐은 유방암 세

조금 더 궁금해요~

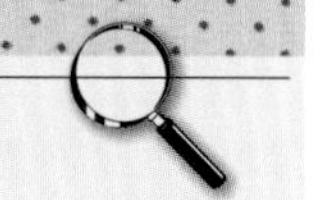

남자도 유방암에 걸린다고?

그렇다. 유방암은 여성암이라는 인식이 널리 퍼져있지만, 남성에게도 유선조직이 있기 때문에 유방암이 발생할 수 있다. 다만 남성 유방암의 발병률이 여성 유방암의 발병률에 비해 1%도 되지 않기 때문에 일반적으로 남성은 유방암에 걸리지 않는다고 생각하는 것이다. 이러한 잘못된 오해 때문에 남성들은 여성보다 병원을 늦게 찾아 평균 진단 연령이 여성보다 10년 정도 늦고, 예후도 여성 유방암보다 좋지 않은 것이다. 따라서 남성들도 자신의 가슴에 멍울이 만져진다면 빨리 병원을 찾아야 한다.

남성 유방암의 치료방법은 여성과 유사한데, 한 가지 특이한 사실은 남성 유방암은 여성보다 호르몬 수용체의 발현이 더 빈번하게 나타난다는 것이며, 따라서 남성 유방암 치료에도 여성 유방암의 경우와 마찬가지로 호르몬치료 요법이 효과가 있다.

12세에서 20세 전후 성장기 남성들의 경우 간혹 가슴이 아프고 멍울이 생기는 현상을 경험할 수 있다. 이 시기의 여성형 유방(남성의 가슴에 여성의 유방조직이 생기는 것)은 생리적 현상으로서, 사춘기 호르몬의 급격한 변화로 발생되며, 대부분 저절로 좋아진다. 그러나 이 시기 외에 여성형 유방 현상이 나타난다면 다른 원인이 있는 것이기 때문에 꼭 진찰을 통해 종양이 만져지는지 확인하고, 초음파나 조직검사를 받아볼 필요가 있다.

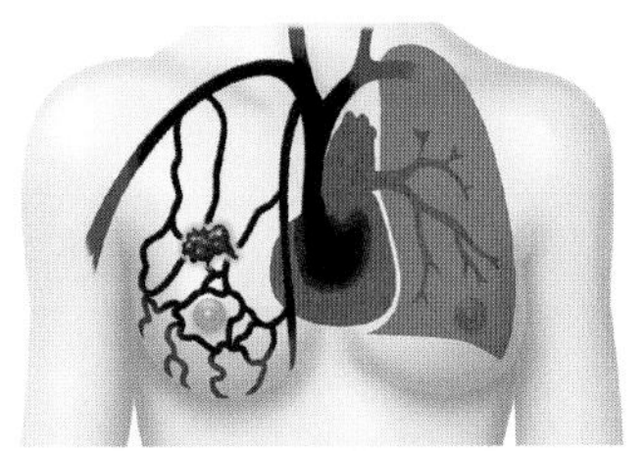
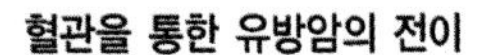
혈관을 통한 유방암의 전이

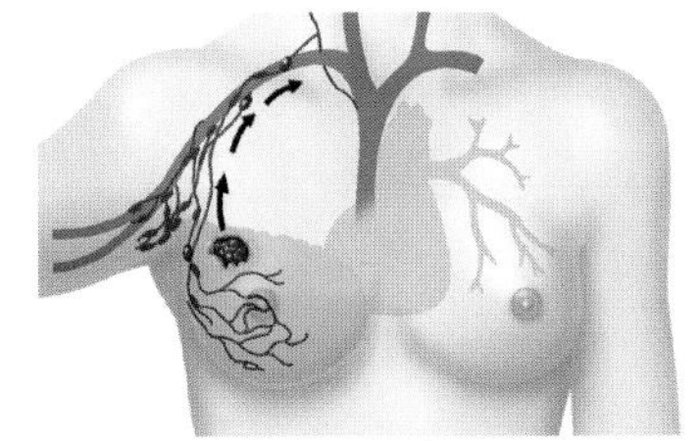
림프관을 통한 유방암의 전이

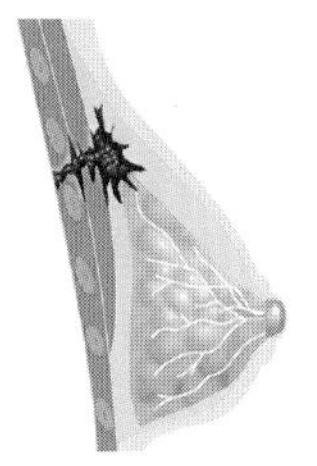
직접 전이

포의 성장을 촉진하는 역할을 하는데, 이 에스트로겐에 노출되는 기간이 길어지면 그 만큼 유방암의 위험에 노출될 위험도 증가하는 것이다.

유방암은 절제수술이 가장 안전한 치료방법이다?

그렇지 않다. 여성들이 유방암에 대해 느끼는 공포 중 한 가지는 바로 유방절제수술이다. 유방암 환자에게 유방절제수술은 반드시 필요한 걸까? 반드시 그렇지는 않다. 유방암 수술은 암을 포함해 암세포와 일정한 거리의 정상 유방의 일부를 제거하는 유방 보존적 수술과 병의 범위가 넓어서 유방을 보존하는 것이 불가능한 경우에 시술하는 유방 전 절제술이 있다.

과거에는 유방암 수술을 할 때 유방 전체를 제거하는 유방 전 절제술과 유방암이 있는 쪽의 겨드랑이 림프절 절제술을 시행하는 것이 기본이었지만, 현재는 암의 크기와 범위에 따라서 수술의 범위를 정하고 있다.

실제로 40대 이하의 젊은 유방암 환자가 늘면서, 가슴 모양을 최대한 지켜주는 유방보존술을 받는 비율이 꾸준히 늘고 있으며, 1996년도의 경우 전체 환자의 80% 정도가 완전 절제수술을 받았지만, 최근에는 수술 환자의 절반 정도가 유방보존술을 받고 있는 것으로 알려져 있다.

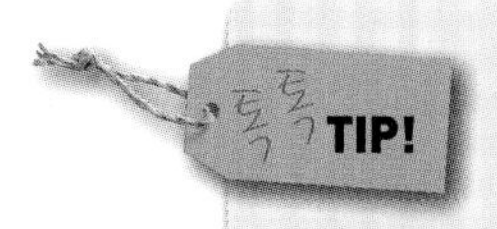

유방암 재발 방지를 위한 지침

암 치료에서 가장 우려하는 부분이 바로 '재발 가능성'이다. 때문에 수술 후에도 평생관리와 장기적인 추적검사를 소홀히 해서는 안 된다. 다음은 한국유방암학회가 권하는 재발 방지 지침이다.

▣ **수술 후 방심하지 마라** | 유방암 재발률은 20~30%다. 특히 수술 후 2~3년 내에 재발의 위험이 크다. 재발 환자의 70.9%가 수술 후 3년 내에 재발하며 92%는 수술 후 5년 내에 재발하는 것으로 알려져 있다. 따라서 유방암 수술 후 완치 여부에 관계없이 유방암을 고혈압, 당뇨병처럼 평생 관리하는 질환으로 여겨야 한다.

▣ **재발도 조기발견이 중요하다** | 유방암의 조기 발견이 중요한 것처럼 재발도 초기에 발견하는 것이 중요하다. 따라서 수술 후 정기적인 추적 검사를 소홀히 하지 말아야 한다. 특히 수술 전 병기가 높았거나, 유방조직이 촘촘한 치밀 유방, 젊은 연령일수록 철저한 추적 검사가 필요하다. 이를 위해서 수술 후 첫 3년간은 3개월마다 검사를 하고, 이후 2년간은 6개월마다 검사해야 한다. 또한 이 기간이 끝나면 1년에 1회 정기검사를 받는 게 좋다.

▣ **건강보조식품, 대체요법, 민간요법에 지나치게 의존하지 마라** | 재발에 대한 두려움으로 의학적으로 검증되지 않은 방법에 지나치게 의존할 경우 경제적 부담뿐 아니라 오히려 건강을 해칠 수 있다. 또한, 암을 억제하는 물질이 함유된 녹황색 채소, 과일 등을 통한 균형 있는 식사와 충분한 수면으로 규칙적인 생활을 해야 한다. 지방, 설탕, 소금, 알코올, 훈제 또는 소금에 절인 음식 등은 섭취를 줄이는 것이 좋다. 또 일주일에 4시간 이상 가벼운 운동을 하는 게 좋다.

▣ **의사의 치료지침을 믿고 따라라** | 잘못된 의학지식에 휩쓸려 치료시기를 놓치는 경우가 의외로 많다. 이런 정보에 의존하지 말고 주치의와의 적극적인 상담을 통해 항호르몬 치료, 항암 요법, 방사선 요법 등 자신에게 맞는 재발 치료를 받아야 한다.

▣ **재발에 적극 대처하되, 지나친 두려움과 공포는 금물이다** | 재발에 대한 심리적 불안감은 오히려 건강을 해치고, 삶의 질을 떨어뜨릴 수 있다. 재발 방지 노력을 통해 유방암 진단 전의 일상생활로 빨리 복귀할 수 있다는 자신감과 긍정적인 마음가짐이 매우 중요하다.

자궁경부암은 예방주사로 막을 수 있다?

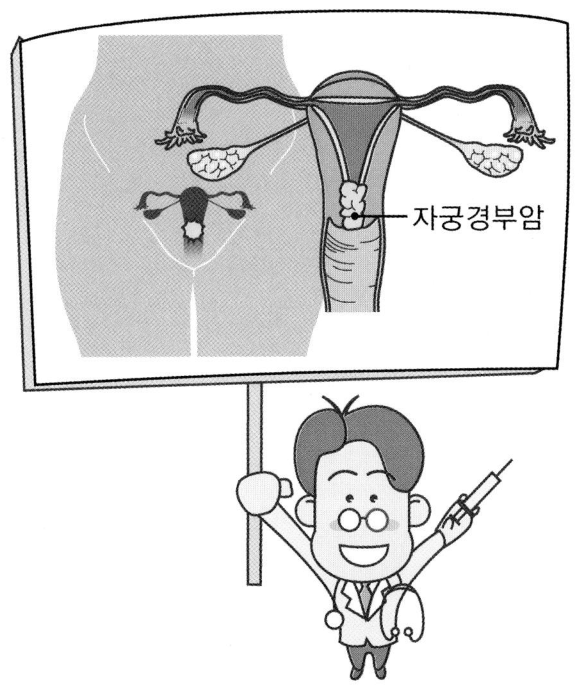

"얼마 전 회사에서 해주는 정기종합검진을 받으면서 자궁경부암 검사를 함께 받았어요. 가장 흔한 여성암이잖아요. 그런데 자궁경부이형성증이라는 소견이 나왔어요. 너무 겁이 나서 정밀진단을 받았는데, 다행히 암은 아니었어요. 요즘 자궁경부암 예방접종 캠페인이 자주 나오던데, 백신주사를 맞으면 자궁경부암은 걱정하지 않아도 되나요?"

우리나라에서 여성 생식기 암 중 가장 흔한 게 바로 '자궁경부암'이다. 직장인 최순희 씨(30. 가명)는 자궁경부암을 고민하며 보냈던 한 달여 기간 동안 자신의 몸에 너무 무심했던 과거의 시간들을 반성하며 보냈다.

자궁경부암, 예방접종 한 방이면 걱정할 필요가 없다?

자궁경부암은 성행위를 통해 남성으로부터 전염되는 인유두종 바이러스(Human Papillomavirus, HPV)가 주원인이며, 바이러스 감염을 예방하기 위한 HPV백신이 개발되어 있다. 그러나 현재 HPV백신은 100종이 넘는 HPV의 종류 중 자궁경부암에서 가장 많이 발견되는 고위험군인 HPV16형과 18형을 예방하도록 만들어져 있다. 따라서, HPV16, 18형과 관련된 자궁경부암을 예방할 수 있으며, 이는 전체 자궁경부암의 약 70%를 예방할 수 있을 것으로 기대된다. 그러므로 HPV 예방백신을 맞았다 할지라도 나머지 30%의 자궁경부암을 예방하기 위해서는 정기적으로 자궁경부암 검사는 꼭 받아야 한다. HPV 백신은 9~26세의 성생활이 시작되기 전에 접종하는 것이 가장 효과적인 것으

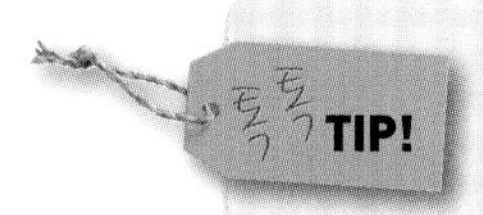

자궁근종은 얼마나 위험할까?

여성들에게 흔히 발병하는 질병 중 하나가 바로 '자궁근종'이다. 자궁근종은 여성 호르몬 분비가 왕성한 임신 가능 연령대 여성에서 가장 흔히 발생하는 양성 자궁종양이며 최근에는 어느 연령에서나 쉽게 볼 수 있다. 여성호르몬인 에스트로겐의 영향으로 나타나는 질환으로, 자궁 근육층 내의 신생 세포에서 형성되어 여성 호르몬에 의존해 성장한다.

별다른 증상은 없지만, 갑작스런 부정출혈이나 생리양이 갑자기 많아지거나 생리통이 심하고, 하복부가 왠지 불쾌감이 들고 빵빵하게 팽창돼 있으면 자궁근종을 의심해 볼 만하다. 하복부에 딱딱한 덩어리가 만져지면 근종이 이미 많이 자란 경우다. 근종이 이미 커져있거나 점점 커지는 경우라면 수술로 치료해야 한다. 근종의 크기를 줄이는 약물 요법은 단기적인 치료일 뿐 근본적인 치료는 아니다.

최근에는 거대자궁근종도 복강경으로 안전하게 수술할 수 있다. 근종의 크기가 커져 있는데도 자칫 방심해서 내버려두면 자궁 전체가 근종으로 뒤덮여 자궁 적출이 불가피해져 마침내는 영구불임이 될 수 있는 만큼 조기발견과 신속한 치료를 위해 자신의 몸에 늘 관심을 기울일 필요가 있다.

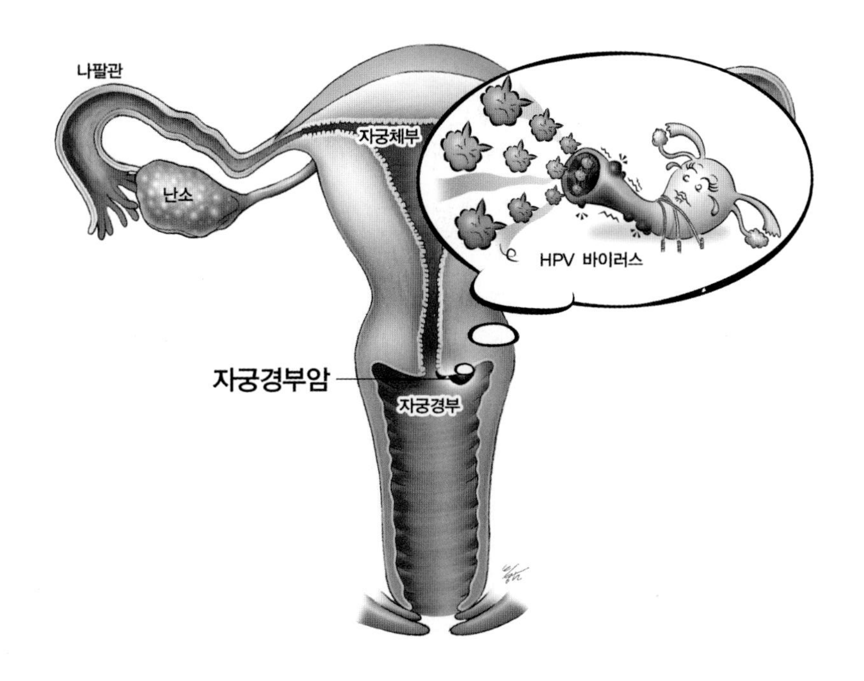

로 알려져 있지만, 성경험이 있더라도 HPV 백신 접종의 효과는 기대할 수 있다. 그러나 성경험이 있는 경우 이미 HPV에 노출되어 있을 가능성이 있으므로 그 효과는 성경험 이전에 접종하는 것보다 떨어질 수 있다.

자궁경부암은 완치율이 높다고 하는데?

자궁경부암은 1기에서 4기까지로 분류하는데, 1기 초반에 치료할 경우 5년 후 생존율이 100%도 가능하며, 1기 말은 80~90%, 2기 초는 70~80%, 2기 말은 60~65%, 3기는 35~45% 정도이다.

4기에 암이 발견되는 경우에는 치료에도 불구하고 5년 생존율이 15% 정도이다. 자궁경부암은 20세 이전에는 발병이 드물고, 30세 이후부터 발병률이 증가하기 시작해 50대에 정점에 이른다. 그 이후에는 연령에 관계없이 발병률이 거의 일정하게 유지된다.

자궁경부암의 주요 증세는 대부분 성교 후에 나타나는 경미한 질 출혈이다. 이러한 질 출혈은 처음에는 피가 묻어 나오는 정도이지만, 암이 진행되면서 출혈 및 질 분비물이 증가하고 궤양이 심화된다.

2차 감염이 발생한 경우에는 악취가 동반된다. 암이 진행하여 주변 장기인 직장이나 방광, 요관, 골반 벽, 좌골 신경 등을 침범하게 되면 배뇨곤란과 피가 섞여 나오는 소변, 직장출혈, 허리통증, 하지의 동통 및 부종, 체중감소 등의 증상이 나타나기도 한다.

조금 더 궁금해요~

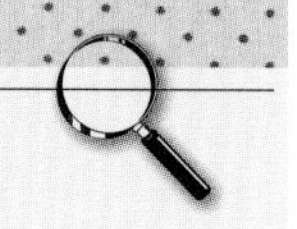

자궁경부암 위험인자가 따로 있다?

자궁경부암은 1950년대 이전에는 전 세계적으로 암으로 인한 여성 사망원인의 1위를 차지했으나 요즘에는 서구에 비해 남미, 아프리카, 아시아 지역의 개발도상국에서 발생 빈도가 높다고 알려져 있다. 이는 비위생적 환경, 빈약한 의료시설, 무질서한 생활양식 등이 요소로 작용한 것으로 보인다. 자궁경부암을 특히 조심해야 할 '위험인자'를 꼽으면 다음과 같다.

- **30대 이후의 여성**
- **라틴아메리카, 아프리카 또는 아시아 같은 지역**
- **저소득계층**
- **출산 경험자**
- **16세 이전의 성경험자**
- **성관계 상대가 많은 사람**
- **인유두종 바이러스 특히 16, 18형이 발견된 경우**
- **장기 흡연자**
- **이전에 규칙적인 암 검진을 하지 않은 사람**
- **비타민 A, C 또는 엽산이 부족한 사람**

출산경험 없는 여성은
난소암을 조심해?

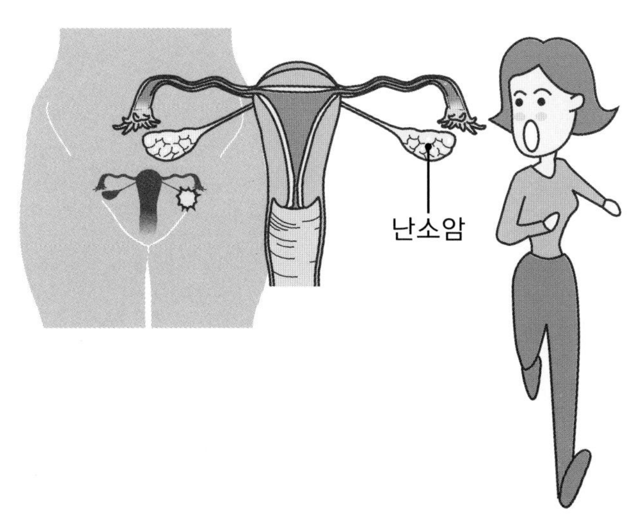

"여성들은 아이를 안 낳으면 암에 걸린다는 얘길 들었어요. 친구가 난소암이 무서우면 빨리 임신하도록 노력하라고 하는데, 그게 사실인가요?"

결혼 5년차 직장여성 이연주 씨(34, 가명)는 난소암이 자신과 같이 아이를 낳지 않은 여성들에게 발병 위험성이 높다는 말을 들었다. 결혼 후 남편의 대학원 진학과 경제적 이유로 임신을 미루었던 이 씨는 임신을 계획한 지 1년째 소식없는 아이와 난소암 등 질병에 대한 걱정으로 이래저래 마음이 불편하다.

아이 안 낳으면 정말 난소암에 걸리나?

출산경험이 없다고 난소암이 생기고, 출산경험이 있다고 해서 난소암으로부터 안전하다고 말할 수는 없다. 다만 난소암의 원인으로 추측되는 것 중 하나가 바로 지속적인 배란이다.

배란을 많이 할수록 위험도가 높아지므로 임신이나 수유기간 없이 쉬지 않고 배란을 한 경우, 즉 결혼한 후에도 아기가 없는 중년 이후의 여성, 출산 경험이 없는 중년 이상의 미혼 여성 등이 난소암 발생 위험도가 높은 것은 사실이다.

난소암은 연령과 깊은 관계가 있는데, 대부분 40~70대에 발생하며 56~60세에서 최고의 발생빈도를 보이고 있다. 또, 난소암의 가족력, 고연령 및 자궁내막암이나 유방암의 과거력 등도 위험 인자로 지목되고 있다.

여성암 중에서 난소암의 치료가 제일 까다롭다던데?

난소암은 초기에 아무런 증상이 없는 경우가 대부분이다. 난소암의 주요 증상이라고 할 수 있는 통증, 복부팽창, 질출혈 등 자각증세를 느껴 병원을 찾는 환자의 약 75% 정도가 3기 이상으로 진단받는 경우가 많다. 이미 3기 이상의 난소암은 진행 속도가 매우 빠르기 때문에 전체 환자의 5년 생존율이 39%로 낮고 여성생식기암 중 사망률이 57%를 차지하고 있다.

따라서 모든 암이 그렇듯 조기진단이 중요한데, 난소암은 자궁경부암과 같이 간단한 세포진 검사를 통한 조기발견이 힘든 편이기 때문에 정기적인 골반진찰과 질식초음파, 그리고 혈액에서의 CA-125라는 종양표지물질 검사 등이 필요하다. 또한 난소의 종양이 양성인지 악성인지의 구분도 개복술이나 복강경수술 등으로 난소 조직을 직접 병리 검사해야만 확진할 수 있어 '까다로운 암'이라고 할 수 있다.

하지만 최소 1년에 1회 정도의 산부인과 방문과 골반진찰, 골반 초음파 검사 등을 같이 시행한다면 조기진단의 가능성을 높일 수 있기 때문에 증상이 없어도 규칙적인 정기검진을 받는 것이 중요하다.

난소의 종양은 모두 난소암으로 진행될 수 있기 때문에 무조건 수술을 해야 한다?

그렇지 않다. 난소의 경우 월경주기 등과 관련돼 비특이적으로 낭종(물혹) 등이 관찰되는 수가 많기 때문에 난소에 종양이 발견되었다고 해서 모두 수술하는 것은 아니다.

수술이 필요한 경우는 폐경 후 생긴 종양, 2~3개월간 이상 관찰을 통해 크기가 계속 커지는 경우, 물혹이라 하더라도 8cm 이상이 되는 경우, 초음파 소견상 복잡한 모양이나 고형질의 종양인 경우, 색도플러 검사나 컴퓨터 단층촬영, 자기공명촬영 등에서 악성이 의심되는 경우, 난소 종양과 혈액 검사상 CA-125가 100 이상으로 매우 높은 경우 등을 들 수 있다.

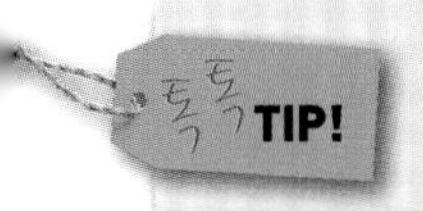

폐경기 여성, 살찌면 암 발생위험도 높아진다?

폐경기에 접어든 여성의 체중과 암 발생률의 상관관계에 대한 국내의 연구 결과를 보면, 비만에 속하는 체질량지수 30kg/㎡ 이상의 폐경기 여성들은 기준 체중(체질량지수 21.0~22.9kg/㎡)의 폐경기 여성들보다 암 발생 위험이 23%나 높다.

암 발생 위험을 부위별로 보면 ▲대장암 118% ▲자궁체부암 195% ▲신장암 161% ▲유방암 86% 등의 순이며, 또 체질량지수가 1kg/㎡ 증가할 때 암 발생 위험은 대장암 1.05배, 유방암 1.07배, 자궁체부암 1.13배, 신장암 1.08배 등으로 높아진다고 한다. 다만 폐암은 비만과 큰 상관성이 없다.

체질량지수는 몸무게를 키의 제곱으로 나눈 수치로' 보통 ▲18.5 미만 ▲18.5~20.9 ▲21.0~22.9 ▲23.0~24.9 ▲25.0~26.9 ▲27.0~29.9 ▲30kg/㎡으로 단계를 나누며, 아시아인의 경우 18.5~22.9kg/㎡면 정상으로, 23.0~24.9kg/㎡는 과체중, 25.0kg/㎡ 이상은 비만으로 각각 분류된다.

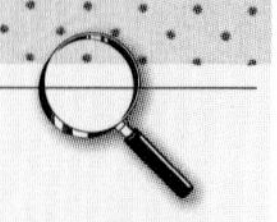

흡연이 난소암 위험을 높인다고?

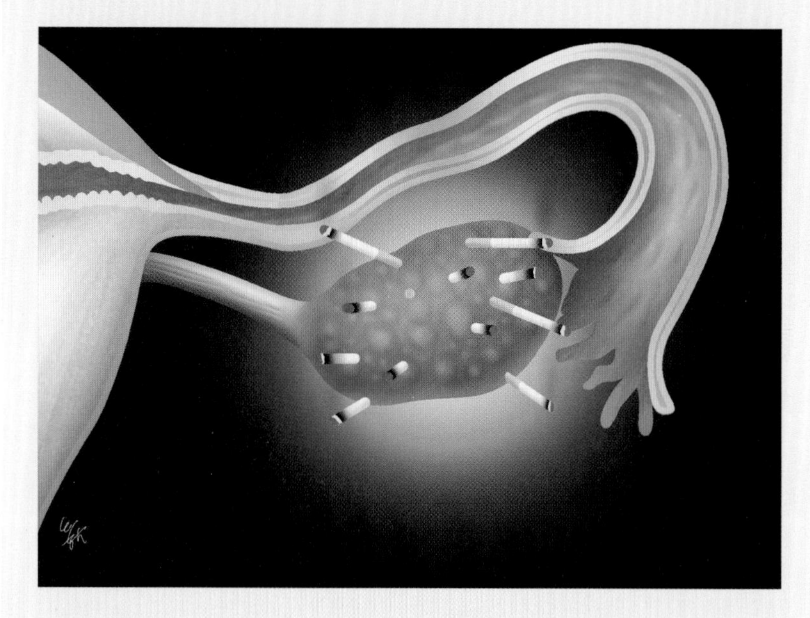

그렇다. 현재 담배를 피우고 있는 여성들은 흡연 경험이 없는 여성들에 비해 난소암 위험이 1.6배 높고, 과거 담배를 피웠던 여성들은 비흡연 여성에 비해 난소암에 걸릴 위험성이 1.48배 정도 더 높다.

특히 25년 이상 흡연을 했고, 현재도 흡연하고 있는 여성들은 비흡연자에 비해 난소암의 위험성이 2배나 높은 것으로 알려졌다. 이는 노르웨이 트롬스대학 연구팀의 연구결과에 따른 것으로, 연구팀은 1991~92년에 노르웨이와 스웨덴에서 사는 30~50세 여성 10만여 명의 흡연기간, 하루 흡연 정도를 10년간 추적 관찰했으며, 만 10년이 지난 2003년도에 총 312명에게서 난소암이 발생했음을 밝혀냈다.

이 결과는 나이나 자녀 수, 폐경 여부, 경구용 피임제 사용 여부, 호르몬 치료 같은 다른 가능성 등을 모두 고려한 것으로서 과거흡연자 또는 현재흡연자와 난소암의 상관성을 밝혀낸 사례이다.

폐경기 여성은 자궁내막암을 조심하라?

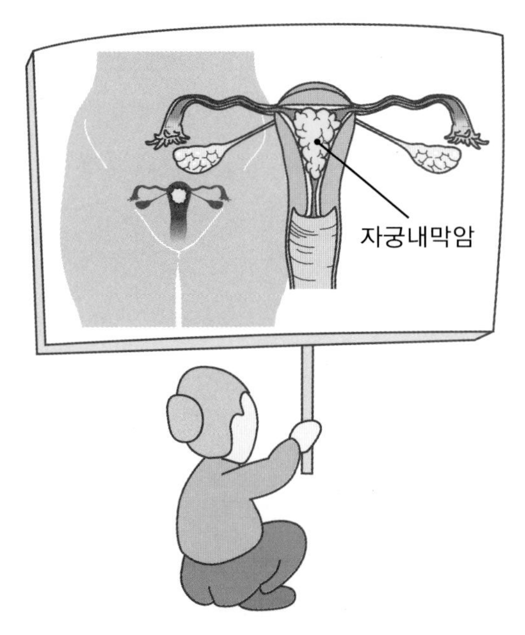

"이미 5년 전에 자연적으로 폐경이 되었는데, 6개월 전부터 소량의 검붉은 출혈이 조금 있었어요. 그냥 피곤해서 그런가보다 생각했는데, 며칠 전부터 출혈이 많아져서 병원에 갔더니 자궁내막암이라고 하더군요."

당뇨가 있어 평소 식이요법으로 건강관리를 하고 있는 주부 이지숙 씨(56. 가명)는 폐경이 된 5년간 산부인과 검진을 받은 적이 없다. 진단결과 다행히 초기 단계로 예상되어 수술을 받고, 현재 추가 치료 없이 완치된 상태로 잘 지내고 있지만, 이 씨는 건강한 노후를 위해 좀 더 세심하게 자신과 가족의 건강을 살피기로 다짐했다.

자궁내막암은 폐경기 여성에게만 나타난다?

물론 그렇지 않다. 다만 자궁내막암의 75% 정도가 50~60세에 나타나기 때문에 폐경기 여성들이 특히 관심을 갖고 주의를 기울일 필요가 있다. 자궁내막암은 여성암 가운데 자궁경부암, 난소암에 이어 세 번째로 많이 발생하는 암이다. 한국 여성들의 식생활이나 생활습관, 체형 등이 점점 더 서구화해가는 점을 고려할 때, 우리나라 여성의 자궁내막암 발생률은 향후 증가할 것으로 예측된다.

자궁내막암은 치료 결과가 무척 좋다는데?

암의 치료결과는 발견 시기와 매우 밀접하다. 그리고 다행히 자궁내막암은 분명한 증세가 있기 때문에 조기발견이 쉽다. 폐경 후 질에서 비정상적 출혈

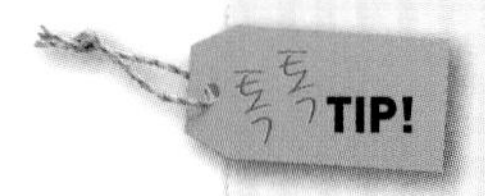

자궁내막증도 암으로 진행할 수 있다?

자궁내막증이란 자궁내막 조직(생리조직)이 어떤 원인에 의해 자궁 바깥 부위인 나팔관이나 난소, 복막 등에 퍼져 자라는 것이다. 자궁내막증이 생기면 생리 시 이 내막세포가 퍼져있는 부위에서 출혈을 함께 일으키는데, 만약 난소에 내막세포가 번져있다면 난소에 출혈을 일으켜 난소혹을 만들고, 나팔관에 퍼지면 나팔관을 막아 불임을 일으키기도 하며 복막에 있다면 복막유착을 일으켜 통증을 유발한다.

자궁내막증은 그 정도에 따라 1기(경증)부터 4기(중증)까지로 분류하는데, 자궁인대 등에 잘 생기며, 환자의 30~50%는 불임증을 동반한다. 자궁내막증은 근본적인 치료가 없어 일시적으로 비정상적인 생리를 없애주는 약을 쓰면서 환자의 상황에 따라 알맞은 치료를 시행해야 한다. 만약 아이를 가질 계획이 없다면 자궁내막종 제거수술을 받는 게 바람직하다. 자궁내막증은 드물지만 악성 암으로 진행될 수 있기 때문이다. 하지만 아이를 가져야 한다면 약을 투여하면서 불임 전문의의 진찰 아래 치료를 해야 한다.

이나 질 분비물이 증가한다면 무조건 병원을 찾아 정밀한 검사를 해야 한다. 초기 병기인 경우에는 수술 이외에 더 이상의 치료는 필요 없지만, 상당히 진행된 병기에서는 수술 후 추가로 방사선치료를 받아야 한다. 또한 필요에 따라 호르몬 요법, 항암화학요법을 병행하기도 한다. 최근에는 조기 병기인 경우 개복수술을 하지 않고 복강경을 이용한 수술을 통해 수술 후 환자의 불편감을 최소화하고 흉터를 최소화하는 새로운 수술방법도 많이 시행되고 있다.

자궁내막증식증은 자궁내막암의 전조증상이다?

자궁내막증식증이 모두 암으로 진행되는 것은 아니다. 하지만 종류에 따라 30% 정도까지 자궁내막암으로 발전하게 된다. 자궁내막증식증은 자궁내막이 비정상적으로 두꺼워지는 질환으로서 이유 없는 출혈을 동반한다. 자궁내막증식증으로 진단되면 단순성인지 복합성인지 종류에 따라 주의 깊은 추적관찰이 필요하며, 이에 따라 호르몬 치료 또는 자궁적출술을 시행하게 된다.

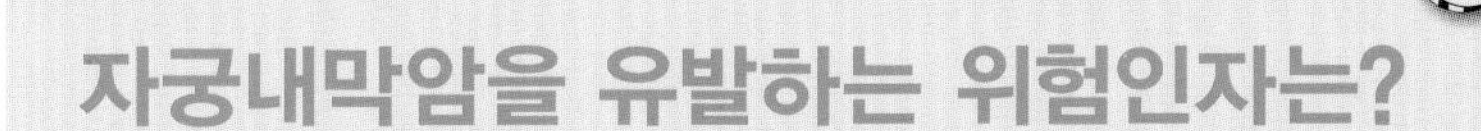

자궁내막암을 유발하는 위험인자는?

자궁내막은 자궁 안쪽에 있으며 가임연령 동안 생리주기에 따라 주기적으로 생리혈이 되어 떨어져 나오는 조직으로 바로 이 부위에서 발생하는 암을 자궁내막암이라고 한다.

자궁내막암의 원인은 아직까지 밝혀지지 않았지만 다음의 몇 가지 위험인자가 알려져 있다. 이러한 유발인자들은 단독 혹은 복합적으로 자궁내막암의 발생에 영향을 미치게 되므로 유발인자를 가진 고위험 여성들은 좀더 면밀하고 정기적인 예방적 검진이 필요하다.

- 비만한 여성
- 당뇨병이 있는 여성
- 초경 연령이 빨랐던 여성
- 임신 및 분만경험이 없는 경우
- 폐경 연령이 늦은 경우(만 56세 이후의 폐경)
- 장기간, 그리고 대량의 에스트로겐 호르몬을 단독으로 복용하는 경우
- 유방암, 난소암, 자궁내막암, 대장암의 가족력이 있는 여성

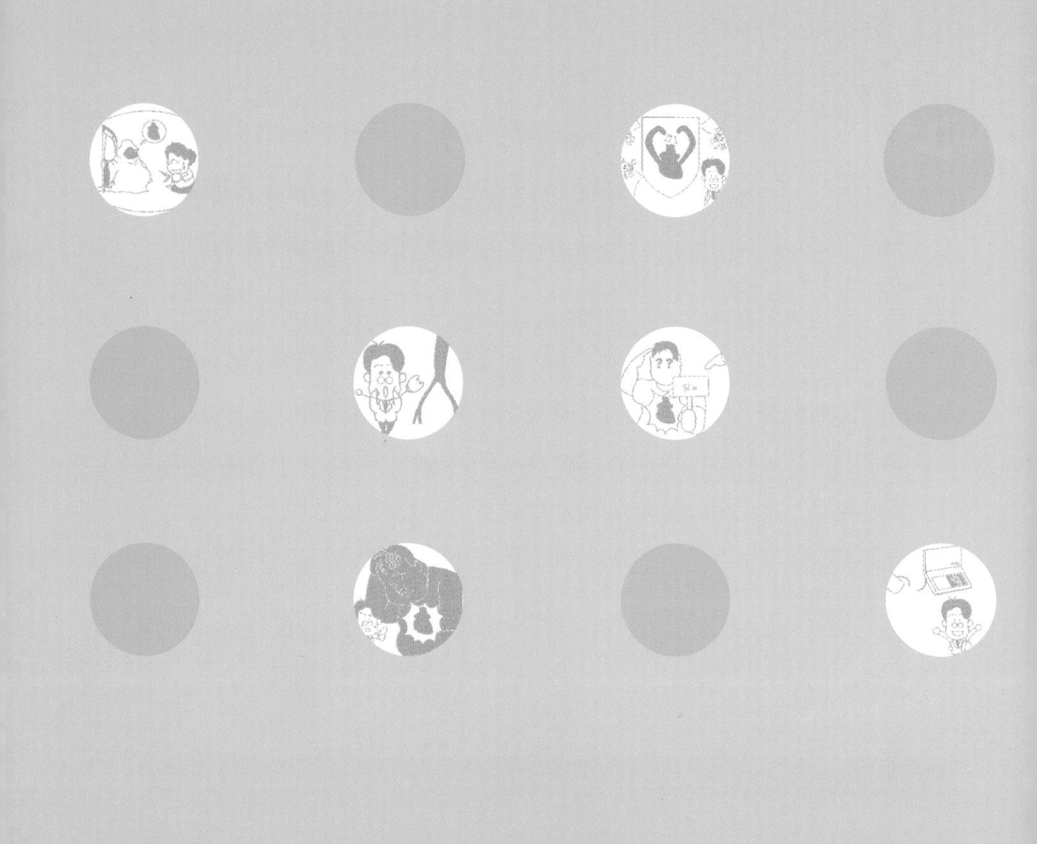

PART | 3

심혈관계 질환, 쓴은 관심만큼 지킨다

- ▶ 돌연사의 주요 원인은 바로 심근경색이다?
- ▶ 심징마비도 예방할 수 있을까?
- ▶ 복부대동맥류를 뱃속의 시한폭탄이라고 부르는 이유?
- ▶ 당뇨는 심혈관 질환의 적이다?
- ▶ 갑작스런 실신, 머리가 아니라 심장이 문제다?
- ▶ 고혈압 관리, 수시로 체크하면 좋나?

돌연사의 주요 원인은 바로 심근경색이다?

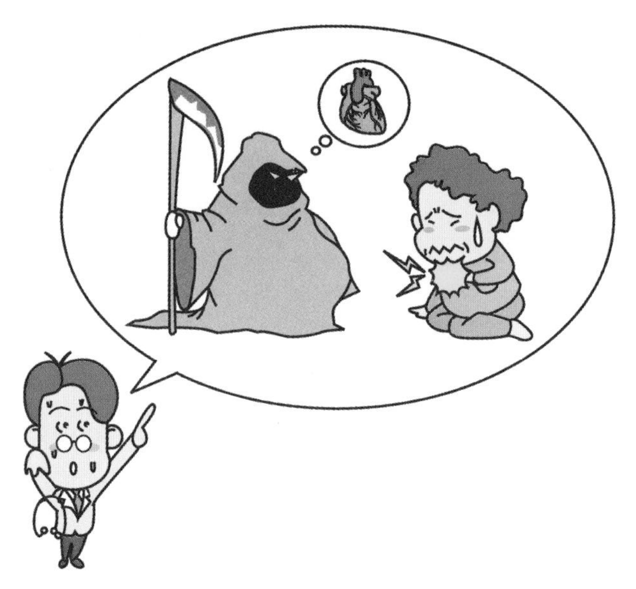

"얼마 전 심장이 뻐근하면서 숨을 쉬기 어려웠던 적이 있어요. 아주 잠깐이었지만, 걱정이 되더군요."

직장인 최용식 씨(36. 가명)가 잠깐의 통증을 경험하고 바로 병원을 찾은 이유는 그가 좋아했던 가수 거북이의 리더 터틀맨(본명 임성훈. 38)이 심근경색으로 갑작스럽게 세상을 떠난 것과 무관하지 않다. 키 178cm에 몸무게 98kg인 최 씨는 가수 터틀맨의 죽음으로 심근경색이 나이 40대 이후에나 찾아오는 병이 아님을 깨달았던 것이다.

심근경색은 왜 돌연사로 이어질까?

심장은 그 중요성만큼이나 복잡한 구조를 가지고 있다. 그 중에서도 심장의

각 부분들에서 제 역할을 할 수 있도록 산소와 영양분을 공급해주는 심장 혈관을 '관상동맥'이라고 부른다. 심혈관 질환이란 바로 이 관상동맥에 문제가 생긴 것을 말한다. 관상동맥 질환은 동맥경화로부터 시작된다. 동맥경화란 낡은 수도꼭지가 막히듯 혈관 벽에 콜레스테롤과 같은 이물질이 붙으면서 딱딱하게 굳어 혈관을 점점 좁게 만드는 것이다. 이렇게 혈관벽에 쌓이는 이 물질을 '죽상반'이라고 부른다. 심근경색은 혈관에 쌓여 있던 죽상반들이 파열되면서 혈관을 순식간에 막아 버린 상태를 말한다. 뇌혈관이 막히거나 파열되면 순식간에 뇌기능이 멈추듯이, 관상동맥이 막히면 피를 공급 받지 못하는 심장에 괴사가 생기면서 심장마비를 일으키게 된다.

결국, 고지혈증으로 시작된 관상동맥 질환(동맥경화)은 협심증을 거쳐 심근경색으로 인한 심장마비, 즉 돌연사라는 종착점에 이르는 것이다. 돌연사 원인 중 70~80%는 바로 심근경색으로 인해 일어난다.

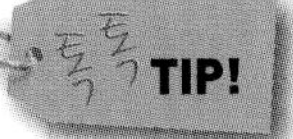

심장질환 5대 위험요소의 기준치

- **과다한 복부비만 (허리둘레를 기준으로)**: • 남성 90cm 초과 • 여성 80cm 초과
- **높은 중성지방**: 최소 150 mg/dL (1.68 mmol/l)
- **낮은 HDL-콜레스테롤(좋은 콜레스테롤) 수치**: • 남성 40 mg/dl 미만 (1.02 mmol/l)
  • 여성 50 mg/dl 미만 (1.28 mmol/l)
- **높은 LDL-콜레스테롤(나쁜 콜레스테롤) 수치**:
  • 과거 혹은 현재 심장질환·당뇨 환자인 경우 100 mg/dl 초과 (>2.56 mmol/l)
  • 2개 이상의 위험인자에 노출된 경우 130 mg/dl 초과 (>3.3 mmol/l)
  • 0~1개의 위험인자에 노출된 경우 160 mg/dl 초과 (>4.10 mmol/l)
- **고혈당**: • 공복시 혈당치 최소 100 mg/dl (5.5 mmol/l)
- **고혈압**: • 140/90 mmHg 이상 (당뇨환자의 경우 130/80 mmHg 이상)

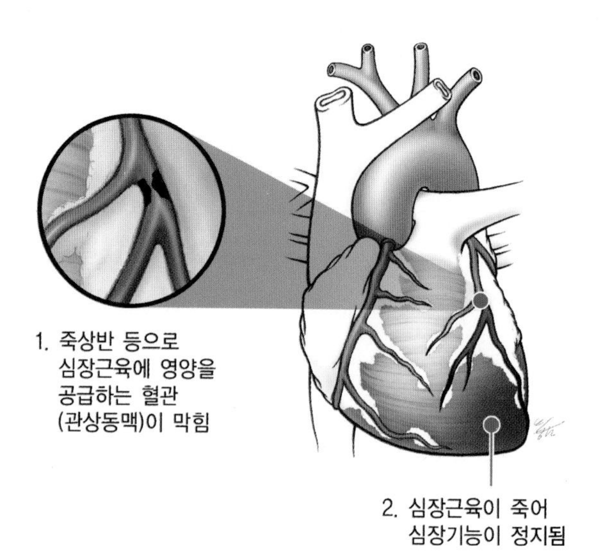

발생 3시간 이내에 병원에 도착해야 생명을 구한다?

'심근경색 환자가 병원에 도착하는 시간이 10분 늦어지면 사망할 확률이 25% 증가한다'는 얘기가 있다. 심근경색 환자에게는 얼마나 빨리 병원을 찾아 적절한 치료를 받느냐가 곧 생명을 구하느냐 마느냐를 좌우하기 때문이다. 협심증과 마찬가지로 심근경색증은 가슴 중앙 부위에 심한 압력을 가하는 통증이나 칼로 짜개는 듯한 경험해보지 못한 통증(흉통)을 동반한다. 또 시간이 지나면서 구토감, 진땀, 쇼크에 빠질 수도 있고 30% 정도는 병원에 도착하기 전에 이미 심장마비로 사망하기도 한다.

심근경색이 생긴 후 최대 3시간 안에 병원으로 옮겨져 막힌 혈관을 뚫는 조치를 취하면 생명에는 지장이 없지만 급성심근경색은 증상이 나타난 후 60분 이내에 혈전용해제 투여 등 응급조치를 받거나 120분 이내에 막힌 혈관을 뚫어주는 풍선확장술 또는 스텐트시술을 받아야 한다.

일반적으로 60분 이내에 병원에 와서 치료를 받을 경우 사망률을 40~50% 정도 낮출 수 있는 것으로 알려져 있다.

조금 더 궁금해요~

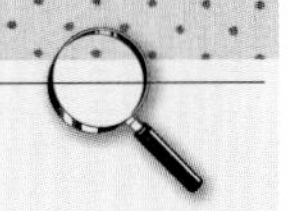

심근경색의 4대 적군

심근경색은 심장질환의 마지막 단계라고 할 수 있다. 이는 심근경색에 이르기 전 단계에서 생활습관과 건강관리를 잘한다면 심근경색의 위험도 그만큼 줄일 수 있다는 얘기다. 심근경색을 유발하는 4대 원인을 짚어보자.

▣ **흡연** | 담배의 유독성분은 동맥경화증을 억제하는 좋은 콜레스테롤(HDL)을 줄이고 나쁜 콜레스테롤(LDL)과 중성지방의 양을 늘린다. 또 일산화탄소는 심장에 산소 공급을 어렵게 만들며, 피를 응고시키는 데 관여하는 '피브리노겐'을 늘려 동맥경화를 촉진시키는 역할도 한다. 흡연자들은 비흡연자에 비해 관상동맥질환이 2~6배 정도 더 많이 발생하고, 관상동맥질환이 있는 환자가 담배를 피우면 급사할 확률이 비흡연자보다 2배 이상 높아진다.

▣ **고지혈증** | 혈액에 지방량이 많아진 상태로서 동맥경화증을 일으키는 가장 첫 단계이며, 심근경색을 예방하는 가장 첫 단계가 바로 이 고지혈증이 생기지 않도록 예방하는 것이다. 우리 몸 속에는 나쁜 콜레스테롤이라고 불리는 LDL 콜레스테롤과 좋은 콜레스테롤이라고 불리는 HDL 콜레스테롤이 있다. LDL은 혈관벽에 쌓여 혈관을 좁게 만들어 고지혈증을 일으키는 반면 HDL은 이런 혈관에 쌓인 콜레스테롤을 녹이는 역할을 한다. 고지혈증은 심혈관질환은 물론 뇌졸중, 당뇨병 등의 합병증을 만들고, 미세혈관에도 영향을 미쳐 망막출혈, 녹내장, 신부전 등을 일으키기도 한다.

▣ **고혈압** | 고혈압이 되면 동맥 내 압력이 높아지기 때문에 그만큼 동맥 손상이 쉽고, 동맥 안쪽 벽의 압력을 높여 혈관의 죽상반을 재촉하기 때문에 심근경색의 위험을 높인다. 평소 별다른 증상이 없다가 갑자기 심장병이나 신부전, 뇌졸중을 일으킨다. 고혈압은 수축기 혈압 140㎜Hg 이상, 확장기 혈압 90㎜Hg 이상일 때를 말한다.

▣ **당뇨** | 매년 1만2천 명 정도가 당뇨병으로 사망할 만큼 그 자체로도 무서운 질병이며 가장 큰 문제는 합병증이다. 그 중에서도 혈관질환은 당뇨병이 유발하는 가장 대표적 질환이다. 당뇨병이 있는 경우 심근경색증 발생은 남자의 경우 정상인보다 2~3배, 여자는 6배나 높다. 고혈당 상태가 지속되면 신진대사에 장애가 오면서 혈관이 좁아지고 손상을 일으켜 심근경색 등 혈관질환이 발생하는 것이다. 또 인슐린 작용에 문제가 생기면 혈관세포를 증식시켜 혈관벽을 두껍고 단단하게 만들어 혈압을 높이고(고혈압), 지방분해를 촉진해 지방 성분이 핏속으로 흘러들어 오게 한다(고지혈증). 동시에 지질대사에 이상이 생기면서 중성지방은 많이 쌓이고, 몸에 좋은 HDL 농도는 떨어지는 등 심근경색에 치명적인 요소들을 복합적으로 발생시키기도 한다.

심장마비도 예방할 수 있을까?

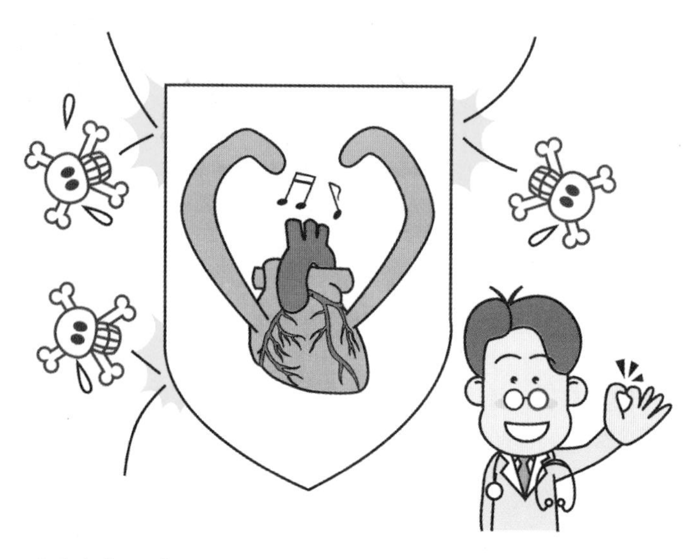

아시아의 물개 조오련 씨(57)의 심장마비 소식에 많은 사람들이 놀라움을 금치 못했다. 조 씨는 대한해협과 도버해협 횡단 기록을 갖고 있는 한국 최고의 수영스타였으며, 2008년에는 독도를 33바퀴나 헤엄치는 대장정을 완수해 국민들에게 놀라운 체력의 소유자임을 증명했기 때문이다.

흔히 심장을 튼튼하게 하는 예방법으로는 운동이 가장 효과적이며 운동을 많이 하는 사람들은 돌연사의 위험에서 벗어나 있다고 생각한다. 대부분 돌연사로 이어지는 심장마비는 예방이 가능한 것인지, 중년의 남성들을 불안하게 하는 심장마비에 대해 자세히 알아보자.

심장마비는 예방할 수 없는 갑작스러운 질환이다?

그렇지 않다. 물론 심혈관 질환 환자의 약 절반은 급사 또는 돌연사라고 해서

1시간 이내에 갑자기 사망할 수 있지만, 심혈관 질환을 일으키는 위험요소를 줄이는 생활요법을 꾸준히 시행하고, 치료를 받으면 심장마비의 위험에서 벗어날 수 있다.

건강한 심장을 위해서는 허리둘레, HDL(고밀도)콜레스테롤과 LDL(저밀도)콜레스테롤의 혈중 수치, 혈중 지방수치, 혈압, 혈당 등 심혈관 및 대사질환과 밀접하게 관련이 있는 5가지 주요 위험 요소를 정기적으로 측정하고 관리해야 한다. 특히 심혈관 및 대사질환을 유발하는 5가지 위험 요소 중

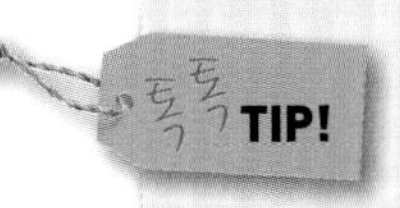

건강한 심장을 위한 생활습관에는 왕도가 있다?

우리나라의 경우 매일 전국적으로 150명 이상이 심장병, 즉 심혈관 질환으로 사망하고 있다. 심장병은 선천적 결함으로 인한 경우는 아주 드물며, 대부분은 정상적인 심장을 갖고 태어난 후 부적절한 식생활 습관, 염증 등 다양한 원인 때문에 후천적으로 발병한다. 따라서 생활습관을 바꾸면 심장의 건강관리에 큰 도움이 된다.

- ▣ 지방 함량이 높은 가공식품 대신, 현미밥이나 통밀 빵, 과일, 채소의 섭취를 늘린다.
- ▣ 무엇을 언제 먹었는지 기록한다. 이러한 습관은 섭취 열량을 조절하고 언제 더 먹어야 하는지를 알아야 할 때 도움이 된다.
- ▣ 음식 조리방법을 바꾼다. 찌고, 삶고, 굽는 것이 튀기는 것보다 훨씬 좋다.
- ▣ 하루 세 끼를 규칙적으로 먹도록 노력하고, 매 식사시간 간격이 너무 길지 않게 주의한다.
- ▣ 아침식사를 꼭 한다. 만약 아침식사 습관이 안 되어 있어 먹기 어렵다면, 과일이나 토스트 등 간단한 음식을 먹는 것부터 시작한다.
- ▣ 하루에 적어도 6~8잔의 물을 마신다.
- ▣ 카페인 섭취를 줄이도록 노력한다.
- ▣ 담배를 끊는다. 흡연은 혈압과 혈액 응고 성향을 증가시켜 심장질환을 일으키는 주요 원인 중 하나이다.
- ▣ 정기적으로 허리둘레를 잰다. 재는 요령은 ▲웃옷을 벗고 허리띠를 느슨하게 한 뒤 ▲줄자를 골반 위와 갈비뼈 아래 사이의 중앙 정도에 두고 ▲복부의 힘을 빼고 숨을 내쉰 상태에서 허리둘레를 기록한다.

고혈압과 고혈당은 심장병 및 당뇨병의 위험 요소로 비교적 잘 알려져 있다. 그러나 새로이 부각되고 있는 위험 요소인 복부비만, 중성지방 및 혈중 HDL 콜레스테롤수치에 대한 인식은 여전히 낮다. 만약 '나쁜 콜레스테롤'이라 불리는 LDL이 150 mg/dl을 넘어선 경우나 '좋은 콜레스테롤'로 불리는 HDL이 60 mg/dl 이하라면 당장 운동에 돌입해야 한다. 하지만 이 5가지 위험 요소는 복합적으로 작용하기 때문에 이들을 총체적으로 관리해야 하며, 정기적으로 혈압 측정과 혈액검사를 받는 습관이 필요하다.

조금 더 궁금해요~

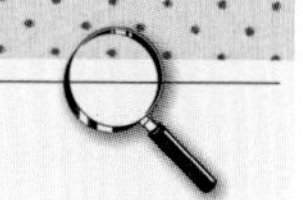

심장 돌연사, 전조증상을 알면 예방도 가능하다?

돌연사의 대표적인 전조증상으로는 평소 운동을 할 때나 빨리 걸을 때 또는 언덕을 오를 때 흉통, 압박감 또는 불쾌감이 나타나며 쉬게 되면 감쪽같이 맑아진다. 때로는 불쾌감, 압박감 또는 통증이 목, 어깨 또는 팔에도 올 수 있다. 그런가 하면, 예전과는 달리 운동량이나 업무량이 적은데도 몹시 숨이 차고 가슴이 뛰나 잠시만 쉬면 언제 그랬냐는 듯이 회복된다. 조금만 빨리 걸어도 전과는 다르게 어지럽고 졸도할 것 같은 느낌을 갖게 되며, 경미한 운동이나 업무에 심하게 피로를 느끼고 무력감과 탈진을 경험한다. 따라서 평소 심혈관계가 좋지 않은 사람은 나름대로 예방차원의 관리를 할 필요가 있다.

돌연사를 예방하는 운동 수칙 7 가지

하나. 매일 30분 이상 운동하자. 준비운동과 정리운동은 각각 5~10분 정도가 적당하다.

둘. 유산소운동(걷기, 조깅, 자전거 타기, 수영, 에어로빅, 체조)을 하자.

셋. 자신의 상태에 맞는 적합한 운동을 선택하자. 30대의 경계 고혈압은 가벼운 걷기운동, 40대 이후는 빠르게 걷기, 근골격계에 문제가 있는 사람은 수영이 좋다.

넷. 강도가 낮은 운동을 오래 하자. 꾸준한 운동이 심장 근육 발달에 효과적이다.

다섯. 새벽·아침보다 오후에 운동하자. 환절기에는 급성심근경색 등을 초래할 수 있다.

여섯. 운동 시 혈압이나 두통, 어지럼증, 팔다리 통증이 생기면 운동량을 줄이거나 중단하자.

일곱. 심장질환이 있는 사람은 운동 전에 반드시 전문의와 상담하자.

심장마비 예방, 무조건 체중을 줄여라?

물론 체중을 줄이는 것은 심혈관 질환의 위험을 줄이는데 도움이 된다. 하지만 일반적 의미의 비만관리보다 더 중요한 것이 바로 '복부비만 관리'이다. 복부비만은 뱃속 깊은 곳에 지방세포가 쌓여 발생하는데 건강에 해로운 콜레스테롤 수치, 높은 중성지방, 인슐린 저항성(체내에서 생산된 인슐린에 반응하거나 이용할 수 없는 신체의 상태)처럼 당뇨병, 심장마비, 뇌졸중 또는 다른 심혈관 질환의 위험을 증가시키는 주요 원인 중 하나다. 복부비만은 특히 심장마비 발생 연수를 4년에서 8년까지 앞당기는 것으로 알려져 있다.

허리둘레를 재보면 심장질환 위험을 예측할 수 있다?

그렇다. 허리둘레 측정은 복부비만을 진단하는 가장 손쉽고 간편한 지표로서, 복부비만 정도는 심장질환을 예측하는데 체중이나 BMI(체질량지수)보다 더욱 유효한 지표라는 사실이 확인되고 있다. 그리고 복부비만은 허리둘레를 재는 손쉬운 방법으로 심장질환의 위험을 예측할 수 있다. 우리나라의 경우 보통 남성은 허리둘레 90㎝, 여성은 허리둘레 80㎝가 넘는다면 심장마비 및 발작의 발생 확률이 매우 높은 것으로 진단된다.

운동 후 과도한 사우나는 심장의 독이다?

심혈관 질환 환자들이 무리한 운동을 하거나, 과음한 다음 날, 또는 심한 스트레스를 받은 뒤 기분 전환을 위해 지나치게 운동을 하면 오히려 심장에 부담을 줄 수 있다. 특히 과도한 사우나로 땀을 많이 빼면 탈수 증상으로 전신에서 심장으로 귀환하는 혈액량이 줄어 심장이나 뇌에 공급되는 혈액이 감소할 뿐더러 농축된 혈액 때문에 혈관이 막히기 쉬우므로 반드시 충분한 수분 보충과 휴식을 취해야 한다.

복부대동맥류를 뱃속의 시한폭탄이라고 부르는 이유?

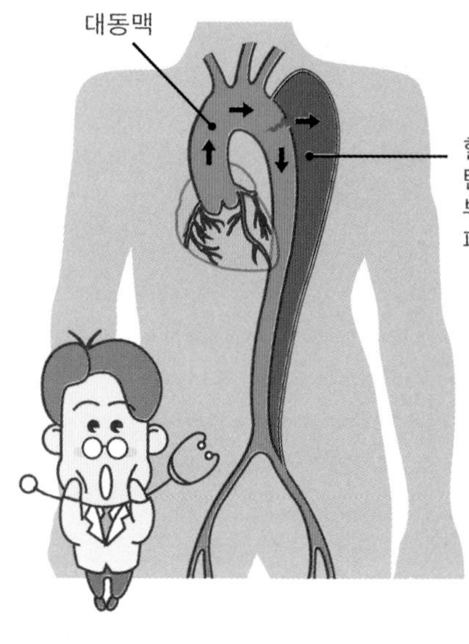

흡연, 남성, 그리고 심장질환과 관련된 무서운 질병 중 하나가 바로 '복부대동맥류'이다. 대부분의 사람들이 어느 날 갑자기 심각한 상황이 되어서야 알게 되는 '복부대동맥류'는 빠르게 고령사회로 접어드는 우리 사회가 함께 고민해야 하는 질병으로 꼽힌다.

복부대동맥류, 왜 뱃속의 시한폭탄인가?

복부대동맥류란 심장과 허리 아래쪽을 연결하는 굵은 동맥이 터지면서 대량 출혈로 이어지는 증상을 말한다. 대동맥은 심장에서 나온 가장 큰 동맥으로 우리 몸 전체에 피를 공급하는 혈관이다.

이 대동맥이 복부 부위에서 혈관 내벽이 약화되면서 풍선처럼 부풀어 오르다가 결국 파열되는 것이다.

'뱃속의 시한폭탄'으로 불리는 이유는 대부분 무증상이어서 알아차리기 어려운데다, 일단 파열되면 순식간에 사망에 이르는 경우가 많기 때문이다.

뇌출혈이나 심근경색, 관상동맥 파열 등 돌연사의 주요 원인으로 꼽히는 다른 심혈관계 질환들에 비하면 매우 생소한 편이지만, 전체 인구의 1~4%, 65세 이상 노인인구의 4~9%가 환자일 만큼 유병률도 적지 않다.

복부대동맥류 발생의 주요 위험 요인은 흡연, 고령, 남성, 심혈관계 질환 병력이다. 따라서 이 위험 요인군에 속하는 사람이면, 반드시 복부초음파를 이용한 '복부대동맥류' 선별검사를 받을 필요가 있다.

파열 전에 수술해야만 건강을 되찾을 수 있다?

그렇다. 복부대동맥류는 파열 여부에 따라 수술 후 사망률 차이가 무려 10배 이상이나 된다.

정상적인 복부대동맥 지름은 약 1.5㎝ 내외로, 지름이 3㎝ 이상이거나 정상적인 복부대동맥에 비해 50% 이상 확장된 경우나 국소적인 팽창이 보일 경우 복부대동맥류로 진단하게 된다.

이 때 혈관 지름이 6㎝ 이상이면 파열될 위험이 매우 높아지며, 대동맥이 파열될 때는 대출혈이 동반되기 때문에 쇼크 상태에 빠지고 심장이 멈추면서 사망하게 되는 것이다.

전체 환자 중 40~50%는 병원에 도착하기 전에 사망하며 특히 파열된 복부대동맥 환자의 사망률은 90%가 넘는다. 빠르게 응급수술을 한 경우에도 사망률은 30~60%에 이른다.

그러나, 복부대동맥류는 파열 전에 발견하고 수술할 경우 수술 후 사망률이 2~6% 정도로 낮은 만큼 조기 진단을 위한 검진이 매우 중요한 질환이라고 하겠다.

조금 더 궁금해요~

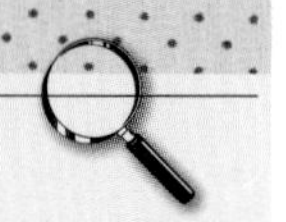

동맥경화를 막아야 복부대동맥류를 예방한다?

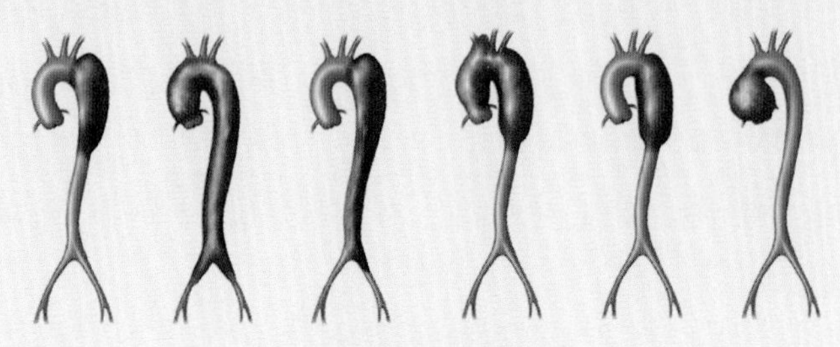

대동맥류의 다양한 형태

질병으로부터 건강을 지키는 가장 좋은 방법은 예방을 위한 노력을 지속하는 것이며, 복부대동맥류를 예방하는 최선의 방법은 바로 동맥경화를 예방하는 것이다.

▣ 동맥경화를 막는 생활습관과 정기검진이 중요하다

평소 고지혈증, 고혈압, 당뇨에 대한 예방과 치료가 중요하며, 반드시 금연을 해야 한다. 또한 유전질환인 '마르판증후군' 환자는 대동맥판 부전이나 대동맥 박리를 막기 위해 조기에 수술을 하는 것도 하나의 방법이다. 동맥류 특유의 통증이 있거나, 통증이 없더라도 배에서 박동하는 덩어리가 만져진다거나, 단순 흉부 X-선 검사에서 종격동(양쪽 폐 사이의 공간)의 덩어리가 있다고 할 경우, 또는 복부초음파 검사에서 대동맥이 늘어나 있으면 전문의의 진찰을 받아야 한다. 또한 이미 대동맥류로 진단받은 환자들은 심장 박동에 따라 흉통이나 복통이 느껴지면 대동맥류의 팽창을 의심해야 하므로 즉시 병원을 찾아야 한다.

▣ 지름 5~6㎝ 이상일 때는 수술이 예방이다

환자가 증상을 호소하거나 대동맥의 팽창 속도가 빨라서 파열의 가능성이 보일 때, 또는 크기가 5㎝ 이상인 경우에는 수술을 해야 한다. 물론 수술 후에도 대동맥류 파열의 가능성은 있다. 수술로 질병이 있는 혈관을 아예 바꿀 수 있는 것이 아니기 때문이다. 하지만 수술 후 파열 가능성은 매우 낮아 시술 후 5년 이내에 파열될 위험성은 약 1.5% 정도에 불과하다.

내 몸에 나타난 복부대동맥류의 원인을 찾아라?

파열되기 직전까지도 증상 없는 경우가 대부분인 복부대동맥류의 가장 흔한 원인은 동맥경화다.

탄력성을 잃어버린 혈관벽이 혈압을 견디지 못해 늘어나는 것이다. 이외에 외상이나 고혈압, 흡연, 고지혈증, 폐기종, 동맥벽의 염증 등 혈관벽을 약하게 하는 질병들이 원인이며, 마르판증후군 같은 유전적 질환이 있는 환자도 복부대동맥류에 취약하다.

대부분의 복부대동맥류 환자는 뚜렷한 증상을 느끼지 못한다. 그러나 상태가 나빠져 증상이 나타나면, 심장이 뛰는 것 같은 박동을 복부에서 감지하게 되고, 불안감이나 메스꺼움, 구토 증상을 겪을 수 있다.

특별한 통증도 없다. 하지만 대동맥류가 터질 만큼 부풀어 오르면 뼈나 장기를 압박해서 배나 허리에 통증이 올 수 있다. 파열 후에는 복부와 허리에 심한 통증이 찾아온다.

당뇨는 심혈관 질환의 적이다?

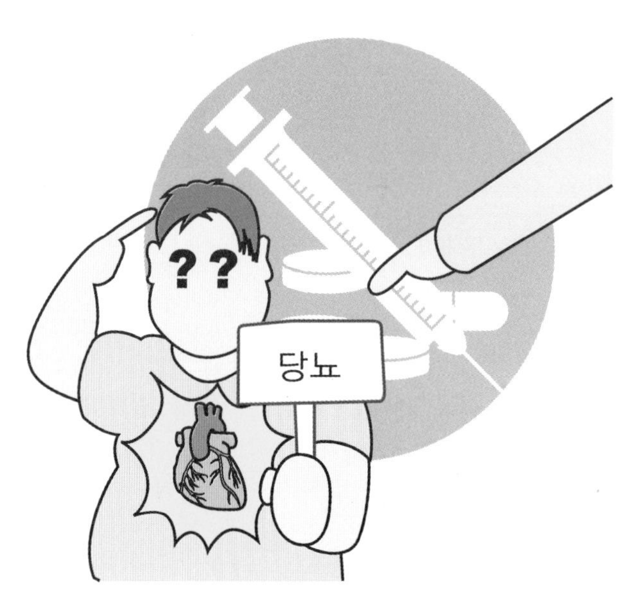

"제가 당뇨 진단을 받을 거라고는 생각도 못했습니다. 평생 관리해야 하는 병이라고 들었는데, 저보다 제 아내가 더 걱정을 하네요. 관리만 잘 하면 괜찮을까요?"

반도체 연구원으로 일하는 송성일 씨(35. 가명)는 비만형 체형도 아니고, 과음이나 술을 즐기지도 않았으므로 당뇨진단 후 매우 억울하다는 생각을 가졌다고 한다.

운동이 좋다는 얘기에 하루 종일 연구실에서 큰 움직임 없이 일을 하는 송씨가 택한 방법은 자전거로 출퇴근을 하는 것. 하지만 식단을 조절하는 일은 여전히 숙제로 남아 있다.

동료들과 함께하는 식사와 회식에서 까다로운 당뇨용 식단을 고집할 자신이 없기 때문이다.

당뇨병은 유전이다?

당뇨병의 발생은 유전적 요인과 환경적 요인이 모두 작용한다. 당뇨는 크게 1형과 2형으로 나뉘는데 1형은 주로 소아에게서 나타나며 인슐린이 절대 모자란 경우로 갑자기 증상이 나타난다. 2형은 30~40대에 주로 발생하는데, 인슐린이 불충분하거나 기능이 감소된 경우로서, 증상은 같으나 서서히 진행되기 때문에 병을 빨리 찾아내지 못하는 경우도 있다.

왜 당뇨병을 고약한 질병이라고 부르는 걸까?

당뇨는 우리 몸의 혈당을 항상 정상으로 유지하는 인슐린이라는 호르몬이 모자라거나 약화된 상태를 말하는데, 고혈당이 오래 지속되면 여러 가지 합병증을 동반한다. 특히 심혈관 질환의 주요 원인인 대사증후군의 하나로 온갖 병과 증세의 위험도를 높이는 주범이기 때문이다.

급성 합병증은 당뇨병성 케토산증(diabetic ketoacid osis)과 고혈당성 고삼투압 증후군(hyperglycemic hyperosmolar syndrome)이 있는데, 모두 즉각적인 치료가 필요하며 적절히 치료하지 않을 경우 의식을 잃거나 사망에 이를 수도 있다.

만성 합병증으로는 미세혈관질환 합병증으로 망막병증, 신장병증, 신경병증 등이 있고, 대혈관질환 합병증으로는 관상동맥질환, 말초동맥질환, 뇌혈관질환 등이 있다.

담석증이 있으면 당뇨병에 걸린다?

당뇨가 없는 정상체중의 남성일지라도 담석증이 있다면 체내 인슐린 저항성이 높아 향후 당뇨병에 쉽게 걸릴 수 있다.

담석증은 보통 세균 때문에 생기는 '색소 담석증'과 콜레스테롤이 원인인 '콜레스테롤 담석증'으로 나뉜다. 서구의 경우 75% 이상이 콜레스테롤 담석증으로, 당뇨는 콜레스테롤 담석증의 위험 요인 가운데 하나이다. 따라서 건강검진에서 당뇨가 없고 정상체중으로 나왔다 할지라도 만약 담석증이 관찰됐다면 당뇨의 위험이 높은 만큼 체중증가, 운동부족, 불규칙한 식습관 등이 있지 않았는지 스스로 점검해보고 개선의 노력을 해야 한다.

당뇨, 관리만 잘하면 장수한다?

당뇨는 완치가 어렵기 때문에 평생 함께 생활하는 질환이라고 생각하면 된다. 하지만 너무 걱정을 할 필요는 없다. 우리가 눈이 나쁘면 안경을 쓰고 관리하는 것처럼 평생 관리한다는 생각을 가져야 한다.

당뇨는 관리만 잘하면 얼마든지 건강에 무리없이 살아갈 수 있다. 다만 비만이 되지 않도록 주의하고 운동을 열심히 하며, 스트레스를 받지 않는 것이 중요하다. 다른 질병과 마찬가지로 당뇨도 조기에 발견하면 치료가 쉬워진다. 30대 이상의 연령이 되었거나, 당뇨병 가족력이 있다면 1년에 한 번 혈당검사를 하는 것이 좋다.

당뇨병, 스트레스부터 관리해야 한다?

당뇨는 대체로 비만과 관계가 깊은데, 생활습관 교정을 통해서 체중을 줄이면 2형 당뇨의 발병을 늦추거나 예방할 수 있다. 하지만 우리나라를 비롯해 아시아권에서는 비비만형 당뇨환자가 많은 특징이 있다. 실제로 서구에서는 비만형 당뇨환자가 80%에 이르지만, 아시아 국가에서는 절반이 조금 넘는 수준이다. 그 이유는 아시아인에게는 인슐린을 분비하는 세포의 양 자체가 서구인들보다 적기 때문이다. 또한 평소 스트레스가 심한 경우 당뇨가 올 확률이 큰 것으로 알려지고 있다.

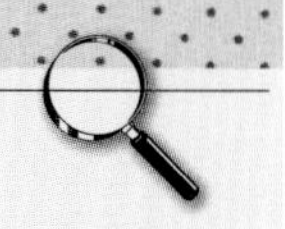

당뇨병은 계절별 관리가 중요하다?

당뇨병은 일상의 생활습관 모두가 세심한 관리 대상이다. 특히 여름과 겨울에는 합병증과 혈당관리 등에 좀 더 세심한 주의가 필요하다.

여름: 당뇨발

당뇨발은 당뇨병 환자들이 대표적으로 경험하게 되는 합병증으로, 우리나라에서 연간 10만 명 이상의 환자들이 이 질환 때문에 발가락을 잘라낸다. 당뇨발은 혈액순환장애와 함께 혈관 속 높은 당 수치가 신경세포를 죽여 감각이 무뎌지기 때문에 생긴다.

- ▣ **발을 자주 씻는다** | 씻는 물의 온도는 발로 확인하기보다 손으로 확인해 화상을 입지 않도록 해야 한다. 또 발을 씻은 후에는 발가락 사이사이까지 물을 충분히 말리고, 상처나 물집이 잡힌 곳이 없는지 꼼꼼히 살피고 관리해야 한다.
- ▣ **샌들을 신지 않는다** | 항상 발가락과 뒤꿈치 부분이 막힌 편안한 신발을 신고, 상처가 있는 곳은 신발에 구멍을 뚫는 등의 방법으로 상처에 자극이 가지 않도록 해야 한다.
- ▣ **실내에서 양말을 신는다** | 덥다고 실내에서 맨발로 생활하면 절대 안 되며, 정기적으로 하는 신경검사 역시 빠지지 않고 받는 게 좋다.
- ▣ **꾸준히 운동한다** | 발이 다치기 쉬운 등산이나 달리기는 피하고 가벼운 걷기나 요즘 유행하는 자전거 타기 등이 좋다. 이런 운동은 하지 근육을 발달시켜 혈액순환에 좋고 당뇨발 예방에 도움이 된다.

겨울: 혈당관리

겨울철은 춥기 때문에 외부 활동이 감소하고 낮 시간이 짧아 자연스레 야외에서의 활동량이 줄어들면서 체내에서 포도당이 소모되는 양도 함께 줄어 혈당이 높아진다.

- ▣ **식후에 혈당을 관리하라** | 공복 혈당이 아닌 식후 혈당을 관리해야 한다. 초기 당뇨병 환자들의 특징은 공복 혈당이 낮지만 식후 혈당이 높다. 따라서 식후 고혈당증은 초기 당뇨단계에서 반드시 조절해 혈관 합병증으로 진행되는 것을 막아야 한다.
- ▣ **야식을 피하라** | 밤 시간이 길어지는 겨울에는 군밤이나 군고구마 같은 야식을 많이 하게 되는데, 야식도 혈당을 올리는 만큼 각별히 주의해야 한다.
- ▣ **실내에서 할 수 있는 운동법을 찾아라** | 실내에 운동기구가 있다면 도움이 되겠지만 그렇지 못하다면 주민센터 등의 행정관서나 보건소에 있는 운동시설을 이용하는 것도 하나의 방법이다.

갑작스런 실신, 머리가 아니라 심장이 문제다?

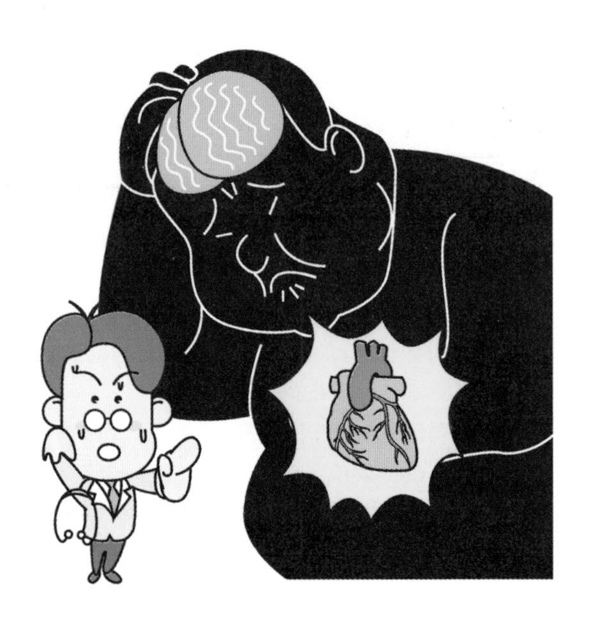

실신을 큰 질병으로 생각하는 사람은 많지 않다. TV 드라마와 영화 속 실신이 대부분 충격이나 흥분상태, 또는 허약한 여성을 묘사하는 장치로 많이 사용되는 탓인지도 모르지만, 특히 실신을 경험한 여성들 중에는 단지 '몸이 약하거나, 신경이 예민하다'는 자가진단을 내리는 경우가 대부분이다.

실신, 한 번 하면 계속 한다?

정상적인 성인이 살아가는 동안 100명 중 3명 정도가 한 번 정도 실신을 경험한다. 그리고 실신을 경험한 사람의 1/3은 실신이 재발될 수 있다.

특히 실신의 가장 큰 원인이라고 할 수 있는 '심장신경성 실신' 환자의 경우 처음 실신 발생 후 1년 안에 다시 실신을 경험하는 환자가 31.5% 정도(성균관대 의대 삼성서울병원)로 1년 내에 증상이 재발할 가능성이 가장 높다.

그러나 재발기간이 최장 63년 뒤에 발생하는 경우도 있어 실신 증상이 수년간 나타나지 않더라도 안심할 수는 없다.

성별로 살펴보면 남녀별 평균재발기간은 여성이 8.2년, 남성이 6.8년이었고, 평균 실신횟수는 여성이 7.2회, 남성이 5회로 여성이 실신 기간과 재발횟수가 더 많다.

실신은 머리가 아니라 가슴의 문제다?

흔히 실신했다고 하면 신경계질환이나 뇌졸중을 가장 먼저 생각하지만 실제로는 심장이 원인인 경우가 대부분이다.

특히 실신환자의 대부분이 심장신경성 실신인 경우인데, 그 중에서도 혈관미주신경성 실신이 가장 흔한 원인이다. 심장신경성 실신은 특별한 질환이 없는 건강해 보이는 사람에게서 주로 발생하나, 다른 질환이 있는 환자에서도 발생할 수 있다.

가만히 서 있거나 앉아 있어도 실신할 수 있다?

심장신경성 실신은 대부분 앉아 있거나 서있는 상태에서 발생한다. 예를 들면 움직이지 않고 장시간 서 있거나, 덥고 탁한 실내에서, 혹은 사람이 많은 식당에서 장시간 있거나, 심한 기침이나 변비 시 변을 보려고 오랜 시간 힘을 주는 경우, 힘든 운동을 한 직후나 산 정상에 도착한 직후, 누워 있거나 앉은 자세에서 갑자기 일어서는 경우, 예기치 않은 통증이 발생한 경우(심장발작), 갑자기 심한 스트레스를 받은 경우에 증상이 잘 발생한다.

실신했을 때는 무조건 다리를 들어 올려라?

주의 사람들이 환자가 실신으로 쓰러진 것을 그 자리에서 목격한 경우에는 즉시 환자의 양쪽 다리를 높이 올려, 머리와 심장으로 피를 빨리 보내주면 회복에 도움이 된다.

환자가 의식을 회복한 경우에는 환자를 일으켜 세워 다른 장소로 바로 이동하는 것은 피해야 한다.

의식을 회복한 후에 어느 정도 안정을 취하지 않고 환자를 바로 일으켜 세우면 다시 의식을 잃을 수 있다.

그리고 환자의 신체 부위에 상처가 있는지 확인을 해야 한다. 심각한 상처가 있다면 가까운 병원으로 가서 응급치료를 받도록 한다.

사전 증상이 없는 실신은 부정맥을 의심하라?

실신을 하는 가장 큰 원인은 심장신경성 실신이지만, 이 외에 기립성 저혈압에 의한 실신, 심장질환, 폐질환에 의한 실신, 뇌혈관 질환이나 편두통 등 신경계 질환에 의한 실신, 정신과적 질환 그리고 원인이 없는 등 다양하다.

하지만 실신이 발생했을 때 특별히 위험한 실신환자가 있는데 ▲심장병(협심증, 심근경색증, 비후성 심근증, 확장성 심근증, 대동맥판 협착증, 심부전)을 앓고 있거나 ▲가족력상 돌연사 병력이 있거나 ▲실신 직전까지 아무런 사전 증상 없이 바로 의식을 잃고 쓰러지거나 ▲실신 당시 환자 얼굴이 시퍼렇게 되거나 ▲사지 경직, 경련을 일으키고, 대소변을 가리지 못하거나 ▲의식 회복 후에도 금방 주위 사람을 잘 알아보지 못하는 경우엔 심각한 부정맥을 의심해야 하며, 지체하지 말고 심장내과 전문의가 있는 병원을 찾아야 한다.

실신의 치료방법은 약물뿐이다?

그렇지 않다. 가장 흔한 심장신경성 실신의 경우 치료방법에는 '약물치료' 외에도 '기립경사 훈련', '인공심박조율기 시술' 등 다양한 방법이 있다.

'약물치료'의 경우 과도한 체내교감신경계의 활성도를 억제하거나 혈관수축을 유도하거나, 대뇌 신경매개물질의 흐름을 변경시키거나, 체내 염분 및 수분의 저장을 촉진시키는 작용기전을 가진 약물들이 사용되고 있다.

'기립경사 훈련'은 심장신경성 실신환자에게 진단목적으로 시행하는 기립경사 검사를 짧은 기간에 반복적으로 시행하여 환자의 체내 자율신경계가 과도한 자극에 대하여 부적절한 반응을 보이지 않도록 함으로써 실신재발을 방지하는 치료이다.

이 치료법은 최근 외국에서 시도되고 있으며 치료효과가 좋은 것으로 보고되고 있다.

병원에서 단기간 기립경사 훈련치료를 받고 퇴원 후 집에서 자가훈련을 지속하면 약물복용 없이 그 효과가 지속될 수 있다.

'인공심박조율기 시술'은 가슴 부위 피하조직에 영구적으로 '심박조율기'를 부착하는 것으로, 시술심장기능 억제형으로 진단된 심장신경성 실신 환자 중에서 다른 치료에도 불구하고 증상이 재발되는 경우에만 제한적으로 사용한다.

조금 더 궁금해요~

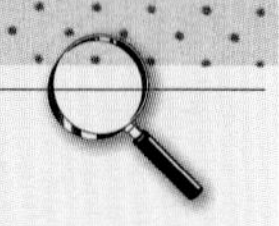

실신, 느낌이 오면 무조건 누워라?

실신의 가장 큰 원인인 심장신경성 실신은 실신 전 단계 증상–실신–회복기의 3단계로 구분할 수 있다. 실신 전 단계 증상은 가슴이 답답하거나, 어지럽거나, 식은땀을 흘리는 특징적인 증상을 보이다가 심장 박동과 호흡이 빨라지면서 갑자기 앞이 캄캄해지거나 하얗게 되면서 의식을 잃고 바닥에 쓰러지게 된다. 실신은 대개 수초 내지 수십 초 지속되고 그 이후에는 환자 스스로 의식을 회복한다.

실신에 대처하는 자세

▣ **증상이 있다면 그 자리에 즉시 누워라** | 쓰러질 것 같은 기분이 들면 그 자리에 즉시 누워야 한다. 쓰러질 것 같은 느낌과 실신 사이는 매우 짧은 시간이다. 대부분 쓰러질 것 같은 느낌이 들 때 벽에 기대거나 주위 물체를 붙잡거나 다른 사람의 도움을 받기 위해 이동하는데 이런 경우에 의식을 갑자기 잃고 쓰러지면 심한 신체적 손상을 입을 수 있다. 따라서 느낌이 있을 때는 바로 그 자리에 누워 10분 정도 휴식을 취해야 한다.

▣ **심호흡을 한다** | 심호흡을 하면 증상을 완화시킬 수 있다. 그러나 호흡을 너무 과다하게 하면 체내 혈액이 일시적으로 알칼리성화해 피부가 심하게 저린 증상이나, 사지경련, 어지럼증이 나타날 수 있다.

▣ **복용 중인 약을 살펴본다** | 혹 혈압에 관련된 약을 처음 시작하거나 변경 시, 전립선비대증에 대한 약물 투여 시, 흉통 발생으로 니트로글리세린 투여 시 어지럼증이나 실신이 발생할 수 있다. 이 때는 의사에게 실신증상을 말하고 약을 조정하는 것이 좋다.

▣ **생활패턴을 바꾸고 과도한 스트레스를 피한다** | 충분한 수면을 취하지 못하고 과도한 일을 하거나 스트레스를 심하게 받는 상황이 계속되면 실신증상이 자주 발생할 수 있다. 이러한 경우에는 생활패턴을 바꾸고 과도한 스트레스를 피하면 증상이 호전될 수 있다.

▣ **실신 일기를 쓴다** | 실신을 자주 경험하는 경우, 실신 당시 상황에 대해 기록해보면 실신이 발생하는 요인을 찾을 수 있다. 이 경우 그런 상황을 사전에 피한다면 실신을 예방할 수도 있다.

▣ **실신이 잦은 장소에 양탄자를 깐다** | 만약 부엌이나 화장실에서 자주 실신한다면 바닥에 양탄자를 깔아놓아 넘어질 때 외상을 입지 않도록 한다.

▣ **노인의 경우 미리 요강을 준비한다** | 만일 고령 환자가 있다면 '기립성 저혈압에 의한 실신'을 방지하기 위해 새벽이나 오전에 잠자리에서 일어날 때 서서히 일어나도록 충분히 교육하고, 소변은 화장실까지 가지 않도록 방 안에 요강을 준비해 두는 것이 좋다.

고혈압 관리,
수시로 체크하면 좋다?

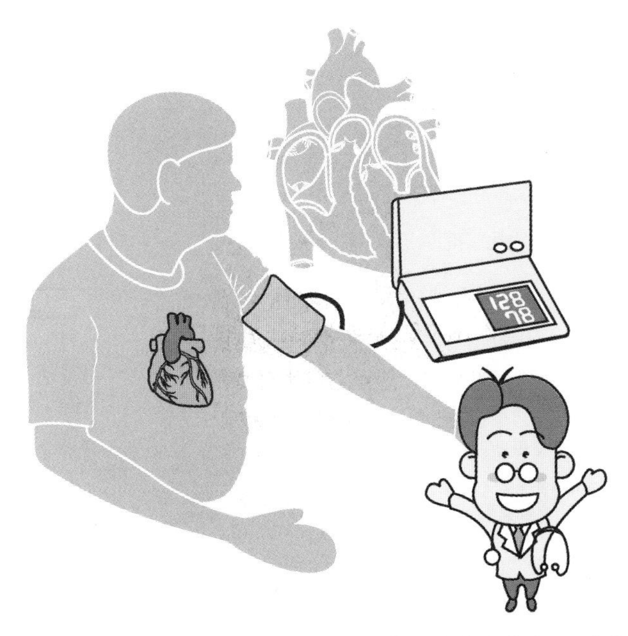

혈압을 제대로 관리해보겠다며 혈압측정기계까지 구입한 전영훈 씨(48. 가명)는 최근 병원에서 잰 혈압수치와 집에서 주기적으로 체크한 수치가 다르자 약간 혼란에 빠졌다. 가정에서 잰 혈압수치는 의료 기록으로 인정하지 않는다는 의사의 말에 전씨는 '그렇다면 굳이 집에서 혈압을 재가며 관리할 필요가 없는 것 아닌가'하는 강한 의문이 들었다.

집에서 잰 혈압, 병원에서 인정해주지 않는 까닭은?

요즘 간편하면서도 정확도가 높은 가정용 혈압기가 보편화되면서 집에서 혈압을 재는 사람들이 늘고 있지만 국내의 경우 아직까지 집에서 잰 '가정혈압'이 병원에서 그 수치를 인정받지 못하고 있다.

조금 더 궁금해요~

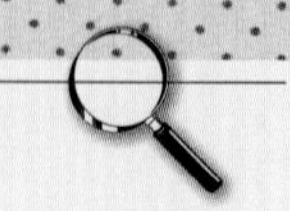

중년의 손발 저림 증세를 가볍게 보지 마라?

특별한 이유 없이 손발 저림 증세를 호소하는 사람들이 많다. 손발 저림 증세는 우리 몸의 말초신경계와 중추신경계에 걸쳐 매우 다양한 원인에 의해 나타난다. 따라서 빠른 치료를 위해서는 무엇보다도 정확한 원인 규명이 중요하다.

중년 이후에 만성적인 손발 저림을 호소하는 여성들의 경우 단순한 혈액순환 장애라고 생각하고 '나이 들면 다 그런 거다'라는 정도로 생각하고 참고 넘어가기가 일쑤다. 그러나 중년 이후에 생기는 손발 저림은 고혈압이나 당뇨 등의 합병증으로 나타나거나 뇌졸중 등 중추신경의 이상으로 발생하기도 한다. 특히 당뇨가 있을 경우 다발성 말초신경병증을 의심해 볼 필요가 있다.

이 병은 당뇨병 환자 중 50~90%가 발생할 정도로 흔하다. 고혈당으로 인해 신경세포가 손상되어 처음에는 발가락이나 손가락 끝부터 저리기 시작해서 장갑을 끼고, 양말을 신은 부위만큼 저리게 된다. 또, 고혈압이나 고지혈증이 있는 환자의 경우 말초혈관이 막혀서 손발 저림이 생길 수도 있다. 이 경우에는 무엇보다도 당뇨나 고혈압, 고지혈증 등 원인질환을 치료하는 것이 우선되어야 한다. 뇌졸중의 위험인자를 가진 중년이라면 작은 손발 저림도 그냥 넘겨서는 안 된다. 실제로 손발이 저린 증세를 느끼고 1년 내에 뇌졸중이 발병할 확률이 15~20%에 달한다는 보고도 있다. 따라서 한쪽 팔다리와 얼굴 등에 급작스럽게 저린 증세가 나타날 경우 빨리 병원을 찾아 정밀 진단을 받아보아야 한다.

이밖에도 디스크나 손목터널 증후군도 손발 저림의 원인으로 알려져 있다. 이 때는 근전도 검사를 통해 쉽게 진단이 되며 치료도 비교적 쉽다. 물론 갱년기나 차가운 날씨 때문에도 생길 수 있다. 따라서 손발이 저리다고 해서 무조건 중풍 같은 병에 걸렸다고 겁부터 먹지 말고 신경과 진료를 통해 정확한 원인 치료를 해야 한다.

이는 가정혈압 자체가 환자 스스로 혈압을 재는 과정에서 '자의적' 판단이 개입될 수 있는 데다 환자가 혈압을 재는데 필요한 원칙을 정확하게 지켰는지 여부와 기계의 정확성 등 여러 변수가 작용하기 때문이다.

그러나 최근에 나온 혈압측정기계들은 병원에서 사용하고 있는 수은혈압기와 비교해도 성능이 뒤지지 않고, 주기적으로 측정한 가정혈압 수치가 오히려 환자의 혈압 상태를 좀 더 객관적으로 평가할 수 있다는 주장이 나오면서 가정혈압 측정 지침도 나왔다.

집에서 재는 혈압이 더 정확하다?

'병원혈압'이 1~2개월에 1차례 정도의 측정에 그치고, 그것마저도 의사가 불과 몇 초 만에 1~2번 측정한 다음 고혈압 판정부터 치료 여부 등을 정하는데 비해 '가정혈압'은 환자가 집에서 장기간, 수십 차례에 걸쳐 재기 때문에 표준화만 된다면 가정혈압이 더 정확하다는 주장이 의사들을 중심으로 제기되는 것이 사실이다.

실제로 외국에서는 가정혈압이 의사가 잰 혈압보다 심혈관계 위험도를 예측하는 데 더 우수하다는 보고도 있다.

집에서 잰 혈압, 어떻게 평가하나?

가정에서 개인이 혈압을 잴 때는 아침에 잰 혈압과 취침 전 밤에 잰 혈압의 평균치로 혈압을 평가해야 한다.

만약 1주일 동안 아침, 저녁으로 혈압을 쟀다면 1주일 치 평균을 낼 수도 있으며 2주일을 쟀다면 2주일 평균치를 계산할 수도 있다. 만약 혈압이 135~85 이상이면 확실한 고혈압으로 진단되어 치료가 필요한 수준이다. 가정혈압에서의 정상 수치는 125~75 미만이다.

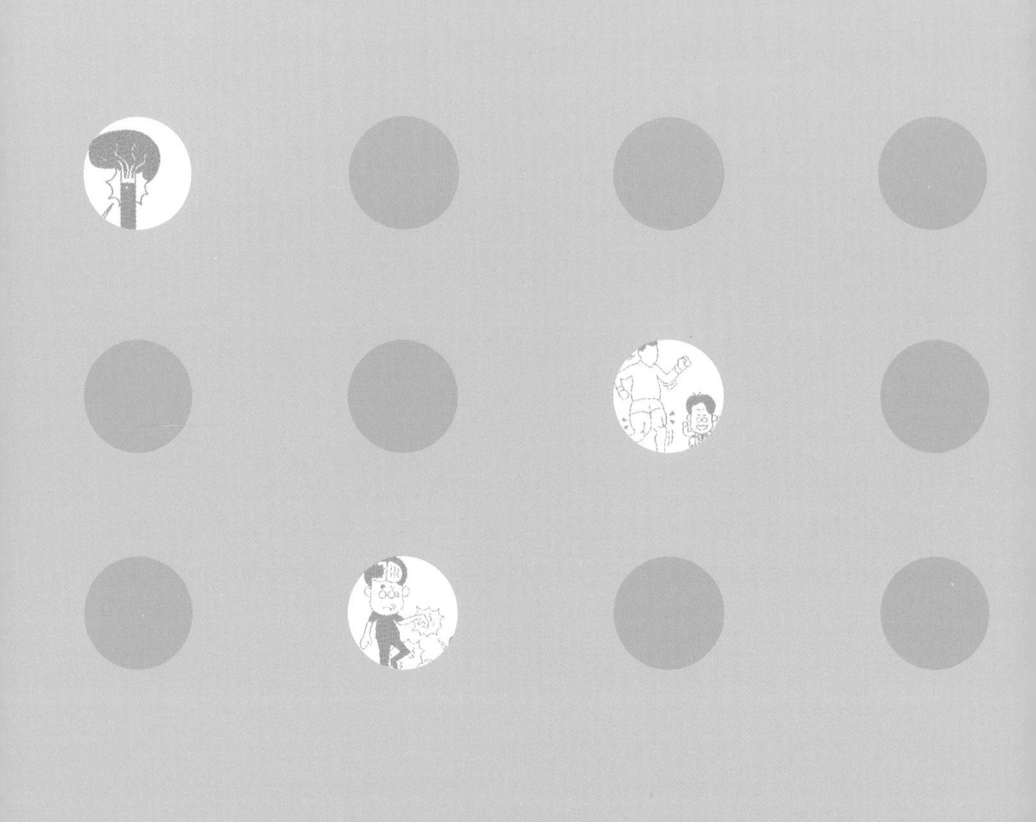

PART 4

뇌혈관 질환, 생각보다 가까이 있다

▶ 뇌졸중, 시간과의 싸움에서 이겨야 산다?

▶ 뇌졸중 예방하려면 뱃살 대신 허벅지살을 찌워라?

▶ 한쪽 팔다리에 자꾸 힘이 빠지면 뇌경색이다?

뇌졸중, 시간과의 싸움에서 이겨야 산다?

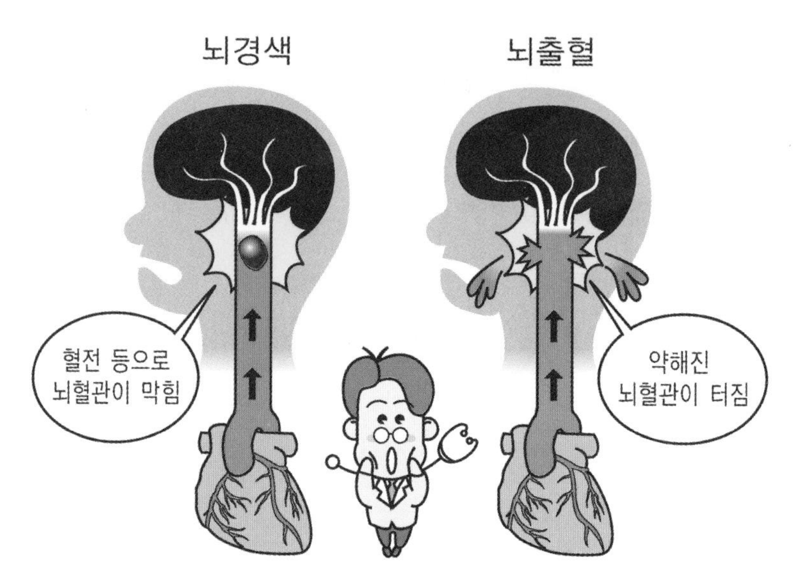

중년 이후 남성들에게 뇌졸중은 매우 걱정되는 질환 중 하나이다. 갑자기 뒷목을 붙잡고 쓰러져 오랫동안 마비 증세를 겪는 사례나, 그대로 돌연 사망하는 사례를 주변에서 어렵지 않게 듣고 볼 수 있기 때문이다. 실제로 국내 질환별 사망원인 통계치만 봐도 뇌졸중(뇌혈관 질환)은 사망원인 1위인 암(27%)에 이어 2위(12%)를 차지하고 있으며, 전 세계적으로 성인 사망의 주요 원인 질환 중 하나로 꼽힌다.

많은 사람들이 뇌졸중이 발병할 경우 사망 혹은 심각한 후유장애를 일으키는 것을 당연한 결과로 생각하지만, 실제로 뇌졸중은 빠른 시간에 적극적으로 관리하고 대응하면 후유증을 대폭 줄일 수 있는 질환이기도 하다. 결국 시간과의 싸움에서 반드시 승리해야만 하는 질환이 바로 뇌졸중인 것이다.

뇌졸중과 중풍(中風), 뇌출혈, 뇌경색의 관계는?

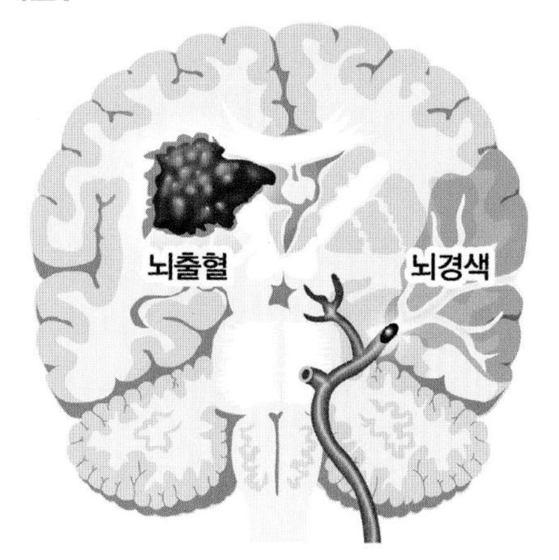

뇌졸중은 뇌 조직에 피를 공급하는 혈관이 갑자기 막히면서 몸을 관장하는 뇌기능이 손상돼 나타나는 질환이다. 흔히 뇌졸중을 중풍(中風)이라고 부르는 사람들이 많은데, 사실 뇌졸중과 중풍은 차이가 있다. 한의학에서 부르는 중풍 혹은 풍(風)은 서양의학에서 부르는 '뇌졸중'보다 더 다양한 질환을 포함하고 있기 때문이다.

뇌졸중은 뇌혈관이 막혀서 발생하는 '뇌경색(허혈성 뇌졸중)'과 뇌혈관의 파열로 인해 뇌 조직 내부로 혈액이 유출되어 발생하는 '뇌출혈(출혈성 뇌졸중)'로 구분할 수 있다. 과거 제대로 관리를 하지 않는 고혈압 환자가 많았던 시절에는 '뇌출혈'로 인한 뇌졸중이 많았던 것과 대조적으로 최근에는 '뇌경색'의 비율이 전체 뇌졸중의 70~80%로 크게 높아지고 있다.

뇌졸중 발병 3시간 안에 반드시 병원에 가야 하는 이유?

뇌졸중은 발생 후 몇 시간 이내의 적극적 치료가 환자 회복 정도를 좌우한다. 뇌졸중이 발생하면 주로 한쪽 얼굴과 팔다리가 마비되거나, 감각이 떨어져 내 살이 남의 살처럼 느껴진다. 또한 말이 제대로 안 되거나, 한쪽이 보이지 않고, 어지러워서 걸을 때 중심을 잡을 수 없어지면서 심한 경우 의식장애로 쓰러지기도 한다. 일단 이러한 증상이 나타나면 즉시 병원에 가야 한다.

혈전용해제가 급성 뇌졸중 치료제로 사용되기 시작하면서 일부이긴 해도 완치의 길도 열렸다. 이 치료법에 대한 현재까지의 연구 결과에 따르면 뇌졸중 증상이 발생한 후 늦어도 3시간~4시간30분 이내에 투여해야만 효과가 있는 것으로 알려져 있다.

갑작스런 시각 이상은 뇌졸중의 위험신호다?

그렇다. 사물이 두 개로 보이거나 갑자기 한쪽 눈이 보이지 않는다면 뇌졸중을 의심해 봐야 한다. 뇌졸중의 위험신호라고 할 수 있는 증상은 9가지 정도로 정리할 수 있는데 ▲일상생활 중 갑자기 일어나는 신체의 한쪽 부분 마비 ▲신체 한쪽의 감각 이상 ▲어지럼증 및 보행 장애 ▲시야 장애 ▲한쪽 눈의 시력저하 ▲복시 ▲다른 사람의 말을 이해하지 못하는 증상 ▲어눌한 말투 ▲말이나 글을 통한 표현력 저하 등이다.

뇌졸중도 유전의 영향을 받는다?

그렇다. 직계가족(부모형제) 중 뇌졸중 환자가 있을 경우 뇌졸중 위험이 2배 정도 증가하는 것으로 알려져 있다. 유전적 요인(뇌졸중의 가족력) 외에 뇌졸중에 노출되기 쉬운 요인으로는 나이와 성별이 있다. 그 중 고령은 가장 위험한 요인 중 하나인데, 나이가 듦에 따라 혈관도 늙어 동맥경화가 생기기 때문이다. 일반적으로 55세 이후에는 10년마다 뇌졸중 위험이 약 2배 증가하며 특히 대부분의 뇌졸중은 65세 이상의 노령인구에서 발생하고 있다. 하지만 최근에는 30~40대에서도 부쩍 증가추세를 보이고 있는 만큼 이 연령대에서도 주의해야 할 질환으로 꼽힌다. 뇌졸중은 성별에 따라서도 다소 차이가 있는데, 여자보다 남자가 뇌졸중의 위험이 30% 가량 높다.

뇌졸중은 치매다?

뇌졸중과 치매는 다른 병이다. 그러나 뇌졸중이 반복적으로 생기면 전반적으로 뇌기능이 떨어져 치매 증상이 나타날 수 있다. 여러 곳의 뇌혈관이 막혀 있거나, 뇌출혈이 뇌의 중요한 부위 또는 광범위한 부위에서 발생하면 뇌에서 생각하고 행동하는 기능이 마비돼 치매를 초래할 수 있다.

뇌졸중은 겨울에 발생한다?

날이 추워지면 흔히 노인들과 고혈압이 있는 중년들은 뇌졸중을 조심해야 한다는 얘기가 있다. 그러나 실제로 뇌졸중은 계절과 큰 상관없이 연중 비슷한 발병률을 보이고 있다. 때문에 뇌졸중은 겨울에 많이 발생하는 질병으로 생각하는 고정관념은 버려야 한다.

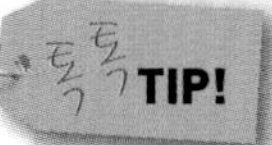

나의 뇌졸중 위험도는?

[**자가진단 방법**] 자신의 연령대와 혈압의 수치에 따라 0점에서 10점까지로 구분하고, 각 질병 유무에 따라 2점에서 6점의 점수를 확인한다. 해당되는 점수를 모두 합해 해당 점수에 표시된 10년 내 뇌졸중 발생률을 평균치와 비교하면 된다.

♂ 남성

1. 연령, 혈압, 위험인자별 점수 계산

나이	점수	수축기 혈압	점수	위험인자	점수
54~56	0	95~105	0	고혈압치료중	2
57~59	1	106~116	1	당뇨	2
60~62	2	117~126	2	흡연	3
63~65	3	127~137	3	관상동맥질환	3
66~68	4	138~148	4	심방세동	4
69~71	5	149~159	5	좌심실비대	6
72~74	6	160~170	6		
75~77	7	171~181	7		
78~80	8	182~191	8		
81~83	9	192~202	9		
84~86	10	203~213	10		

2. 10년 내 뇌졸중 발생률

점수	10년 발생률	점수	10년 발생률	점수	10년 발생률
1	2.6%	11	11.2%	21	41.7%
2	3.0%	12	12.9%	22	46.6%
3	3.5%	13	14.8%	23	51.8%
4	4.0%	14	17.0%	24	57.3%
5	4.7%	15	19.5%	25	62.8%
6	5.4%	16	22.4%	26	68.4%
7	6.3%	17	25.5%	27	73.8%
8	7.3%	18	29.0%	28	79.0%
9	8.4%	19	32.9%	29	83.7%
10	97%	20	37.1%	30	87.9%

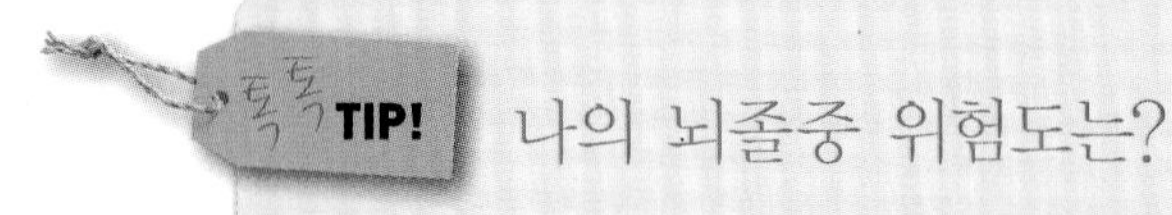

나의 뇌졸중 위험도는?

♀ 여성

1. 연령, 혈압, 위험인자별 점수 계산

나이	점수	수축기 혈압	점수	위험인자	점수
54~56	0	95~104	0	고혈압치료중	※ 0-6
57~59	1	106~114	1	당뇨	3
60~62	2	115~124	2	흡연	3
63~65	3	125~133	3	관상동맥질환	2
66~68	4	135~144	4	심방세동	6
69~71	5	145~154	5	좌심실비대	4
72~74	6	155~164	6		
75~77	7	165~174	7		
78~80	8	175~184	8		
81~83	9	185~194	9		
84~86	10	195~204	10		

※ 여자의 고혈압 치료 중 점수는 수축기 혈압이 얼마인 상태서 치료를 받는가에 따라 점수가 달라짐. 치료 당시 수축기 혈압이 낮을수록 점수는 더 높아짐.

수축기 혈압별 점수는

95~104(6점), 105~114(5점), 115~124(5점), 125~134(4점),
135~144(3점), 145~154(5점), 155~164(2점), 165~174(1점),
175~184(1점), 185~194(0점), 195~204(0점)

2. 10년 내 뇌졸중 발생률

점수	10년 발생률	점수	10년 발생률	점수	10년 발생률
1	1.1%	11	7.6%	21	43.4%
2	1.3%	12	9.2%	22	50.0%
3	1.6%	13	11.1%	23	57.0%
4	2.0%	14	13.3%	24	64.2%
5	2.4%	15	16.0%	25	71.4%
6	2.9%	16	19.1%	26	78.2%
7	3.5%	17	22.8%	27	84.4%
8	4.3%	18	27.0%	28	79.0%
9	5.2%	19	31.9%	29	83.7%
10	6.3%	20	37.3%	30	87.9%

뇌졸중 예방하려면 뱃살 대신 허벅지살을 찌워라?

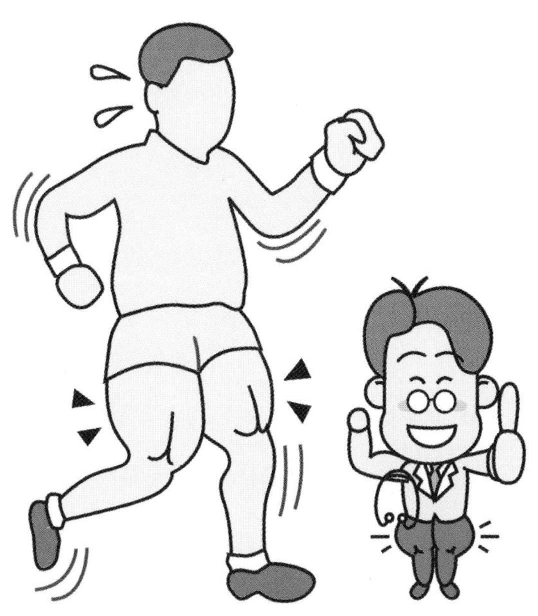

"뇌졸중을 생활습관병이라고 부르던데, 구체적으로 어떤 생활습관이 위험하고, 어떤 생활습관이 뇌졸중을 예방한다는 건지 모르겠습니다. 제 은사님은 비만도 아니었는데 뇌졸중으로 돌아가셨거든요."

고혈압을 갖고 있는 박한수 씨(48. 가명)는 최근 뒷목이 당기는 듯한 느낌과 약간의 어지럼증을 경험하면서 뇌졸중 예방을 위해 자신의 생활습관을 바꿔야겠다고 결심했다. 하지만 무엇을 어떻게 바꿔나가야 할까?

뇌졸중 예방, 뱃살 대신 허벅지살을 찌워라?

뇌졸중과 뱃살은 매우 밀접한 관계를 갖고 있다. 뇌졸중 환자의 약 67% 정도는 이른바 대사증후군을 갖고 있는 것으로 보고되는데, 대사증후군은 인슐린이 포도당을 분해한 뒤 이를 세포 안으로 넣지 못해 생기는 질환으로 고밀도콜레스테롤(HDL)의 혈중수치가 낮으면서 혈압, 혈당, 혈중 중성지방은 높고 복부비만인 경우를 말한다.

이 대사증후군은 뱃살을 빼는 것만으로도 위험을 상당히 줄일 수 있다. 스트레스와 과식, 운동 부족을 겪고 있는 현대인들에게 뱃살은 필수품처럼 따라다니게 마련이다. 그러나 단순하게만 보았던 뱃살이 모든 병의 근원이 될 수 있다는 것을 명심해야 한다.

흔히 대사증후군을 뱃살과 허벅지살의 싸움이라고 한다. 뱃살과 허벅지살이 서로 겨루다가 뱃살이 이기게 되면 결국 대사증후군의 길로 들어서게 된다는 것이다.

대사증후군 유병률을 성별로 보면 전체 뇌졸중 환자 중 남성의 56%(170명 중 95명), 여성의 80%(144명 중 115명)가 대사증후군으로 진단되고 있다.

뇌졸중의 응급조치로 사혈을 하거나 우황청심환을 먹여라?

그렇지 않다. 뇌졸중으로 쓰러졌을 때 의식을 깨우기 위해 뺨을 때린다든지 심하게 흔들어 깨우는 행동은 오히려 환자에게 해가 된다.

손끝을 따거나 억지로 약을 먹이는 경우도 종종 있는데 손끝을 딸 경우 통증으로 혈압이 갑자기 올라가 증상이 악화될 수 있으며, 의식이 없는 상태에서 억지로 약을 먹일 경우 구급약이 기도로 잘못 넘어가 질식이나 흡인성 폐렴을 유발할 수 있다.

환자가 의식을 잃고 쓰러지게 되면 가족이나 주변 사람들은 환자를 편하게 눕히고 혁대나 넥타이 등을 풀어 몸을 편하게 해주고 구토를 할 때는 고개를 옆으로 돌려 토사물이 기도로 넘어가지 않도록 하면서 되도록 빨리 병원으로 옮겨야 한다.

만약 이미 뇌졸중을 경험한 사람이라면 뇌졸중의 재발 방지를 위해 필요한 예방약을 꾸준히 먹어야 하며, 예방약을 투여하는 것 외에도 담배를 끊고, 적당한 체중을 유지해야 한다.

유산소 운동은 뇌졸중을 예방한다?

물론이다. 뇌졸중을 일으키는 주요 원인 중 하나가 바로 혈관 속을 떠돌아다니다 피의 흐름을 방해하거나 혈관을 막는 '혈전'이다.

혈전이 관상동맥의 흐름을 방해하면 심근경색증(심장발작)이 발생하고, 뇌혈관의 흐름을 막으면 뇌졸중이, 다리로 혈액을 운반하는 말초동맥의 혈류를 방해하면 말초동맥 질환이 각각 생기게 된다.

이처럼 혈전 때문에 발생하는 일련의 과정을 '죽상혈전증'이라고 하는데 죽상혈전증은 전 세계 사망원인 1위인 심혈관 질환(뇌졸중 및 심근경색)의 공통적 원인으로 전 세계에서 매년 3천200만 건 이상 발생하고 있다.

특히 죽상혈전증은 60세 이상의 인구에서 평균수명을 8~12년 단축시키는 것으로 알려져 있을 만큼 심각하다는 게 관련 전문의들의 설명이다.

죽상혈전증을 예방하기 위해서는 유산소운동과 올바른 식생활을 하는 게 중요하다. 평균 운동량이 하루에 30분~1시간, 1주일에 3~4일 이상이면 그렇지 않은 사람에 비해 뇌졸중 위험이 20~30% 가량 감소한다.

하지만 고혈압, 고지혈증, 당뇨, 흡연, 운동 부족, 비만 등의 위험 요소가 많은 경우 항혈소판제제 복용 등의 적극적 치료가 필요하다.

조금 더 궁금해요~

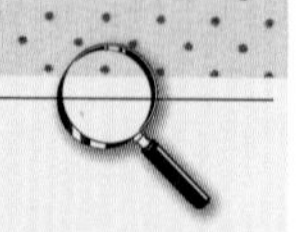

당신의 생활습관이 뇌졸중을 불러온다

뇌졸중 발병으로 인한 사망률과 반신마비 등의 후유증을 예방하기 위해서는 조기진단을 통해 뇌졸중 발병 자체를 예방하는 게 최선의 방법이다.

- **적당한 흡연** NO | 무조건 금연이 좋다. 흡연자는 평균적으로 비흡연자에 비해 뇌졸중의 위험이 2배 정도 증가한다. 그러나 금연 후 5년 이상 경과하면 흡연에 의한 뇌졸중의 위험이 사라진다는 연구 보고가 있다.
- **과다한 음주** NO | 많은 양의 술을 계속 마시거나, 한꺼번에 폭음하는 경우는 뇌졸중 위험이 2~3배 증가한다.
- **짠 고칼로리 음식은** NO | 일반적으로 짠 음식이나 콜레스테롤이 많은 음식은 혈압을 높이고 고지혈증이나 비만을 유발하며 당뇨 환자에게도 좋지 않은 영향을 미쳐 뇌졸중 위험을 증가시킬 수 있다.
- **적당한 육류 섭취** YES | 동물성 단백질 또는 지방질의 섭취가 부족하면 오히려 뇌졸중(특히 뇌출혈)의 위험이 증가한다는 연구보고가 있다. 따라서 적당량의 육류를 섭취하는 것이 바람직하다.
- **튀기지 않은 생선 섭취** YES | 튀기지 않은 생선을 많이 먹는 사람일수록 혈액공급 부족으로 생기는 무증상 뇌경색 발병 위험이 낮다. 이는 생선에 들어있는 풍부한 불포화지방산인 '오메가-3'가 혈전 형성을 방지하는 효과가 있기 때문이다.
- **채소와 과일 섭취** YES | 채소나 과일 등 여러 식물성 비타민과 카로틴, 비타민C 등은 뇌졸중 예방에 효과가 있다.
- **커피는 하루 1~2잔만** YES | 하루에 커피 1~2잔 정도는 뇌졸중 발생과 관련이 없는 만큼 즐겨도 좋지만 과도한 커피는 혈압을 올릴 수 있고 심장병의 위험도 증가시킨다.
- **그날의 스트레스는 그날 푼다** YES | 스트레스와 과로는 뇌졸중 위험을 증가시킨다. 그날 쌓인 스트레스는 가능한 한 자기 전에 풀어버리는 습관을 가져야 한다.

한쪽 팔다리에 자꾸 힘이 빠지면 뇌경색이다?

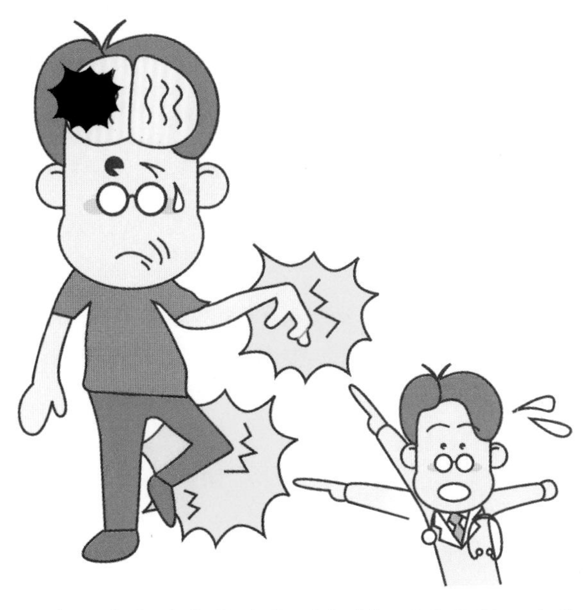

30대 초반의 직장 후배가 뇌경색을 경험했다는 말에 얼마나 놀랐는지 모릅니다. 일시적 증상이라 곧 회복되었지만 뇌경색이니, 뇌졸중이니 하는 병들이 노인들에게만 해당되는 게 아니란 걸 알았죠."

평소 건강관리에 관심이 많은 직장인 나영수씨(39. 가명)는 한참 젊은 나이의 후배가 뇌경색을 경험했다는 얘기를 듣고 깜짝 놀랐다. 저혈압이었던 나 씨의 후배는 일반적으로 알려진 뇌경색의 원인인 동맥경화 등의 문제로 뇌혈관이 막힌 것이 아니라 뇌로 가는 혈류가 떨어져 생기는 '일과성 뇌허혈 발작' 상태였다. 평소 스트레스가 많은 업무에 종사하는 나 씨는 젊은 층, 그리고 여성들에게도 뇌경색이 찾아올 수 있다는 얘기를 듣고 뇌경색과 뇌졸중 예방에 대해서도 관심을 기울이기로 마음 먹었다.

아이나 젊은 사람은 뇌경색을 걱정하지 마라?

그렇지 않다. 소아들의 경우 모야모야병이, 10~30대에서는 뇌혈관기형이 뇌출혈이나 뇌경색의 원인이 될 수 있다. 뇌졸중학회의 조사에 따르면 고혈압성

조금 더 궁금해요~

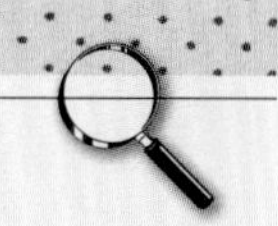

중년의 어지럼증, 혹시 뇌혈관 질환일까?

어지럼증은 누구나 경험해 보는 흔한 증상이다. 어지럼증 증상은 일시적으로 일어났다 사라지기 때문에 무심코 넘어가는 경우가 많지만, 뇌졸중 환자의 22% 정도가 발병 전에 어지럼증을 느낀다는 통계에서 보듯 절대로 무시해서는 안 되는 증상이다.

▣ **중년 이후 어지럼증은 '중추성' 어지럼증** | 어지럼증의 원인은 뇌, 혈관, 심리적 요인 등 다양하다. 하지만 가장 문제가 되는 것은 바로 뇌 이상으로 생기는 '중추성 어지럼증'이다. 특히 중년 이후에 갑자기 생기는 어지럼증은 뇌질환의 전조증상일 수 있으니, 이때는 빨리 병원으로 가서 전문의의 진단을 받아야 한다.

▣ **뇌 중풍에도 나타나는 어지럼증** | 눈을 감고 누워 있는데도 어지럽다거나 사물이 두 개로 보일 때, 한쪽 눈이 흐릿한 것은 모두 뇌중풍의 전조증상이다. 마비도 뇌중풍의 가장 흔한 전조증상이다. 한쪽 팔다리만 힘이 없거나 저릴 때, 머리에 벼락이 친 것처럼 극심한 두통이 있다면 뇌중풍을 의심해야 한다.

▣ **당뇨, 가족력이 있다면 주기적 검진 필수** | 평소 혈압이 높고 당뇨가 있거나 고지혈증, 가족력이 있는 경우에는 주기적인 검진이 필수다. 물론 이런 치명적인 뇌질환 외에도 어지럼증은 다양한 원인으로 나타난다. 전정신경이상으로 생기는 어지럼증은 전체 어지럼증의 50~60% 가량을 차지하는데 이는 약물이나 운동치료를 통해 충분히 호전될 수 있다.

▣ **만성적 어지럼증 정밀진단 필요** | 혈관성 두통이나 심리적 요인 역시 어지럼증의 원인이 된다. 따라서 일상생활에 지장을 받는 급성 혹은 만성적인 어지럼증 환자의 경우 무엇보다도 신경과나 어지럼증 클리닉을 통한 정밀 진단이 중요하다.

뇌출혈 환자의 21.4%가 40대 이하의 젊은 층이다. 뇌동맥류도 40세 미만 환자가 12.7%로 젊은 층 발병률이 높았다.

고혈압 환자, 뇌경색을 조심하라?

고혈압 환자의 경우 정상인에 비해 뇌졸중 위험도가 평균 3~5배 가량 높은 것으로 알려져 있다. 특히 고혈압의 정도가 심할수록 뇌졸중 위험도가 비례해 증가하며, 반대로 혈압을 잘 조절할 경우 뇌졸중의 위험은 감소하게 된다. 뇌졸중은 심장병과도 밀접한 관련이 있다. 심장질환이 있으면 심장에 혈전(피 찌꺼기)이 생기기 쉽고 이 혈전이 떨어져 나와 혈액을 타고 흐르다가 뇌혈관을 막아 뇌졸중을 일으키게 된다.

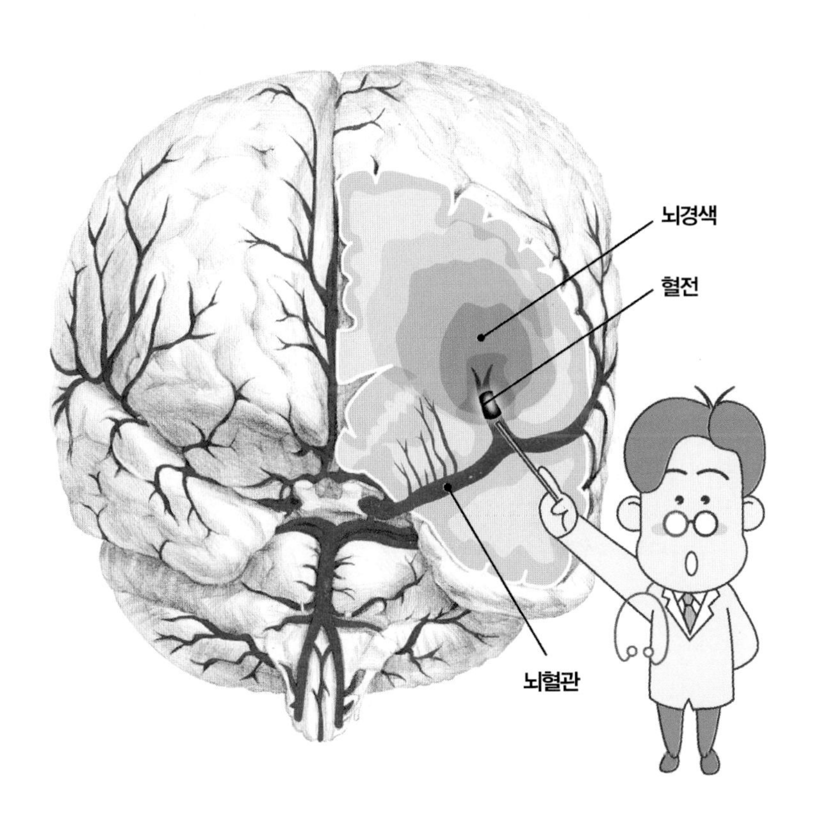

뇌경색이 오면 반드시 뇌졸중이 따라온다?

그렇지 않다. 뇌경색의 의학적 용어는 '허혈성 뇌졸중'으로서, 뇌졸중 환자의 70~80%가 뇌경색을 경험한다. 하지만 뇌경색이 왔다고 반드시 뇌졸중에 걸리는 것은 아니다. 그 이유는 뇌경색의 원인을 살펴보면 알 수 있다. 뇌경색은 뇌세포에 혈액과 산소가 공급되지 못하는 질환으로서 크게 세 가지 이유로 인해 발생한다.

첫째, 동맥경화로 인해 뇌혈관(동맥)이 막혀서 생기는 '뇌혈전증(cerebral thrombosis)', 둘째, 심장질환이나 목 혈관의 동맥경화로 인한 혈전이 있다가 떨어져 작은 뇌혈관을 막는 '뇌색전증(cerebral embolism)', 그리고 셋째, 빈혈, 저혈압, 쇼크 등으로 뇌로 가는 혈류가 떨어져 뇌의 전반적인 허혈상태를 초래하는 '전신 뇌혈류저하에 의한 뇌허혈' 등으로 다양하다.

그런가 하면, 증상도 다양해 일시적 증상으로서 팔다리 마비와 언어장애가 24시간 내에 완전히 소멸되는 '일과성 뇌허혈발작', 3주 정도 지속되다 호전되는 '가역적 허혈성 신경탈락증상', 그리고 3주 이상을 넘겨 지속되는 '완성졸중' 으로 구분된다.

뇌졸중에 동반되는 편측마비, 안면마비, 감각이상 등은 대개 갑작스럽게 발생하는 것이 특징이다.

전조증상이 동반되는 경우도 있지만 이 경우 편측마비 및 안면마비 등의 증상이 일시적으로 발생하였다가 좋아지는 방식으로 나타나므로 알아차리기 힘든 경우가 대부분이며, 전조 증상이 동반되는 경우도 많지 않다.

전조증상 없이 찾아오는 뇌경색은 위험하다?

그렇다. 똑같은 강도의 뇌경색이라도 전조증상을 거친 뇌경색은 그렇지 않은 뇌경색보다 충격이 덜한 것으로 보고되고 있다. 뇌경색 전조증상이 뇌세포에 미치는 충격을 완화시키는 이유는 뇌 속에 존재하는 아연 성분이 뇌세포에 주는 충격을 상당부분 완충시켜주기 때문이다.

한쪽 팔다리에 힘이 빠지면 뇌경색?

만약 뇌경색 전조증상이 왔다면 메가톤급 뇌졸중이 다시 올 수 있는 만큼 전조증상 단계에서 서둘러 예방 조치를 취해야 한다.

뇌경색 전조증상으로는 ▲한쪽 팔다리에 힘이 빠진다 ▲갑자기 발음이 어눌해진다 ▲중심 잡기가 어렵고 비틀거린다 ▲물체가 두 개로 보인다 ▲한쪽 얼굴이 갑자기 저리거나 먹먹하다 ▲갑자기 표현 능력이 떨어지거나 말을 잘 이해하지 못한다 ▲치매증상이 나타난다 ▲한쪽 팔다리가 다른 사람처럼 느껴지는 증세 등이 주요 전조증상으로 꼽힌다.

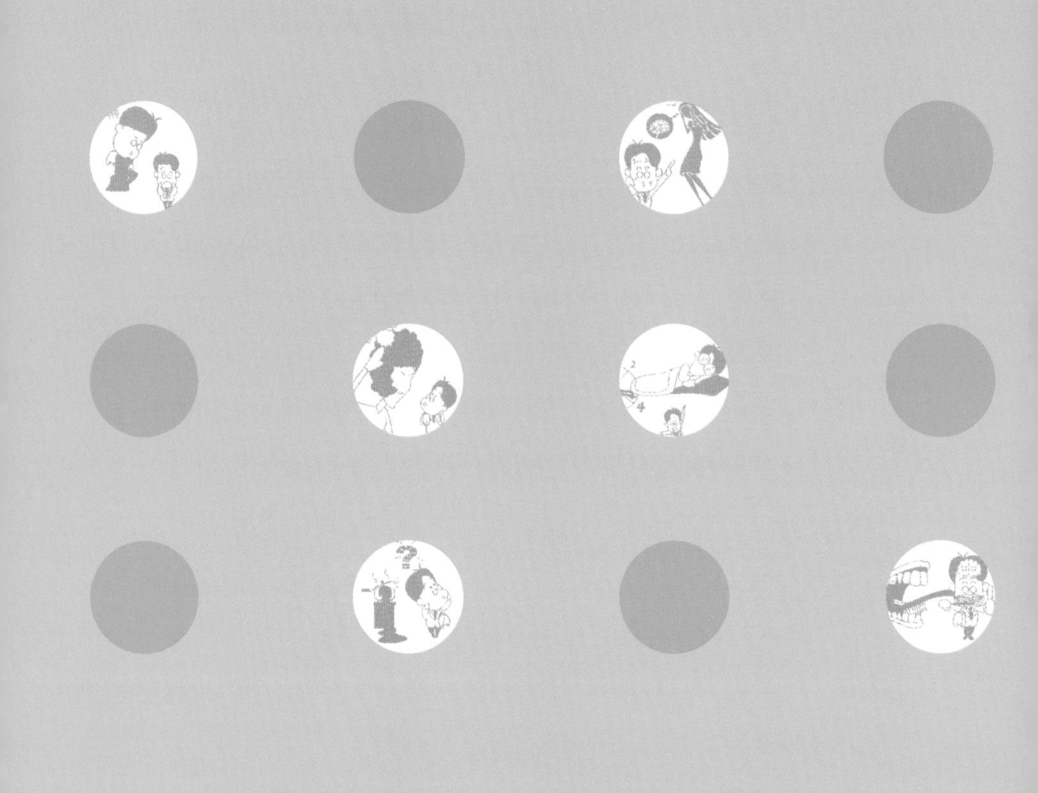

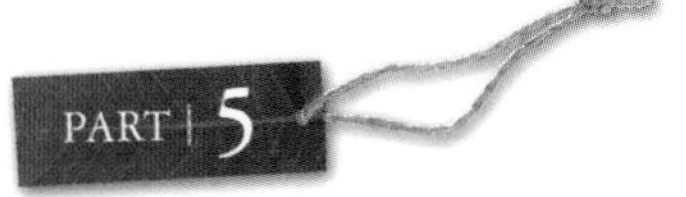

마음이 아픈걸까, 몸이 아픈걸까?

▶ 현대인은 누구나 우울증이 있다?

▶ 여성은 왜 우울증과 술에 약할까?

▶ 편두통, 알면 예방이 가능하다?

▶ 불면증의 원인은 마음에 있다?

▶ 건망증이 심하면 치매에 걸릴까?

▶ 칫솔질만 잘해도 치매를 예방한다?

현대인은
누구나 우울증이 있다?

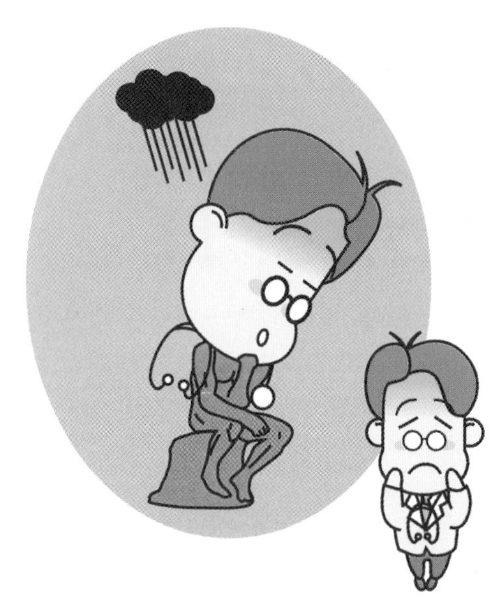

"나 우울증인가봐, 도대체 기분이 나아지지가 않네. 어젯밤에는 혼자 울기도 했다니까. 병원에 가봐야 하는 걸까?"

"뭐 그 정도 갖고 그래. 며칠 지나면 괜찮아질거야. 현대인은 누구나 조금씩 우울증이 있다고 하잖아. 맛있는 거 먹고, 재밌는 영화라도 보든가. 그럼 나아질 거야."

최근 결혼문제로 어머니와 심하게 다툰 직장인 서은경 씨(35. 가명)는 벌써 일주일째 가라앉은 기분 탓에 업무 집중력이 떨어지고, 급격하게 입맛을 잃었는가 하면, 급기야 저녁에 혼자 울음을 터뜨리게 되자 직장 동료에게 '혹시 우울증이 아닐까' 걱정스러운 마음을 털어놓게 되었다.

기분이 계속 나쁘면 우울증일까?

스트레스가 많은 현대인들은 가끔씩 스스로 '우울증'을 염려한다. 그러나 단순히 우울감이 며칠 지속된다고 해서 우울증이라고 할 수는 없다.

우울증의 기본적인 증상은 크게 네 가지로 구분된다. 첫 번째로 기분의 저하다. 기분의 저하는 흔히 슬픔, 울적함, 눈물, 우울, 불행감, 공허함, 근심, 과도한 걱정, 불안, 초조, 안절부절 못하는 느낌 등으로 이어진다. 두 번째는 인지 및 사고의 이상이다. 재미와 흥미상실, 집중곤란, 자존심의 저하, 부정적 사고, 허무감, 기억력저하, 우유부단함, 죄책감, 절망감, 자살사고, 건강염려증, 환청, 망상 등이 대표적이다. 세 번째는 행동의 장애가 꼽힌다. 정신운동지체 또는 안절부절 못함, 대인관계 및 사회생활의 위축과 회피, 의존성, 자살시도 등으로 표현된다. 마지막 네 번째는 신체의 증상이다. 수면장애(불면 또는 수면과다)나 심한 피로감, 식욕저하 또는 과식, 기운 없음, 전신 통증(두통, 사지 통증, 허리 통증 등), 소화기장애, 성욕감퇴 등이 여기에 해당된다.

하지만 앞서 언급한 네 가지 경우만으로 우울증을 판별하지는 않는다. 이런 여러 가지 증상 외에도 우울한 기분의 지속성 여부 등이 우울증 진단의 주요 근거가 된다. 즉 ▲우울한 기분이 얼마나 지속적이고 심한 상태인가? ▲우울한 기분이 일상생활에 얼마나 지장을 초래하는가? ▲우울한 기분의 변화 때문에 신체증상들이 동반되었는가? ▲우울한 기분으로 인해 현실 검증 능력이 손상되었는가? ▲자신이나 타인에게 위해를 가할 위험성이 있는가? 등의 질문을 통해 의사들은 우울증 여부를 종합적으로 판단하게 된다.

심한 감정기복은 자살의 유혹에 넘어가기 쉽다?

감정이 불안정한 사람일수록 서로 감정의 전이가 잘 되는 특성이 있다. '베르테르 효과'라는 것도 바로 이런 상태에서 발생한다. 따라서 주변에 우울증이나, 기분이 들뜨고 신나는 상태인 '조증'과 기분이 가라앉는 상태인 '우울증'

이 교대로 나타나는 양극성 장애를 가진 사람이 있다면 이들의 감정기복을 유심히 살피고, 도움을 줘야 한다. 주목해야 할 감정의 기복 증상은 ▲심한 무기력증에 빠진 경우 ▲기분이 우울하다가 기분이 좋아지는 증상을 반복하는 경우 ▲폭식을 하거나 아예 먹지 않는 등 식사가 불규칙한 경우 ▲주변에 죽겠다거나 자살하겠다는 이야기를 무의식 중에 흘리는 경우 등이다.

우울증은 시간이 지나면 저절로 낫는다?

흔히 우울증은 스스로 마음먹기 따라 벗어날 수 있다고 생각하기 쉽다. 그러나 우울증도 '질환'이므로 전문적 치료가 필요하다는 점을 인식해야 한다. 우울증의 원인은 생리학적 요인, 심리적 요인, 사회적 요인, 인지적 요인으로 나누며, 원인에 따라 그 치료법이나 예방법에도 차이가 있다. 우울증의 원인이 생리적 원인이라면 우울증이 뇌 내에서 감정을 조절하는 신경전달 물질의 불균형과 관련이 있으므로 균형을 유지시켜주는 약물치료가 필요하다.

심리적 요인이라면 우울증은 커다란 상실감 후에 잘 오므로 상실 후에 오는 죄책감과 분노감정을 잘 다뤄줘야 한다. 사회적 요인으로는 스트레스 후에 우울증이 나타나므로 스트레스를 잘 관리하는 방법을 연구해야 한다. 인지적 요인이라면 부정적인 생각이 우울증을 유발할 수 있으므로 긍정적인 생각으로 생각의 방향을 전환하는 치료법을 쓴다.

우울증 치료, 최소 1년이 필요하다?

우울증의 치료 기간은 환자에 따라 다르지만 일반적으로 처음 치료받는 우울증의 경우 대개 1년 정도의 기간이 필요하며, 여러 번 재발한 우울증의 경우 수년간 또는 그 이상의 치료기간이 걸릴 수도 있다. 보통 치료법으로는 입원 또는 외래 상태에서 담당의사와 면담을 통해 문제를 개선하는 정신요법과 약물요법이 보편적이다. 그러나 우울증이 아주 심한 경우는 대개 약물치료와 정신치료를 같이하는 게 원칙이다.

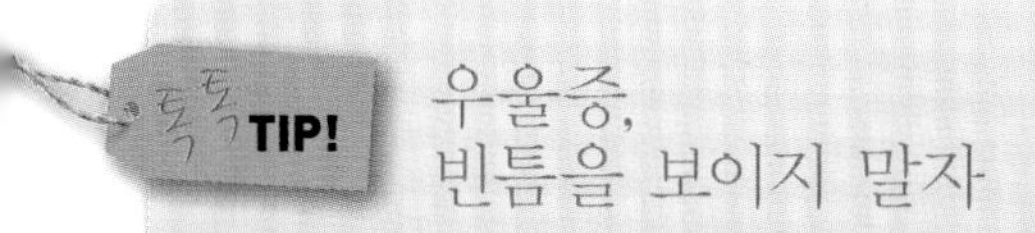

우울증, 빈틈을 보이지 말자

우울증은 '마음의 감기'로 불릴 만큼 흔하게 찾아오는 질병이며, 다른 질병과 마찬가지로 조기에 발견하고 치료하면 예후도 좋다. 게다가 우울증은 평소 습관을 통해 예방도 가능하니, 관심을 갖고 적용해보는 것도 좋은 방법이다.

우울증을 예방하는 13가지 방법

하나. 긍정적이고 융통성 있는 생각을 한다

우울증 환자들은 매사가 매우 부정적이다. 일이 잘 안 풀리면 "나는 안 돼", 일이 잘 풀려도 "그것은 어쩌다 온 우연이었어" 라고. 혹시 지금 이런 생각을 자주 하는 편이라면, "내게도 좋은 일들이 얼마든지 생길 수 있어"라고 긍정적인 생각으로 전환한다. '꼭', '틀림없이', '절대로' '반드시 해야만 한다' 는 등의 완벽주의적인 단어보다는 '그럴 수 있다', '때로는' 등의 융통성 있는 단어로 바꾼다. 일을 하다가 육체적 정신적으로 피곤해질 경우 '반드시' 끝내려고 하지 말고 과감하게 쉬기도 하고 일을 그냥 놔두는 등의 여유를 가져볼 필요가 있다.

둘, 참지만 말고 말로 표현하자

화가 날 때는 참지만 말고 말로 표현하며, 때로는 크게 소리를 질러보고 마음속에 앙금이 남지 않도록 한다. 참아서 쌓이면 병이 된다. 자신이 화가 난 상황을 인정하고, 진정으로 이해하려는 태도를 가져야 한다.

셋, 용서하고 버리기를 습관화한다

우울증 환자들의 성격은 내성적이어서 밖으로 잘 표현하지 않고, 좋지 않았던 기억들을 마음 깊숙이 간직한다. 그 생각들을 꺼내어 버리는 연습을 한다. 그래야 용서가 되고 마음이 가벼워진다.

넷, 분노감, 죄책감, 상실감을 잘 이해하고 다룬다

우울증은 상실감 후에 분노감이 따라오기 쉽다. 이 분노감을 적절하게 다루는 연습을 해야 한다.

다섯, 욕망을 줄이고 스트레스를 줄인다

지나친 욕망은 모두 채울 수 없고, 따라서 이로 인한 상실감도 초래할 수 있다. 욕망을 줄이면 상실감을 줄일 수 있고, 우울증을 예방할 수 있다. 스트레스도 마찬가지다. 완벽하게 풀어버리기 어려우니, 스트레스를 줄이는 방법을 찾고, 연습하는 것이 중요하다.

여섯, 사회적으로 친밀한 관계를 유지한다

주변 사람들과 친밀한 관계를 유지하고 있으면, 정서적으로 안정감을 얻을 수 있다. 흉금을 털어 놓을 수 있는 강한 사회적 지지 조직은 우울증 예방과 회복에 필수적이다.

일곱, 자기 자신을 사랑하고, 자기 자신을 기분 좋게 하는 활동에 동참한다

자기 자신을 사랑하고 자신감을 북돋아 주며 여행이나 운동, 사회 및 종교 활동 등으로 에너지를 충전 시켜야 마음의 여유가 생긴다.

여덟, 치료약물을 잘 복용한다

현재 우울증 치료를 받고 있다면, 의사의 지시를 충실하게 따라야 한다. 우울증은 뇌 전달물질의 균형을 이뤄야 개선되므로 약물을 잘 복용한다.

아홉, 유머와 웃음이 있는 생활을 한다

유머는 성숙한 방어기제이다. 유머는 생활을 여유롭게 만들며 웃음은 엔돌핀을 유발시켜 우울증을 예방한다.

열, 음악을 들으며 창조적인 일을 한다

음악은 감성을 자극하여 정서 순화에 도움을 준다. 그림 그리기, 글쓰기, 춤추기 등 창조적인 일은 기분을 좋게 한다.

열 하나, 적절한 영양, 튼튼한 몸과 바른 자세를 유지한다

비타민 부족은 우울증을 유발할 수 있으므로 비타민을 복용하고 물을 많이 마시며 바른 자세로 심호흡을 실시하면 우울증을 예방할 수 있다. 또한 규칙적인 식사와 운동을 병행하면 정서적인 저항력을 높일 수 있다.

열 둘, 감사하는 생활을 한다

소욕지족(小慾知足)이란 말이 있다. 작은 것에 만족하고 감사하라. 절대로 우울증이 오지 않는다.

열 셋, 과거나 미래에 마음을 빼앗기지 말고 현재를 잘 살아야 한다

우울증 환자들은 과거에 대한 회한이나 미래에 대한 불안을 많이 가지고 있다. 모두 떨쳐버리고 지금 바로 여기에서부터 충실하면 된다. 나는 누구인가? 바로 지금 무슨 생각을 하고 있나? 나의 Realty Testing을 끊임없이 점검하면 우울증을 예방할 수 있다.

여성은 왜
우울증과 술에 약할까?

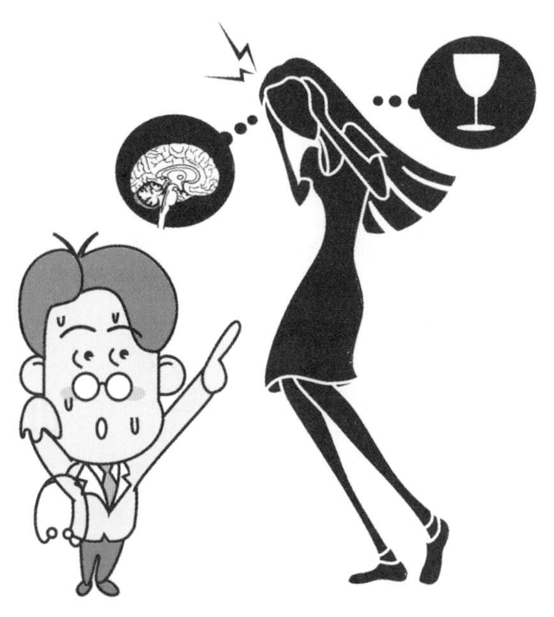

우울증 환자들은 쉽게 술에 의존하게 되고, 이로 인해 더 위험한 상황에 노출될 수 있다. 대한민국 최고의 인기를 누렸던 탤런트 고 최진실 씨도 우울증을 앓고 있는 상태에서 술을 많이 마신 후 자살을 선택했으며, 이 외에도 유명 여성 연예인들이 우울증과 술이라는 두 개의 함수 사이에서 자살을 선택했다. 그런데, 왜 여성 연예인들이 주로 우울증과 술, 자살이라는 트라이앵글에 자주 등장할까?

여성은 선천적으로 우울증과 술에 약하다?

그렇다. 우울증은 생물학적으로 체내에서 세로토닌(serotonin)과 노르에피네프린(norepinephrine) 수치가 떨어지면 발생한다.

그런데 여성은 남성보다 세로토닌 수치가 낮고, 이로 인해 남성보다 우울증에 잘 걸리는 것으로 알려져 있다.

특히 출산과 폐경, 갱년기를 겪으며 다양한 우울증 증세를 경험하게 되는데, 이 시기를 술로 해결하는 이른바 '키친드렁커(부엌에서 술을 마시는 여성 알코올 중독자)'가 느는 이유도 여기에 있다.

하지만 여성은 술에 대한 저항력도 남성보다 약하다. 기본적으로 남성보다 체내 수분이 적고 알코올 흡수가 잘되는 지방이 많아 같은 양을 마셔도 상대적으로 혈중 알코올 농도가 높게 나타난다.

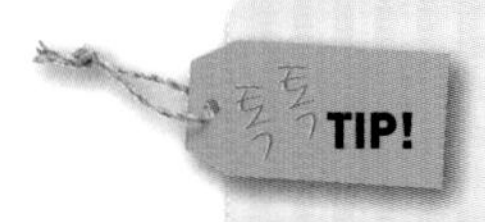

하루 5분 명상과 기공으로 우울증을 퇴치하자

한의학에서는 감정의 흐름을 기의 흐름이라고 본다. 그런데, 이 감정의 흐름을 억누르게 되면, 기가 울체되는데, 기가 울체되어 나타나는 질병 중 하나가 바로 우울증이다. 이를 예방하기 위해서는 평소 기공이나, 명상요법, 음식요법 등을 통해 기의 순환을 잘 시키도록 하는 것이 좋다.

직장인의 우울한 기분에 좋은 5분 명상요법

하나. 의자에 편하게 기대어 앉는다. 팔과 다리에 힘을 뺀다.

둘. 아랫배에 집중을 하면서 호흡을 편하게 한다.

셋. 이전에 기분이 좋았던 경치(바다, 계곡, 여행)를 머릿속에 떠올린다.

넷. 다시 호흡에 집중하면서 숨과 함께 좋은 기분으로 온몸을 채운다.

직장인의 스트레스를 이기는 5분 기공요법

하나. 아랫배에 손을 놓고 숨을 천천히 들이마신다.

둘. 만세를 부르듯 천천히 두 손을 올리면서 숨을 내쉰다.

셋. 이 때, 입을 반쯤 벌리고 몸의 화를 밖으로 배출하듯이 숨과 함께 '허'라고 소리를 낸다.

알코올을 처리하는 분해효소도 남성의 4분의 1에 불과해 쉽게 취하고 해독은 더디며, 여성호르몬 분비를 교란시켜 생리불순이나 무월경 등의 원인이 되기도 한다.

우울증 환자가 술을 조심해야 하는 이유는 뭘까?

우울증과 함께 동반되는 대표적인 질환이 '알코올 사용장애'이다. 음주는 자살을 생각하고 있는 우울증 환자의 판단력을 흐리게 해 자제력을 떨어뜨리게 된다.

여기에 우울증 환자에게 처방되는 항우울제가 알코올과 반응할 때 상승작용을 일으키기도 한다.

우울증 환자가 복용하는 항우울제나 항불안제 등은 복용 후 1시간 이내에 긴장이나 불안을 감소시키는 효과가 있는 것으로 알려져 있지만, 알코올과 결합하면 감정을 흥분시켜 충동적인 행동을 일으킬 수 있는 것으로 알려져 있어 주의해야 한다.

특히 여성 우울증 환자의 경우 술을 더욱 경계해야 한다. 남성은 단순히 술을 즐기다 알코올중독이 되는 경우가 많지만, 여성은 자신을 둘러싼 부부문제나 시대문제 등 생활 스트레스로 인한 우울함 때문에 술에 의존하는 경우가 많다.

따라서 본인은 물론 가족 등 주변사람들이 여성(주부)들이 우울증을 극복할 수 있도록 적극 노력해야 한다. 우울감이 심해질 때는 음주 대신에 주변사람들과 자주 어울리도록 노력하고, 가벼운 산책이나 운동으로 신진대사를 활성화시켜주는 게 큰 도움이 된다.

편두통, 알면 예방이 가능하다?

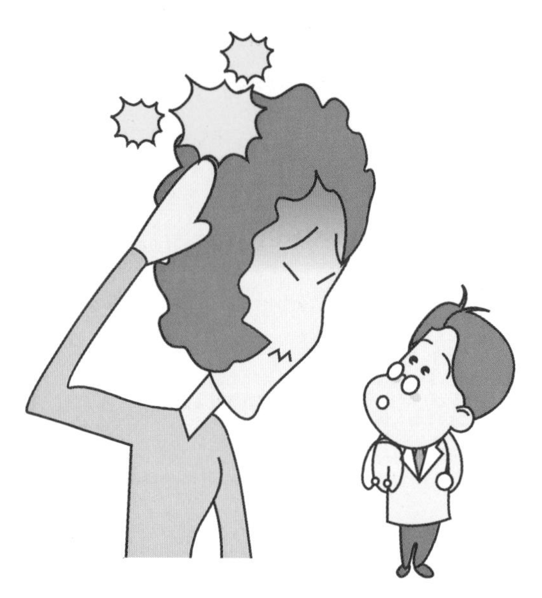

만성적인 편두통으로 고생하는 한유리 씨(40. 가명)는 세상에서 제일 무서운 병이 편두통이라고 말한다. 일단 찾아오면 머리뿐만 아니라 구토, 어지럼증 등 다양한 증세를 동반하기 때문에 한 씨는 심한 경우 아예 출근을 하지 못할 정도로 일상생활에 지장을 받고 있다.

자주 편두통을 앓는 사람들은 편두통을 평생 함께 해야 하는 질병으로 생각한다. 그만큼 완치가 쉽지 않기 때문이다. 하지만 쉽게 가라앉지 않는 편두통도 생활습관의 조절을 통해 예방이 가능한 만큼 치료보다는 관리가 중요한 질환이라고 할 수 있다.

편두통도 가족력이 있다던데?

그렇다. 환자의 90%에서 가족력이 있어 부모나 형제 중에 편두통을 갖고 있는 경우가 많다. 일반적으로 두통은 휴식이나 수면을 취한 후 없어지는 것이 특징이며, 발작과 발작 사이에 어떠한 증상은 없다. 유발인자로는 긴장, 피로, 외상, 운동, 음식물 알레르기, 경쟁적인 성격, 사춘기에 따른 호르몬의 변화 등을 꼽는다.

한쪽 머리만 아픈 증상이 바로 편두통이다?

그렇지 않다. 통증은 머리 전체에 나타날 수도 있지만 대개는 한쪽, 즉 편측 머리에 발생해 수 시간에서 1~2일간 지속적으로 나타난다. 하지만 다른 기질적인 원인은 없는 게 보통이다.

편두통은 가장 흔한 두통의 하나로 맥박이 뛰는 듯한 박동성의 두통이 반복성, 발작성으로 나타나는 두통을 말한다.

때로는 두통과 함께 메스꺼움, 구토 등이 함께 나타날 수 있으며, 간혹 시야장애가 동반되기도 하는데 이런 경우에는 두통이 시작되기 전에 번쩍이는 빛이나 지그재그 모양의 밝은 선이 눈앞에 보이고 이것이 퍼져 시야장애를 일으키게 된다.

병원에서 보는 편두통의 진단기준은 ▶두통이 재발성인가 ▶배가 아프거나 메슥거리고 토하는 증상이 있는가 ▶한쪽 머리만 아픈 경우인가 ▶박동성 두통, 휴식이나 수면 후에는 두통이 사라지는 경우인가 ▶두통이 나타나기 전 매번 전조증상이 있는 경우인가 ▶가족 중에 편두통이 있는가 등의 6가지 중 3가지 이상에 해당하는 경우에 진단할 수 있다. 경우에 따라서 다른 질환과의 구별을 위해 MRI 검사나 뇌파검사 등이 필요할 수 있다.

편두통은 반드시 전조증상이 있다?

그렇지는 않다. 전조증상이 있는 경우도 있고, 없는 경우도 있다. 그 중 가장 흔한 것은 전조증상이 없는 일반적 편두통이다. 전체 편두통의 70%가 여기에 속하며, 전형적 편두통보다는 통증이 심하지 않고, 통증이 머리의 한쪽에만 있는 게 아니라 전체적으로 묵직하게 아프면서 나타난다. 두통과 함께 속이 메슥거리고 배가 아픈 증상이 자주 동반되며, 나이가 어릴수록 이런 증상이 더 잘 나타나는 경향이 있다.

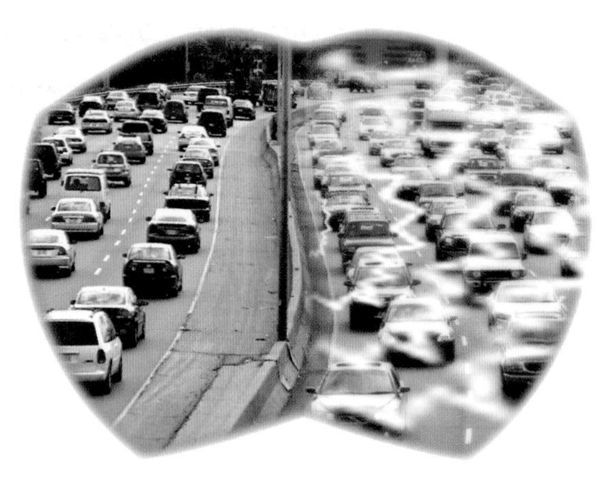

두 번째는 전조를 동반하는 편두통인데 보통 '전형적 편두통'이라고 한다. 전형적 편두통은 세 단계로 증상이 나타나는데, 첫 단계는 전조기로서 두통이 발생하기 전 수분에서 수 시간 전에 시각장애(시야의 한 부분이 안보이거나 뿌옇게 되거나 불이 빤짝거림)나 환각 등의 증상이 먼저 나타난다.

이 같은 전조증상은 15~30분 정도 지속되고 그 후 두통기가 시작되는데, 두통은 1~2시간에서 수일간 지속될 수 있다. 통증은 심하면서 박동성이고, 초기에는 한쪽에만 나타나지만 1~2시간 후에는 반대쪽에도 나타나면서 전반적으로 확대된다. 대부분 이른 아침에 나타나서 저녁에는 증상이 완화되고 잠을 자면 없어진다. 두통 후기에는 통증이 있었던 부위의 두피 통각을 느끼며 매우 피곤해 한다.

그런가 하면, 아주 드물게 나타나는 두통으로서 '합병성 편두통'이 있다. 주요 증세는 두통에 앞서 신경학적 장애가 나타나는데, 물체가 두 개로 보이거나 눈꺼풀이 내려오거나, 일시적으로 한쪽 팔다리를 움직이지 못하거나, 귀에서

웡웡거리거나 앞이 빙빙 도는 어지럼증 등이 있다. 이런 증상들은 뇌 안의 혈관이 일시적으로 수축하여 피가 잘 통하지 않아서 생기는 것으로 대개는 금세 완전히 회복되지만, 간혹 회복되지 않을 수도 있다.

편두통에는 무조건 약이 최고다?

웬만해선 가라앉지 않는 전형적 편두통 환자들은 약에 대한 의존도가 높은 편이다. 편두통 치료의 원칙은 환자를 안심시키고 불안감을 없애주면서 잠재적 유발 인자들을 제거하고, 통증을 완화시키기 위해 약을 복용하는 것 등이다. 약물요법의 경우 상습적으로 약을 복용하는 것은 두통을 지속시키고 두통에 대한 감수성을 증가시켜 작은 두통까지도 참을 수 없게 만든다. 그러므로 약물요법은 신중하게 고려한 후 시행되어야 하고 가급적이면 지양하는 것이 좋다.

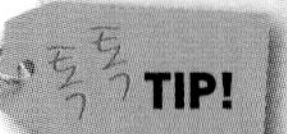

편두통, 생활습관으로 예방할 수 있다

편두통은 한 번 발병하면 참을 수 없는 고통을 수반한다. 편두통의 예방과 증상 완화를 위한 6가지 생활습관을 소개한다.

하나. 조용하고 어두운 방에서 휴식하고 잠을 잔다.
둘. 귀 위의 옆머리를 눌러준다.
셋. 가벼운 전신 운동을 한다.
넷. 식사를 거르지 않고, 잠을 너무 적게 자거나 너무 많이 자지 않는다.
다섯. 환경을 바꿔본다. 휴가, 여행, 입원 등을 통해 스트레스를 주는 환경으로부터 벗어나 스트레스의 주기를 깬다.
여섯. 심리적 요인의 중요성을 인식하여 이완 요법이나 심리 치료를 받는다.

불면증의 원인은 마음에 있다?

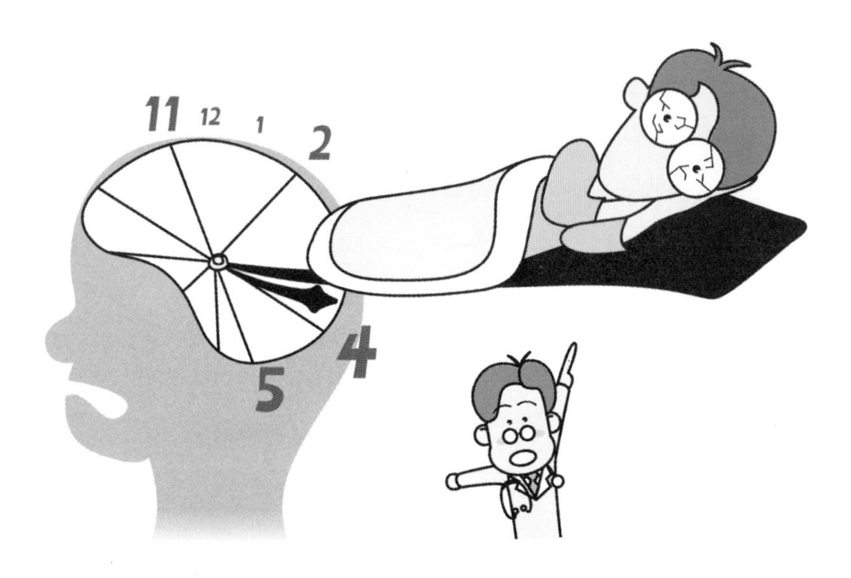

매일 새벽 3~4시가 되어야 겨우 잠을 이루는 주부 최미희 씨(43. 가명)는 불면증 때문에 고민이다. 이런 저런 집안일로 고민이 많던 시기에 잠을 설치기 시작한 후 벌써 6개월 가까이 불면증을 앓고 있다. 주변 사람들에게 고민을 털어놓을라치면 '성격이 예민해서 그런다'며 은근히 최 씨의 성격을 탓하는 분위기 때문에 오히려 스트레스만 높아지는 상황이다.

이제 습관이 되어버린 불면증 때문에 아침마다 남편 출근과 아이들 등교 준비를 돕지 못하는 날이 늘어나면서 최 씨는 오늘도 잠을 잘 이루지 못할까봐 매일 밤 불안한 심정으로 잠자리에 든다. 최 씨의 불면증은 주변에서 말하듯이 단지 예민한 성격 때문일까?

불면증은 예민한 성격의 사람들이 걸린다?

우선 불면증에 대한 정확한 이해가 필요하다. 불면증은 습관적 만성으로서, 적어도 1개월 이상 잠들기가 어렵거나, 잠이 들더라도 자주 깨는 일이 한 주에 3번 이상 나타나며, 이러한 까닭에 낮 동안 매우 피곤함을 호소하는 등 수면부족으로 인한 장애들이 나타나는 경우를 말한다.

짧고 단속적인 수면, 얕은 수면, 꿈을 많이 꾸는 수면 등 수면시간의 길이와 질이 문제가 되는 경우도 이에 해당하며, 실제로는 불면이 아닌데 불면으로 생각하는 신경증인 경우도 상당히 많다.

가벼운 불면증은 커피나 홍차 등의 카페인을 많이 섭취해 흥분상태일 때, 혹은 각성제나 비타민제 등이 원인이 될 수 있고, 환경의 변화나 스트레스 때문에도 불면증이 찾아 올 수 있다.

하지만 만성 불면증은 뇌혈행 장애성과 자율신경 및 내분비의 이상, 천식이나 심장질환, 폐질환, 두통 등의 신체적 고통, 정신적 질환 등으로 인해 자주 발생한다.

불면증의 원인, 일기를 쓰면 찾을 수 있다?

잠을 충분히 자지 못하는 이유가 불분명하다면 수면 일기를 써보는 것도 좋은 방법 중 하나다. 이 일기에는 언제 잠자리에 들고, 잠이 들기 전까지 얼마나 누워있는지, 밤에 얼마나 자주 깨는지, 아침에 몇 시에 일어나는지, 얼마나 깊이 자는지 등을 기록한다. 수면일기를 적으면 잠에 영향을 주는 상황과 양상을 알 수 있게 된다.

하루 6~8시간 정도는 잠을 자야 오래 산다?

수면과 건강 간의 관계를 연구한 조사들의 공통점은 하루 수면시간이 6~8시간인 경우 사망률이 낮고, 이보다 짧거나 길면 사망률과 질병 발생률이 높아진다는 점이다.

이처럼 수면시간이 우리의 건강에 영향을 미치는 이유는 무엇일까?

첫째로 수면 부족은 혈당 조절 기능을 떨어뜨려 당뇨병 발생 위험을 높인다. 당뇨병은 그 자체가 동맥경화의 위험 요인이고 심혈관 질환과 뇌혈관 질환을 일으킨다.

둘째는 수면 부족이 교감신경과 부교감신경의 불균형을 초래해 혈압을 높이기 때문이다. 불면증이 있는 경우, 4년 후 고혈압 위험은 4배로 증가하며, 반대로 불면증을 치료하면 고혈압이 개선되는 효과가 있다. 그리고 또 수면부족은 우울증을 유발한다.

미국의 존스 홉킨스대학이 불면증과 우울증의 상관관계를 연구한 결과를 보면 남학생 1천53명을 34년 후 추적 조사한 결과에 따르면, 101명이 우울증을 앓고 있었고 그 중 13명이 자살을 시도한 것으로 나타났다. 이들 중 학생 시절 수면이 부족했던 학생은 그렇지 않던 학생보다 우울증 발생률이 2배나 되는 것으로 밝혀졌다.

잠을 못자면 비만이 된다?

그렇다. 하루 7시간 정도의 수면을 유지해야 비만을 예방할 수 있다. 아주대 의대의 연구 결과를 보면, 하루 5시간 미만을 자는 사람들은 7시간 잠을 자는 사람에 비해 전신 비만 유병률은 1.25배, 복부비만 유병률은 1.24배 높고, 이런 현상은 특히 20~40세 젊은 층에서 뚜렷이 나타나며, 남성들이 여성들보다 수면부족일 때 비만이 될 확률이 더 높다.

실제로 수면시간은 공복감에 직접적 영향을 주는데, 수면시간을 하루 4시간으로 줄이면 공복감이 늘어나고 식욕이 증가한다.

특히 수면부족은 최근 비만의 원인으로 부각되고 있는 고탄수화물 식사에 대한 욕구를 증가시키는 것으로 보고되고 있다.

햇볕을 많이 쐬면 잠을 잘 잘 수 있다?

낮에 햇빛을 보는 시간을 늘리는 게 잠에 도움이 된다. 낮 시간에 눈을 통해 많은 햇빛이 들어오면 밤이 됐을 때 우리 뇌의 '송과체'라는 부위에서 '멜라토닌'이라는 호르몬이 훨씬 왕성하게 분비된다. 이 호르몬은 잠을 잘 잘 수 있게 만드는 역할을 한다.

그러므로 낮 시간 중에서도 오전에 한 시간 이상 기분 좋게 햇볕을 느끼며 산책을 하는 것도 불면증을 이기는 좋은 방법 중 하나다.

불면증, 수면제로 치료할 수 없다?

그렇다. 어떤 방법으로도 불면증을 해결할 수 없는 경우 의사의 처방에 따라 며칠 간 수면제를 복용할 수 있다. 하지만 수면제는 일시적으로 잠을 잘 수 있도록 도움을 줄 수는 있어도 불면증을 완치시키는 것은 아니다. 따라서 수면제는 제일 마지막 수단으로 며칠 동안만 사용하고 규칙적인 복용은 피해야 한다. 수면제를 장기간 복용하다가 끊을 때 더 심한 불면증이 초래될 수 있기 때문이다.

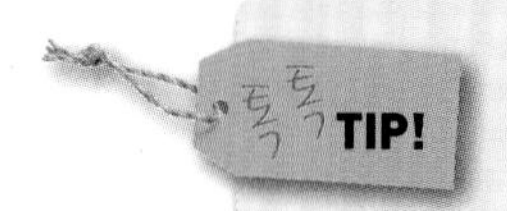

생활습관을 바꾸면 불면증을 쫓을 수 있다

특별한 원인도 없이 잠드는데 어려움을 겪고 있다면, 먼저 자신의 생활습관을 돌아볼 필요가 있다. 생활습관과 주변환경은 불면증에 영향을 미치기 때문에, 잠을 편안하게 잘 수 있는 생활수칙을 지키고, 수면환경을 만들어줘야 한다.

▣ **매일 일정한 수면시간을 지켜라** | 일정한 시간에 자고 일정한 시간에 일어나도록 노력해야 한다. 피치 못할 사정으로 늦게 잠이 들었어도 일정한 시간에 기상하는 게 좋다. 주중에 잠을 충분히 못 잤다고 해서 주말에 몰아서 자는 것은 오히려 불면증을 더 악화시킬 수 있다.

▣ **낮잠은 20분을 넘기지 않는다** | 낮에는 적당한 피로를 느낄 수 있도록 활발히 움직이고 낮잠은 가능한 한 삼가도록 한다. 불면증이 없는 사람이라도 길게 자는 낮잠은 밤잠을 설치는 원인이 되기 때문에 필요한 경우 대략 15~20분 정도의 낮잠이 적당하다. 이렇게 일정한 수면 시간표를 유지하면 몸이 규칙적인 수면에 익숙해지는데 도움이 된다.

▣ **매일 밤 잠자리에 들기 전 같은 일을 반복하라** | 잠을 자기 전에 매일 같은 일을 반복해서 하는 것도 좋은 방법이다. 예를 들면 자기 전에 항상 따뜻한 물에 샤워를 한다든지 조용한 음악을 듣는 것이다. 이러한 습관이 몸에 배게 되면 자연스럽게 수면으로 이어지게 된다.

▣ **억지로 누워있지 말아라** | 잠이 오지 않을 때 억지로 누워 있지 말고 일어나 거실로 나오는 것도 좋은 방법이다. 20분간 온몸의 긴장을 풀고 충분히 이완시키면서 앉아 있다가 다시 잠자리에 들도록 한다.

▣ **수면환경을 바꿔라** | 침실은 조용하고 서늘하게, 안락하고 깨끗하게 만들어야 한다. 또한 침실은 잘 때만 사용하고, 침실에서 전화를 하거나 음식을 먹는 것을 피해야 한다. 직업상 야간에 일을 하고 낮에 잠을 자야 하는 경우, 빛이 들지 않는 두꺼운 커튼을 방에 설치하거나 수면용 안대를 사용해야 한다.

▣ **배고픈 상태로 잠들지 않는다** | 허기가 지거나 과식하지 않도록 하는 것도 중요하다. 저녁식사를 굶지 않도록 하고 취침 전에 따뜻한 우유 한 잔이 도움이 될 수 있다. 자기 전에 간식은 금물이다. 또 저녁식사 이후에는 물을 많이 마시지 말아야 한다. 소변 때문에 자다가 일어나게 되면 숙면에 방해가 된다.

건망증이 심하면 치매에 걸릴까?

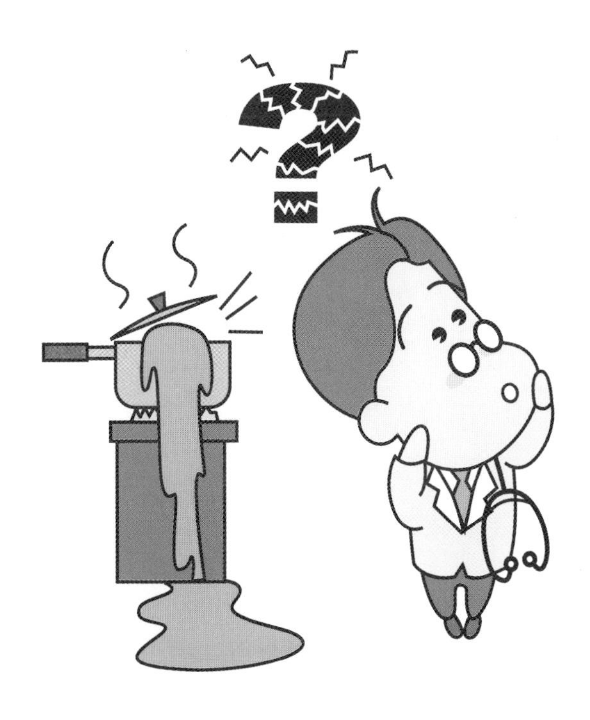

"건망증이 너무 심해요. 물건을 어디에 두었는지 기억이 나지 않을 때가 많고요, 가끔은 제가 한 행동도 전혀 기억이 나질 않는 거예요. 제가 혹시 치매에 걸린 건 아닐까요? 아직 젊다고 생각하지만 정말 생각만 해도 두렵네요."

주부 한옥순 씨(45. 가명)는 최근 부쩍 심해진 건망증 때문에 고민이 생겼다. 평소 자신의 건망증이 '치매수준'에 가깝다고 입버릇처럼 얘기해왔지만, 얼마 전 자신이 아침을 먹었는지 안 먹었는지조차 헷갈리자 심각하게 '치매'를 걱정하기 시작했고, 아직도 두려운 마음에 병원을 찾지 못하고 있다. '망각의 병', '황혼의 병'이라고 불리는 치매는 심장병, 암, 뇌졸중에 이어 4대 사망 원인 중의 하나로 꼽힐 만큼 고령사회에서 주의해야 할 질환이다.

건망증이 심하면 치매에 걸리나?

그렇지는 않다. 사실 치매의 초기 증상이 바로 기억력 상실이기 때문에, 깜빡깜빡 잊어버리는 것이 치매의 초기 증세인지, 아니면 단순한 건망증인지 구별하기가 쉽지 않다. 하지만 큰 차이점은 건망증이 단기기억 장애 또는 뇌의 일시적 검색능력 장애라는 것이다. 따라서 주의집중 훈련 등을 통해 호전시킬 수 있다.

그러나 치매는 뇌세포가 줄어드는 것과 별개로 진행되는 증상이기 때문에 초

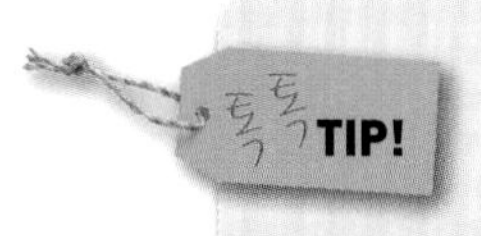

치매와 비슷해서 치매로 오해받는 '파킨슨병'

치매로 오인되는 질병 중 하나가 바로 파킨슨병이다. 파킨슨병은 뇌에서 도파민을 생성하는 신경세포가 사멸돼 생기는 퇴행성 질환이고 증상 역시 운동장애와 인지장애 등이 나타나기 때문에 관절염이나 치매, 뇌졸중으로 오인하는 경우가 많다. 이런 증상을 노화의 한 증상으로 오인해 방치하면 증세가 더 심해질 수 있다. 실제로 파킨슨병의 경우 다른 퇴행성 뇌질환과는 달리 도파민성 약물을 투여하면 운동장애에 대한 증상을 크게 호전시킬 수 있다.

파킨슨병의 주요 증상

- 안면근육이 굳어져 무뚝뚝한 표정으로 변한다.
- 후두근육이 굳어져 목소리가 작아지고 발음이 분명치 않다.
- 음식물을 씹거나 삼키기 어렵다.
- 엉덩이가 무거워 앉았다가 일어나기 어렵다.
- 손가락 근육이 굳어 단추를 채울 수 없고, 땅에 떨어진 종이, 동전도 집을 수 없다.
- 행동이 느려져 세수나 신발 신기, 식사에 평소보다 3~4배 이상 시간이 걸린다.
- 가만히 있는데도 손이나 발이 떨린다.
- 관절염과 우울증이 동반된다.
- 앞으로 꾸부정한 자세에서 팔을 붙인 채 보폭이 좁은 총총걸음을 걷다 잘 넘어진다.
- 양쪽 다리에 감각이상이나 통증이 나타난다.

기에는 단순히 기억력 상실 등의 증세를 보이지만, 방금 한 일도 기억하지 못하고 엉뚱한 소리를 하거나 갑자기 아이처럼 행동하며 감정조절이 안 되는 등의 증세를 보인다.

예를 들어 자동차 열쇠를 어디에 두었는지를 잊는 것은 건망증이지만, 열쇠를 찾아도 시동을 거는 법까지 생각나지 않으면 치매라고 볼 수 있는 것이다.

50세 이후 건망증은 치매 위험이 높다던데?

나이가 50세 이상이면서 기억력 감퇴와 건망증 등 기억력 이상 증세를 호소하는 사람이 약 절반 정도가 중증 치매의 전 단계에 해당한다는 의학계의 연구 보고가 있다.

하지만 이 단계의 환자들은 명확한 치매 단계에 접어든 것은 아니므로 조기 치료를 한다면 증상이 악화되는 것을 막을 수 있다.

치매, 조기 발견하면 완치도 가능하다던데?

그렇다. 치매의 여러 가지 원인 중 퇴행성 질환에 따른 경우를 제외하고는 조기에 발견하면 치료가 가능하거나 적어도 치매의 진행은 막을 수 있다.

특히 전체 치매의 10~15%를 차지하고 있는 수두증, 뇌 양성종양, 갑상선 질환, 신경계 감염, 비타민 부족 등에 의한 치매는 조기 발견 시 완치가 가능하다. 또한 우리나라에서 자주 발생하는 혈관성 치매의 경우도 치매의 진행을 막을 수 있고, 예방도 가능하다.

치매의 원인은 수십 가지가 있지만 크게는 그 원인을 치료하면 나아지는 '가역성 치매'와 치료가 어려운 '비가역성 치매'로 구분된다. 가역성 치매는 뇌졸중(혈관성 치매), 우울증, 약물, 알코올 중독, 화학물질에 의한 중독, 갑상선

질환 등과 같은 대사성 장애가 원인이다.

이에 비해 비가역성 치매를 일으키는 질환은 퇴행성 뇌질환이 대표적이며 알츠하이머병, 파킨슨병 등이 있다. 우리나라의 경우 알츠하이머병과 혈관성 치매가 전체 치매 환자의 80~90%를 차지한다.

치매의 치료는 발병 원인에 따라 차이가 있는데, 일반적으로 뇌혈관 질환, 퇴행성 변화, 수두증 등을 알아보기 위한 MRI와 신경인지검사로 자세한 문진과 진찰을 통해 치매 정도를 확인하게 된다. 또한 피검사와 X-ray 등 각종 기본적인 검사를 통해 치매가 생긴 원인을 찾는다.

최근에는 나이 때문에 나타나는 생리적인 기억장애와 치매에 의해서 나타나는 기억장애의 중간상태를 말하는 '최소인지장애'를 가진 환자들을 구별할 수 있어, 조기 발견 시 치매를 예방할 수 있는 가능성이 높아졌다.

노인 우울증은 치매의 전조증상이다?

노인 우울증은 치매와 전혀 다른 질병이지만, 자칫 치매로 오인되기도 한다. 대부분의 노인 우울증 환자들은 우울함을 느끼기보다 '몸이 아프다'는 증상을 호소한다. 말수가 적어지고 체중이 감소하거나 행동이 느려지고 무기력한 모습을 보이기도 한다.

그뿐만 아니라 기억력이나 집중력까지 떨어지는 등 치매와 흡사한 증상을 보여 '가성치매'로 불리기도 한다. 때문에 많은 노인 환자들이 우울증을 단순한 노화 현상이라고 생각하고 제때 치료를 받지 않고 있으며 주변사람들도 이런 우울증 증상을 치매로 착각하기도 한다.

문제는 이런 우울증을 방치하면 진짜 치매로 발전할 수 있다는 것 때문에 우울증이 다른 질병으로 이어지지 않도록 조기에 적절한 진단을 받는 게 중요하다.

칫솔질만 잘해도 치매를 예방한다?

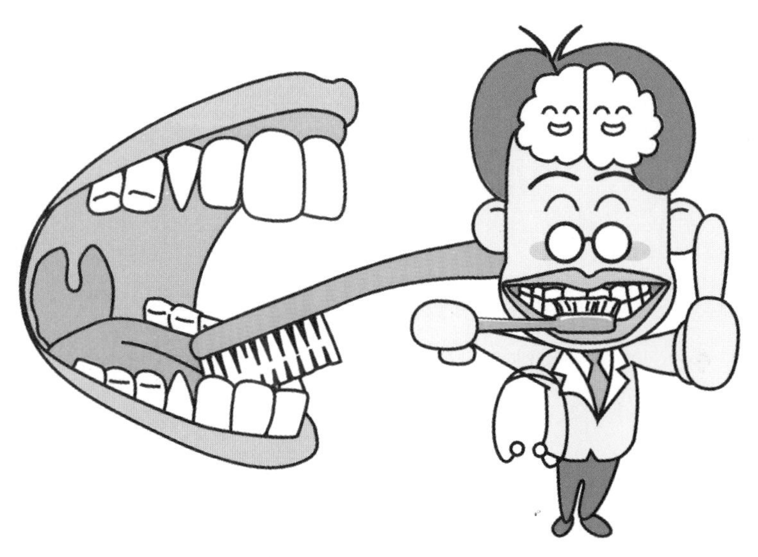

"치아가 건강하면 치매에 안 걸린다는 얘기를 들었는데, 사실인가요?"

조준영 씨(28. 가명)는 젊은 나이지만 치매에 관심이 높다. 할아버지가 치매를 앓다 돌아가신 과정을 지켜보면서 절대로 치매에 걸려 노년을 마무리하고 싶지 않다는 생각을 하게 된 조 씨는 치매에 관한 여러 정보를 수집하고, 실천하면서 건강을 관리하는 중이다.

많이 씹어야 치매에 걸리지 않는다?

치아의 씹는 능력과 치매는 깊은 관계가 있는데, 그 이유는 뇌가 '씹는 활동'에 의해 자극되기 때문이다. 실제로 치아 수와 뇌의 발달 정도를 연구한 일본 도호쿠대학 와타나베 마코토 교수팀의 보고 내용을 보면, 건강한 노인은 치매

위험이 있는 노인보다 치아의 수가 월등히 많고, 치아 수가 많은 노인들의 뇌 조직, 특히 '해마'의 용적이 치아수가 적은 노인들보다 더 넓은 사실을 알 수 있다. 해마는 위치나 기억, 학습 메커니즘을 관장하는 부위인데, 보통 치매에 걸리면 위축되는 특징이 있다.

음식물을 씹는 저작운동(씹는 행위)은 우리 뇌의 신경들과 연결되어 있어 인지 기능을 높여주고 뇌혈류를 증가시킨다. 특히 이런 저작 기능의 80% 이상을 어금니가 하므로 나이가 들면 어금니 관리에 특히 신경 써야 한다.

칫솔질만 잘해도 치매를 예방할 수 있다고?

우리나라 치매 환자에게서 자주 발생하는 혈관성 치매의 경우 치주염과 밀접한 관계를 갖고 있는 것으로 알려져 있다. 치주염에 의한 치아 손실을 막고 치매의 위험성을 줄이기 위해서는 올바른 칫솔질과 함께 연 1~2회 스케일링을 꼭 하는 습관이 필요하다.

치매예방엔 고스톱보다 책읽기가 좋다?

세간에 알려진 치매예방법은 고스톱부터 시작해 중국어 공부, 알까기 등 무궁무진하다. 하지만 이 방법들의 공통점은 결국 두뇌회전을 게을리하지 말라는 것이다. 하지만 이 중 가장 좋은 치매예방법은 바로 독서이다. 고스톱 같은 종합적인 지적 능력을 요구하는 놀이도 치매예방이나 노년의 기억장애를 개선하는데 도움이 되지만 하루 1시간 이상 독서를 하는 게 바둑이나 고스톱보다 치매 예방에 더 효과적이다. 또 글을 자주 쓰는 것도 좋은 습관이다. 실제로 편지에 구사된 단어가 다양하고 풍부할수록 치매가 적다. 반면 원만하지 못한 노년 부부관계나 빨래, 청소와 같은 단순한 허드렛일은 오히려 치매 발병을 높이는 것으로 알려져 있다.

고혈압, 당뇨, 비만은 치매로 가는 지름길이다?

그렇다. 치매가 두렵다면 우선 혈관 건강부터 점검해야 한다. 치매의 다양한 원인 중 혈관성 치매는 알츠하이머병 다음으로 흔한 질병인데, 우리나라의 경우 치매의 40%가 뇌졸중과 관련된 혈관성 치매다. 혈관성 치매는 뇌졸중이 반복되면서 생기거나 어느 날 갑자기 증세가 나타나는데 초기부터 마비나 시각장애, 행동장애를 일으키는 특징이 있다. 고혈압, 당뇨, 동맥경화 등으로 혈관이 제 기능을 하지 못하게 되면 혈액공급이 중단돼 뇌졸중이 일어나고 결국 뇌세포가 파괴되면서 치매 증상이 나타나는 것이다. 비만도 치매에는 치명적이다. 비만인 경우 정상체중보다 치매에 걸릴 확률이 2.5배 높아진다. 하지만 이 모든 질환은 평소 음식조절이나 운동 등으로 혈관질환에 주의한다면 충분히 예방이 가능하다.

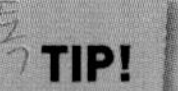

치매로 오인되는 변실금 예방법

변실금은 자연스런 노화현상으로 인해 배변 실수가 생기는 질환이다. 하지만 노인이 변을 가리지 못하게 되면 본인뿐 아니라 그 가족들도 치매의 초기 증상으로 오인해 스트레스를 받기도 한다. 변실금 어떻게 예방할 수 있을까?

▣ **매일 일정한 시간에 화장실에 가라**
평소에 물과 식이섬유를 충분히 섭취하고 변의가 없더라도 매일 일정한 시간대에 10분 정도 화장실에 가서 앉아있는 배변훈련을 해주면 좋다.

▣ **케겔운동을 하라**
항문을 조였다가 풀어주는 케겔운동을 자주 해주면 괄약근의 탄력이 좋아져 도움이 된다.

▣ **숨기지 말고 적극적으로 치료하라**
가벼운 정도의 변실금은 약물 치료와 배변 훈련의 하나인 바이오피드백 치료를 통해 좋아질 수 있다. 증상이 심한 경우에도 괄약근 교정술이나 복원술을 받으면 90% 이상 증상이 좋아질 수 있다.

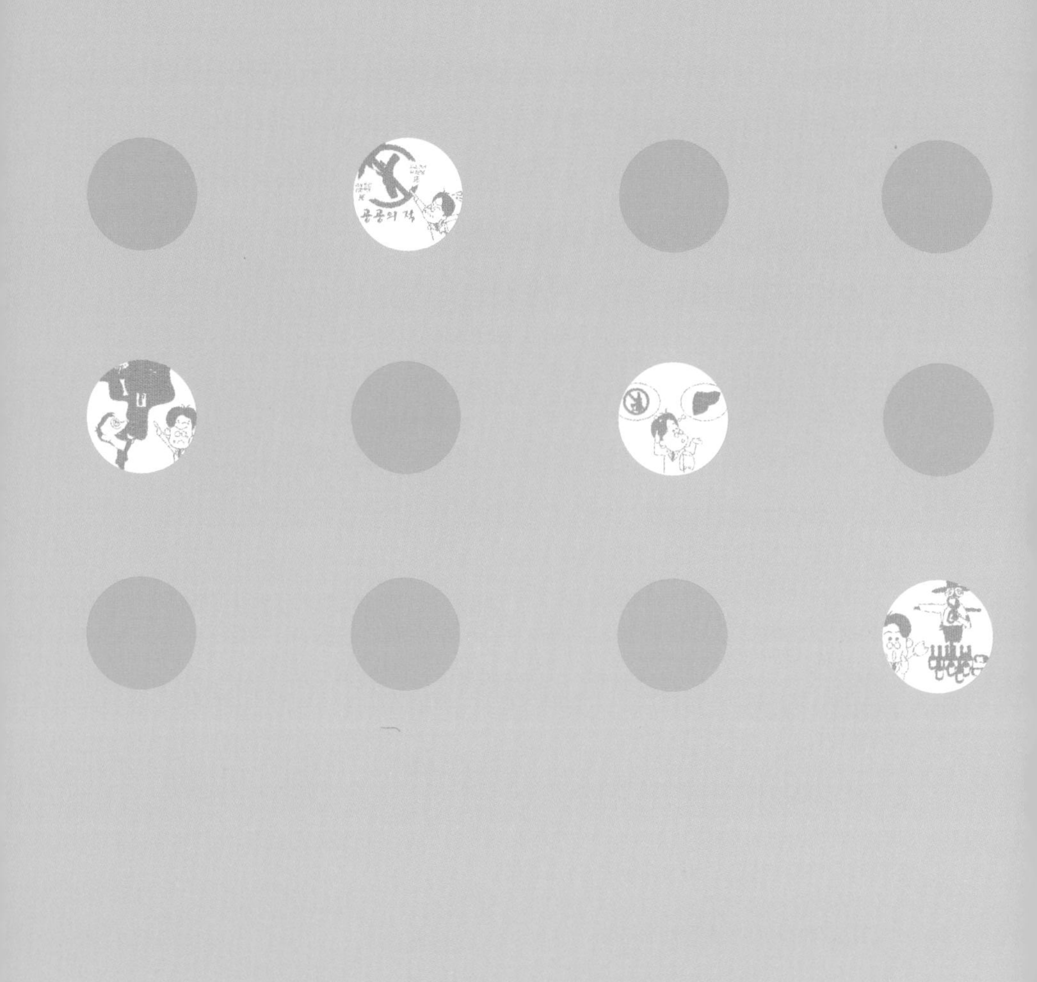
공공의 적

PART | 6

두 얼굴의 동반자, 담배와 술

▶ 흡연은 예방 가능한 질환이다?

▶ 흡연자는 4B를 조심하라?

▶ 알코올성 간 질환은 술만 끊으면 낫는다?

▶ 3일 연속 술을 마시면 알코올중독이다?

흡연은
예방 가능한 질환이다?

국내 연간
약 4만명
死
세계 연간
500만명
死
공공의 적

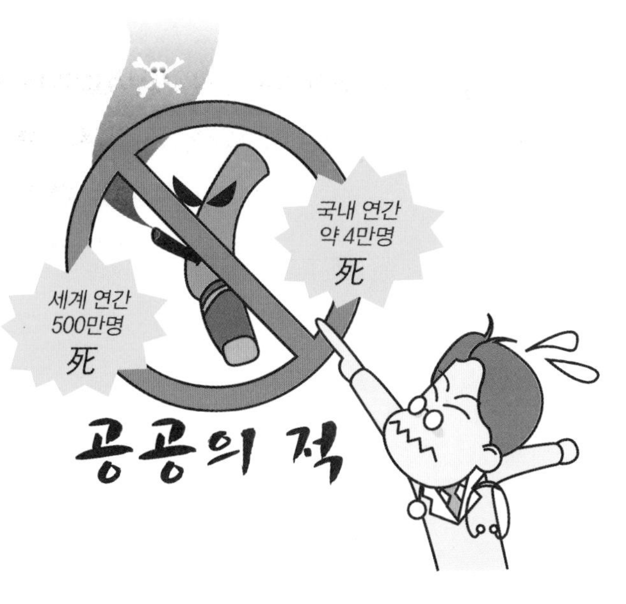

"전 그냥 담배 계속 피우고 오래 안 살래요. 이걸 피워야 하루를 시작하고, 일에 집중할 수도 있는 걸요. 스트레스 받을 때도 담배만한 게 없다니까요. 한 번 사는 인생인데, 하고 싶은 거 하고 살아야죠. 흡연 자체가 병도 아니고, 담배를 피운다고 꼭 병에 걸리는 것도 아니잖아요?"

흡연이 만병의 근원이라는 것은 확실한 과학적 사실로서 상식이 된 지 오래지만, 직장인 권지우 씨(30. 가명)는 금연은 시도하지도 않겠다는 애연가다. 사실 권 씨도 과거 두 차례 금연을 시도한 적이 있었다. 하지만, 그때마다 실패를 했던 그는 이제는 차라리 흡연을 즐기자는 쪽으로 마음을 굳혔다.

담배는 마약이다?

그렇다. 흡연은 심각한 질병을 초래하는 직접적 원인인 동시에 강한 중독성을 갖고 있고, 이 때문에 세계보건기구(WHO)에서는 담배를 '마약'으로 규정하고 있다.

그렇다면 흡연도 질병일까?

그렇다. 흡연 자체를 질환으로 생각하는 사람은 많지 않지만, 다양한 학문분야에서 흡연관련 교육과 연구, 금연 치료를 담당하는 전문가들은 흡연이 분명한 질환임을 강조하고 있다. 일반적으로 사람들은 담배로 인한 '병'이라면 주로 폐암이나 기관지, 호흡기계통의 질병 등을 많이 알고 있는데 사실은 그밖에도 수많은 질병들이 담배를 통해 발생한다. 흡연이 유발하는 질환은 암 종류만도 폐암, 구강암, 인두암, 췌장암, 자궁경부암, 후두암, 방광암, 신장암 등 8가지에 달한다. 또 폐결핵, 폐렴, 독감, 기관지염, 폐기종, 천식, 만성기도장애와 같은 호흡기질환, 류머티스성 심장질환, 고혈압, 폐성 심장질환, 뇌혈관 질환, 동맥경화, 대동맥류와 같은 심혈관 질환을 일으키고, 체중미달아, 신생아호흡장애 증후군, 신생아돌연사 증후군 등 소아질환도 유발한다.

저타르, 저니코틴 담배를 피우면 건강을 크게 해치지 않는다고 하던데?

전혀 그렇지 않다. 저타르 담배라고 해서 포함된 수십 종의 발암물질이 미치는 악영향이 줄어드는 것도 아니며, 저타르 담배나 순한 담배를 피우는 사람은 오히려 더 많은 담배연기를 폐 깊숙이 들이마시는 경향이 있기 때문이다. 폐암에 미치는 영향에 있어서도 저타르 담배나 순한 담배는 폐암의 형태 중 선암은 오히려 확대시키고 편평 상피세포암만 줄어든다는 의학계의 보고도 있다.

저니코틴 담배도 마찬가지다. 일반 담배와 저니코틴 담배의 체내 니코틴 흡수

율에는 큰 차이가 없다. 저니코틴 담배를 피워도 혈액 속의 니코틴 함량을 일정 수준 이상으로 유지하려는 신체 반응 때문에 니코틴의 체내 흡수량이 자연적으로 증가할 뿐 아니라, 자기도 모르는 사이에 점차 많은 양의 담배를 깊게 피우게 되기 때문에 담배의 니코틴 함유량을 낮추면 낮출수록 신체의 니코틴 흡수반응은 오히려 3~5배까지 증가할 수 있다.

장수한 처칠 총리는 입담배를 즐겼다?

골초로 유명한 처칠이 장수했다는 이유로 많은 흡연자들이 스스로를 위로한다. 물론 처칠은 골초였지만 속으로 연기를 들이마시지 않는 소위 입담배를 즐

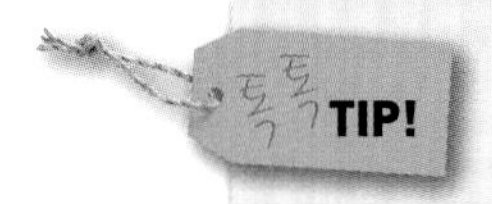

성공하는 금연을 위한 행동법

우리나라의 흡연율은 성인 남성의 경우 세계 2위에 이를 만큼 높은 수준으로서, 사회적으로 흡연율을 낮추기 위해서는 행동요법, 약물요법 그리고 법적·제도적 장치가 필요하다. 금연을 하고자 하는 흡연자들을 위한 몇 가지 행동요법을 소개한다.

하나. 담배가 생각날 때는 냄새, 인후통 등 흡연의 불쾌감을 연상하라.

둘. 주변의 모든 라이터를 없애라.

셋. 담배 대신 파이프를 물거나 껌을 씹고, 커피를 마시면 담배가 생각나는 사람은 녹차를 마셔라.

넷. 담배를 한두 대 다시 피운 것은 '실패'가 아니고, '실수'라고 생각하라.

다섯. '요즘 사회적으로 존경 받고 능력 있는 사람들 대부분은 담배를 끊었다. 그러므로 나도 그렇게 할 것이다'라는 자기 암시를 하라.

여섯. 금연을 시도한 것에 대해 주변에 널리 알리고 금연 기념 파티를 열어라.

일곱. 금연을 원하는 부인의 행동은 잔소리가 아니라 격려, 혹은 심한 질책, 실망감의 표현으로 여겨라.

졌다고 한다. 입담배는 단지 암 발생 중심 장소를 폐에서 구강으로 바꿀 뿐이다. 극히 운이 좋았던 처칠의 경우가 자신에게도 적용될 것으로 기대하는 것은 요행을 바라는 것과 같다. 폐를 거치지 않기 때문에 호흡기에 해악이 적을 것으로 기대하는 경향이 있는데 담배 연기를 머금은 입 안에 좀 더 높은 강도의 성분들이 머물게 되면서 오히려 구강암에 걸릴 우려가 높다. 또 입 안의 산소 농도를 줄여서 치주질환의 원인이 되는 혐기성 세균을 증식시켜 입 냄새가 심해지고 질환이 생길 우려가 커진다.

손발이 차가운 사람은 지금 당장 금연하라?

그렇다. 흔히 수족냉증으로 오인되는 '레이노이드증후군'은 신경질환이나 갑상선기능저하, 혈관질환 등 다른 질병에 의해 2차적으로 발생할 수 있지만 70% 이상은 그 원인이 명확하지 않은 '레이노병'으로 진단돼 심하면 피부조직이 괴사돼 손발을 절단하는 경우도 생긴다. 성별로는 여성 환자가 남성보다 약 28% 많고 특히, 흡연자일수록 레이노이드증후군에 잘 걸리기 때문에 금연은 필수이다.

담배를 피우고 나면 토마토를 자주 먹어라?

담배의 유해성분을 조금이라도 완화하려고 과일이나 야채를 즐기는 사람들이 많은데, 이 경우 잘 골라 먹어야 한다. 오렌지, 감, 귤, 호박, 당근, 살구 등 비타민A의 전구체인 베타카로틴이 많이 든 과일, 야채류는 흡연 중인 상태에서는 금하는 게 좋다. 오히려 폐암 발병률을 높이기 때문이다. 따라서 과일은 되도록 금연 후에 섭취하는 게 건강에 이롭다고 볼 수 있다. 하지만 토마토는 예외다. 토마토에 함유된 라이코펜이란 성분이 니코틴 해독작용을 해줘 폐암을 예방하는 역할을 해주는데, 흡연 중에 먹어도 효과가 있다.

흡연자는
4B를 조심하라?

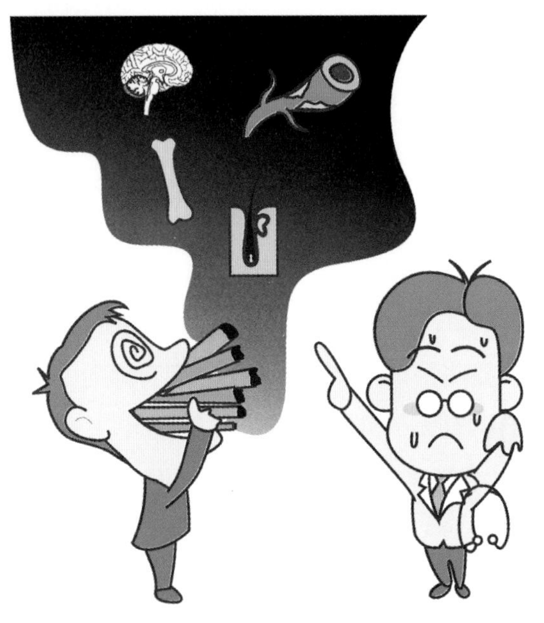

굳이 어느 기관에 어떤 질병을 유발한다고 꼽을 수 없을 정도로 우리 인체의 전 기관에 악영향을 미치는 담배. 가장 대표적인 '암' 외에도 담배로 인해 치명적 손상을 입는 4B, 즉 뇌(Brain), 뼈(Bone), 혈관(Blood), 미용(Beauty)에 미치는 영향을 알아둘 필요가 있다.

담배는 뇌(Brain)를 망친다?

담배의 니코틴은 헤로인이나 코카인과 같이 강한 의존성을 가지고 있다. 이 때문에 담배에 중독된 사람은 의학적 측면에서 습관성 약물 중독자와 같은 상태로 분류된다. 한번 니코틴에 중독되면 습관적으로 담배를 피우게 되고 금연을 할 경우 금단 현상을 느끼게 되는 것이다. 흡연자들의 80~90% 가량이 금연에 성공 못하는 이유도 여기에 있다.

이는 결국 담배의 여러 유해 성분이 뇌 건강에 치명적인 영향을 준다는 것을 의미한다. 실제로 흡연자들의 경우 담배를 피우다 끊은 사람 또는 담배를 피우지 않은 사람들에 비해 인지능력이 눈에 띄게 나쁘다는 연구결과도 있다. 담배 연기로 방출되는 활성산소 때문에 뇌세포가 쉽게 손상되고, 뇌 인지능력이 감퇴한다는 것이다. 또한 흡연을 오래 했던 사람의 뇌 조직검사 결과 마약 중독자의 뇌에서 발견되는 효소가 생성돼 있었다는 연구 발표도 있다.

담배는 뼈(Bone)를 망친다?

담배는 약골(弱骨)의 원인이다. 담배 속 유해성분들은 뼈를 만드는 조골세포가 필요로 하는 산소의 공급을 억제하고, 결국 골밀도를 낮춰서 골다공증도 쉽게 생기게 할 수 있다. 실제로 남성이 골다공증에 걸리는 가장 큰 원인은 바로 흡연 때문인 것으로 알려져 있다. 이로 인해 흡연자의 경우 골절 위험이 2~3배 정도 높아진다. 실제로 미국에서는 흡연을 하면 엉덩이뼈의 골절 발생률이 50%나 증가한다는 보고도 있다. 남성뿐만 아니라 여성 흡연자 역시 혈청 에스트로겐 수준이 더 낮아져 폐경이 일찍 시작되고 호르몬 치료 효과도 줄어들기 때문에 골다공증이 더 쉽게 올 수 있다.

담배는 혈관(Blood)을 망친다?

흡연이 혈관 건강에 큰 영향을 미친다는 것은 이미 잘 알려진 사실이다. 흡연은 뇌졸중의 원인인 혈관질환 발생률을 2~3배 이상 증가시킨다. 때문에 뇌졸중은 물론이고 관상동맥이나 협심증의 위험 역시 큰 폭으로 커지게 된다. 뿐만 아니라 혈압을 높여 콜레스테롤 수치를 증가시킬 뿐 아니라 인슐린 저항성을 증가시키기도 한다. 또한 담배 속의 각종 유독성분은 동맥경화증을 억제하는 좋은 콜레스테롤(HDL)을 줄이고 나쁜 콜레스테롤(LDL)과 중성지방의 양을 늘리게 된다. 또 일산화탄소 때문에 혈관의 산소 공급이 어려워지고 피를 응고시키는데 관여하는 '피브리노겐'도 늘어나며, 혈관 내피 세포의 기능을 떨어뜨려 동맥경화가 촉진되는 것도 흡연에 따른 대표적 부작용으로 꼽힌다.

실제로 흡연자들은 비흡연자에 비해 관상동맥질환이 2~6배 정도 더 많이

조금 더 궁금해요~

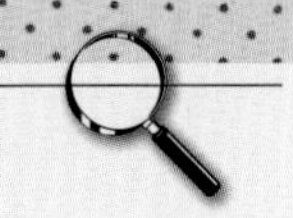

담배, 무조건 끊어야 하는 이유

▣ 흡연자의 암 발생 위험도는 최고 6배 높다

흡연자가 주요 암에 걸릴 위험도를 보면 남자의 경우 담배를 피우지 않는 사람에 비해 후두암 6.5배, 폐암 4.6배, 식도암 3.6배, 방광암이 2.25배 높다. 반면 여자의 경우는 후두암 4.2배, 폐암 2.83배, 자궁내막암 2.13배 등으로 남자보다 상대적으로 위험도가 낮은 편이다. 담배와 관계가 높은 구강암의 경우 흡연자가 구강암에 걸릴 확률이 비흡연자에 비해 6배 이상 높고, 음주자도 비음주자에 비해 구강암 발병률이 5배 이상 높다. 특히 흡연과 음주를 함께 할 경우에는 발병률이 15배 정도 높아진다.

▣ 3040 골초들 심근경색 걸린다

30~40대 젊은 심근경색 환자의 74% 정도는 하루에 최소 1갑 이상의 담배를 피우는 골초들이다.

▣ 담배는 역류성 식도염의 원인이다

명치끝 가슴이 화끈거리는 증상이나 신물이 올라오는 '역류성 식도염'은 식도 곳곳이 헐고 염증이 생기는 질환으로서, '흡연'과 밀접한 관계가 있다. 남성은 체질량지수(비만도)가 높고, 흡연력과 대사증후군이 있을수록 역류성 식도염에 걸릴 위험성이 크고, 여성은 흡연력과 나이가 가장 큰 영향을 미친다.

▣ 흡연자는 당뇨병을 조심하라

흡연은 고혈압, 고지혈증 등을 아우르는 '대사증후군'과 밀접하게 관련된 인슐린 저항성의 위험을 증가시키며, 동시에 당뇨병의 위험 요인인 혈중 아디포넥틴(adiponectin) 수치를 떨어뜨린다.

생기고, 관상동맥질환이 있는 환자가 담배를 피우면 돌연사할 확률이 비흡연자보다 2배 이상 높아진다.

담배는 피부 미용(Beauty)을 망친다?

담배 성분 중 하나인 일산화탄소는 헤모글로빈과 쉽게 결합해 피부 세포에 산소가 아닌 이산화탄소를 전달하게 된다. 이 때문에 세포 대사율이 떨어지고, 피부가 건조해진다.

흡연자들 중 피부가 하얗게 일어나는 마른버짐이 많이 생기는 것도 바로 이 때문이다. 또 오랫동안 흡연을 해 온 중년 남성의 얼굴이 까맣게 그을려 보이는 것은 담배에 포함된 니코틴 성분이 주원인이다. 뿐만 아니라 담배는 체내 비타민A를 없애 자외선에 의한 광노화를 촉진하고 주름이 잘 생기게 한다. 보통 30년간 하루에 한 갑씩 담배를 피운 사람은 비흡연자에 비해 주름이 2.8배가량 많아진다고 한다. 이 밖에도 담배의 니코틴 성분은 혈관을 수축시켜 불필요한 콜레스테롤을 과다하게 만들게 되고, 이렇게 생긴 걸쭉한 혈액은 혈액 순환에 문제를 일으켜 탈모로 이어질 수 있다.

흡연은 다이어트에 좋다?

담배를 피우는 여성들 사이에서는 '담배를 피우면 살이 빠진다'는 속설 때문에 다이어트를 위해 흡연을 하는 사람들도 있다. 하지만 이것은 완전히 잘못된 속설에 불과하다. 흡연은 오히려 뱃살을 찌워 내장비만의 위험을 증가시킨다. 하루에 담배를 1~1.5 갑 피우는 남성은 0.5갑 미만으로 피우는 남성에 비해 1.5배 복부비만 위험도가 높고, 1.5~2갑을 피우는 남성은 1.8배, 2갑을 초과하는 남성은 복부비만 위험도가 2.2배 높아진다. 복부비만의 기준은 남성이 허리둘레 90cm 이상, 여성이 80cm 이상이다.

알코올성 간 질환은 술만 끊으면 낫는다?

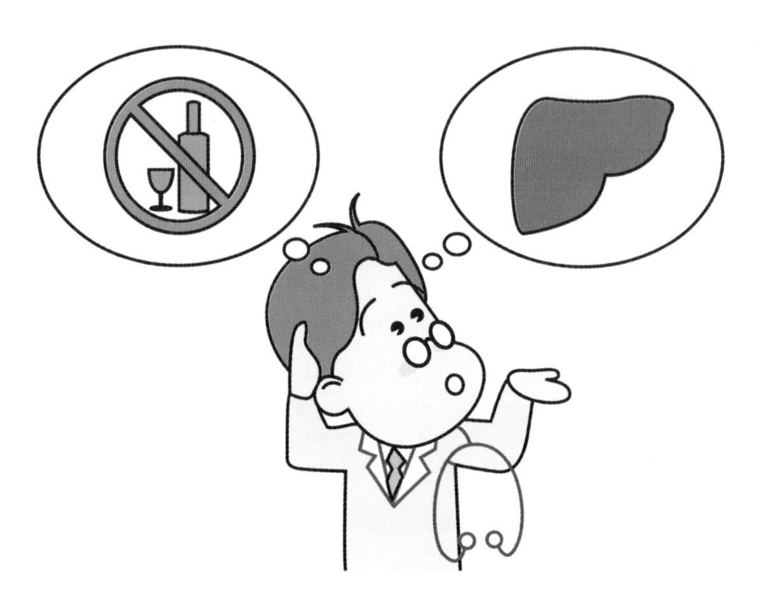

한국인의 음주량은 세계적으로 유명하다. 세계보건기구(WHO)가 발표한 15세 이상 술 소비량은 세계 2위, 위스키와 같은 독주 소비량만 보면 OECD 전체 회원국 중 1위다. 그러다보니 한국의 직장인 남성들에게 지방간은 비교적 흔한 질환이 되었다.

대기업에서 일하는 김중현 씨(42. 가명)는 건강검진에서 지방간 진단을 받은 이후에도 일주일에 세 번 이상은 술을 마신다. 저녁식사에 술은 기본이고, 다양한 모임의 중심에도 술이 있기에 김 씨는 술 없는 사교활동은 생각해 본 적도 없다. '술을 마신다고 누구나 병을 얻는 것은 아니니 나는 괜찮지 않을까?' 김 씨는 불안한 마음을 억지로 달래는 중이다.

술로 인한 간 질환은 무조건 간암으로 진행된다?

가능성이 높다. 알코올성 간질환은 지방간, 간염, 간경변증으로 구분되는데 이들 질환은 환자에 따라 겹쳐서 나타나는 경우가 많다. 혈액검사만으로 알코올성 간질환을 진단하거나 그 정도를 파악할 수는 없다. 특히 아무런 증상 없이도 알코올성 간질환은 간경변증, 간암으로 진행될 수 있다.

알코올성 지방간은 술만 끊으면 낫는다?

그렇다. 술을 많이 마시는 사람의 90%에서 관찰될 만큼 술로 인한 질환 중 가장 흔한 것이 바로 알코올성 지방간이다.

알코올이 간에 흡수되면 독성물질인 아세트알데히드로 변하는데, 이 물질은 간에 있는 지방을 파괴해서 과산화지질로 변화시키고 이게 축적되면 알코올성 지방간에 걸리게 된다. 하지만 간세포의 손상은 거의 없는 게 특징이다.

지방간은 보통 초음파 검사로 진단하는데, 알코올성 지방간은 혈액검사로도 알 수 있다.

알코올성 지방간은 거의 증상이 없다. 하지만 갑자기 심한 피로감을 느끼거나 복부 오른쪽 윗부분에 묵직한 불편감을 느끼면 한 번쯤 지방간을 의심하고 정확한 검진을 받아야 한다. 이를 방치하면 결국 간경화나 간암으로 진행될 수 있기 때문이다.

알코올성 지방간의 가장 중요한 치료법은 금주다. 술을 끊고, 단백질과 비타민 등의 충분한 영양섭취를 하면 1~6주 이내에 회복될 수 있다.

지방간은 술을 먹어야만 생기는 질환이다?

그렇지 않다. 지방간 하면 대부분 알코올성 지방간을 떠올리지만, 우리나라 전체 국민의 15%가 비알코올성 지방간에 속한다.

보통 알코올 섭취량이 남성은 주당 140g, 여자는 주당 70g 이하이면서 다른 원인 질환이 없을 때 비알코올성 지방간으로 판정한다. 보통 당뇨환자의 50~55%, 비만환자의 75%가 비알코올성 지방간을 동반한다. 일반적으로 간에 15~20%의 염증반응이 있을 때 비알코올성 지방간염으로 진단하는데, 비알코올성 지방간염의 20%는 5~10년 내에 간경변증으로 발전하며, 간경변증의 30~40%는 사망한다.

알코올성 간염은 술만 끊으면 정상으로 돌아온다?

간염 진행 정도에 따라 다르다. 알코올성 간염은 간세포의 괴사 및 염증이 발생한 상태다. 흔히 급성증세로 나타나기도 하지만 대부분 간경변으로 이어지는 만성질환의 형태를 보인다.

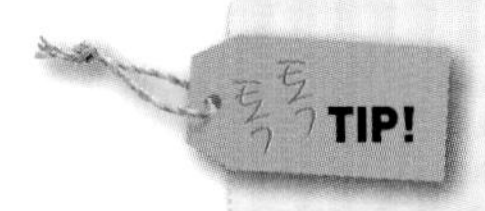

간을 보호하는 음주 수칙 8계명

간 건강에 술은 최대의 적이다. 그럼에도 불구하고 술자리를 피할 수 없다면 최대한 간을 보호하는 음주 습관을 생활화해야 한다.

하나. 2잔의 데드라인을 넘지 않는다.
둘. 음주 후 3~5일은 절주한다.
셋. 자신의 주량 이상 마시지 않는다.
넷. 괴로움을 술로 풀지 않는다.
다섯. 빈속에 마시지 말고, 과일·야채 안주를 꼭 먹는다.
여섯. 술은 혼자 마시지 않는다.
일곱. 간질환이 있다면 절대 금주한다.
여덟. 정기적으로 전문의와 상담한다.

증상은 아예 없을 수도 있으며, 대부분 피로감, 식욕부진, 체중감소, 황달, 발열, 오른쪽 복부 통증 등이 있다. 드물게는 복수, 간성뇌증, 상부 위장관 출혈 등의 간부전 형태로 나타나기도 한다. 알코올성 간염은 간경변증의 전단계로 간조직 검사를 해보면 흉터가 생기는 '섬유화'가 진행된 경우도 많다.

알코올성 간염은 증세가 경미한 경우 금주에 의해 완전히 정상으로 돌아올 수 있지만, 심한 경우 입원해서 스테로이드 투여, 간이식 수술 등 특수 치료를 해야 하는 경우도 있다. 치료를 위해서는 금주와 단백질 영양공급이 매우 중요하다.

알코올성 간경변증은 완전한 치료가 어렵다?

알코올성 간경변증은 간세포가 죽고 그 대신 상처 조직이 그 자리를 차지하게 돼 간이 이미 심각하게 손상된 상태다.

간에서 단백질 형성이 안 되기 때문에 지혈이 잘 안되고 쉽게 멍이 든다. 간의 주요 기능인 해독 작용도 못하게 돼 의식이 흐려지고 심하면 혼수상태가 되기도 한다. 또 간 문맥의 압력이 높아져 배에 물이 차고, 심하면 식도 정맥류가 파열돼 피를 토하거나 혈변이 나타날 수 있다.

간경변증으로 진단되면 무조건 술을 끊어야 한다. 향후 5년간 생존율이 금주 여부에 따라 큰 차이를 보이기 때문이다. 하지만 간경변증은 금주를 하더라도 급속한 진행만을 억제할 뿐 정상적인 간으로 되돌아오기는 어려우며, 간경변증의 약 25%가 간암으로 진행할 수 있다.

3일 연속 술을 마시면 알코올중독이다?

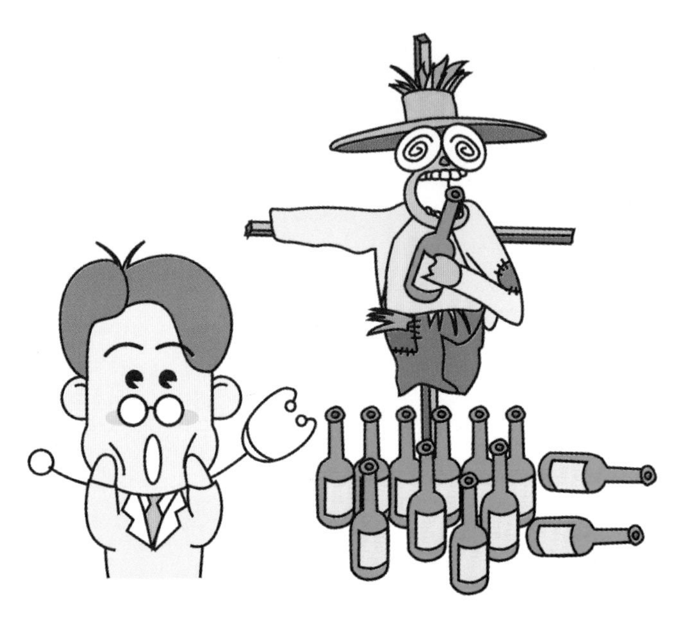

"술 안 마시고 대한민국에서 어떻게 사회생활을 하나요? 술자리에서 잡담만 오가는 게 아니잖아요. 술 한잔이 오가야 진짜 인맥을 쌓을 수 있는 게 현실입니다."

술은 사회생활의 필수라고 생각하는 김유찬 씨(45. 가명)의 '술 예찬'을 듣고 있노라면 대한민국에서 술을 못 마시는 사람은 성공적인 사회생활이 거의 불가능하다는 생각이 든다. 하지만 술은 담배와 마찬가지로 건강을 해치는 주요 원인일 뿐만 아니라, 오히려 과도한 음주를 꺼리는 사회적 분위기가 확산되고 있으니, '술을 벗 삼아 풍류를 공유하며 좋은 관계를 만들어가는 일'은 과감하게 과거의 이야기로 접을 수 있는 용기를 가져보면 어떨까.

3일 연속 술을 마시면 알코올중독이다?

흔히 알코올중독이라고 불리는 '알코올 의존증'은 사회에서 허용되는 이상으로 술을 과다하게 계속해 마심으로써 신체적, 심리적 및 사회적 기능을 해치게 되는 만성적 행동장애다. 이 질환은 보통 초기와 중기, 말기로 나뉘는데 초기 알코올중독은 2~3일간 술을 마시고 몸이 회복되면 다시 음주를 시작한다. 평일에는 자제하지만 주말에 몰아 마시게 되는 경우가 많다. 중기는 술 없이 살아갈 자신이 없어지며 주로 집에서 혼자 술을 마신다. 집에 술을 숨기거나 몰래 마시기도 한다. 말기에는 술 때문에 사고를 저지르는 경우가 생기며 종일 술을 입에 달고 산다. 체중이 감소하며 신체적 폐해뿐만 아니라 정신적인 폐해까지 생기게 된다. 알코올성 치매, 정신병 등이 수반되며 때로는 자살 충동을 느끼기도 한다.

알코올중독 증상, 유전자가 결정한다?

알코올중독 환자들의 증상이 서로 다르게 나타나는 이유는 유전적으로 서로 다른 알코올 분해요소를 갖고 있기 때문이다. 알코올중독 환자들은 1형과 2형으로 나누는데, 알코올중독 1형 환자들은 25세 이후 발병하고 우울증 등 심리적 의존 증상이 많은 반면 알코올중독 2형 환자들은 25세 이전에 발병하면서 강박적 음주와 주사(酒邪) 등의 행동 증상을 보이는 게 특징이다.

보통 몸 속으로 들어온 술은 '알코올 탈수소효소(ADH)'에 의해 아세트알데히드로 바뀌어 분해되는데, 이 과정에서 여러 독성 반응을 일으킨다. 얼굴이 붉어지고, 구역질이 나고, 어지럽고, 가슴이 두근거리는 등의 증상이 대표적이다. 유전적으로 '알코올 탈수소효소'의 활성도가 지나치게 높은 사람들은 술을 조금만 마셔도 금방 체내에 아세트알데히드가 생성돼 알코올로 인한 독성 반응이 더 심하게 나타난다.

알코올중독 1형은 알코올 탈수소효소 유전자가 활성인 경우가 많아 음주 후 아세트알데히드가 빠르게 생성돼 독성 반응을 경험하는 경우가 많지만, 알코올중독 2형은 '알코올 탈수소효소' 유전자가 비활성인 경우가 많아 아세트알데히드가 느리게 생성되기 때문에 음주 후 독성 반응을 경험하는 경우가 적다.

술 마시고 필름이 끊기면 알코올성 치매를 의심하라?

노인성 치매보다 더 심각한 게 바로 알코올성 치매다. 술을 많이 마시게 되면 뇌 속에 기억을 관장하는 해마라는 부분에 손상을 주게 된다. 알코올 의존자나 술을 오래 마신 사람들의 뇌를 단층 촬영해보면 이 해마라는 부분이 찌그러져 있다. 술을 마시면서 필름이 끊기는 '블랙아웃 현상'의 초기에는 뇌 기능에만 문제가 생길 뿐 구조에는 변화가 없지만 '블랙아웃 현상'이 반복될 경우 뇌가 쪼그라들면서 뇌 중앙에 비어 있는 공간인 뇌실이 넓어지게 된다. 이런 상태가 계속 유지되면 알코올성 치매로 진단된다.

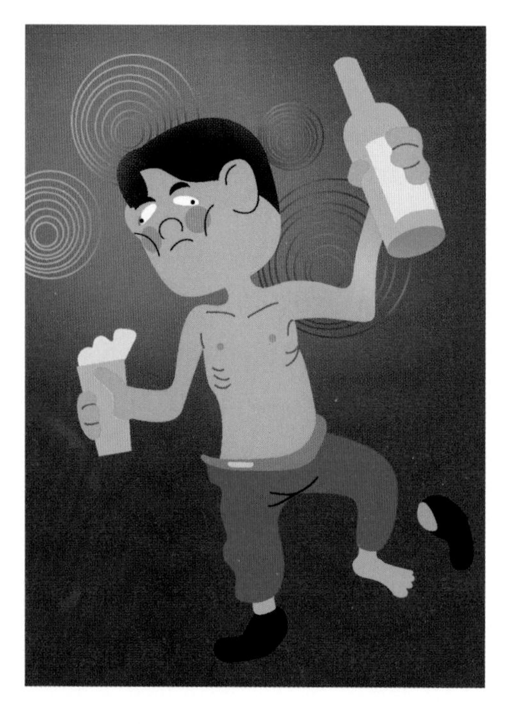

건망증은 시간이 지나면 바로 기억이 회복되지만 알코올성 치매는 시간이 지나도 자기가 하려던 행위를 좀처럼 기억하지 못하는 등 심각한 문제를 일으킨다. 전체 치매 환자의 10% 정도를 차지하는 것으로 여겨지는 알코올성 치매는 노인성 치매와 달리 감정을 조절하는 전두엽 쪽에서 먼저 시작되기 때문에 화를 잘 내고 폭력적이 되는 등 충동조절이 되지 않는 특징이 있다.

폭음을 즐기는 사람은 급성췌장염을 조심하라?

급성췌장염 환자의 절반은 바로 알코올이 원인이며, 특히 폭음이 증가하는 12월에 가장 많은 환자가 발생한다. 급성췌장염은 담즙이 췌장 안으로 역류해 췌장조직에 염증이 발생하는 질환으로, 췌장이 터져서 주변의 장기를 녹이는 부작용을 유발할 수 있는데, 중증 췌장염은 사망률이 10~15%에 이른다. 여성의 경우는 남성에 비해 알코올 분해 능력이 떨어지기 때문에, 남성보다 적은 양의 음주를 했을 때에도 쉽게 급성췌장염이 올 수 있다.

급성췌장염의 증상은 대개 복부 위쪽에 극심한 통증이 나타나는데, 점차 어깨와 가슴, 등 쪽으로 퍼져 나가는 특징을 보인다. 심한 경우에는 구토와 발열, 식은땀 등의 증상도 동반된다. 대부분의 급성췌장염은 통증 치료와 금식 및 수액 요법으로 합병증 없이 수일 내에 회복된다. 하지만 중증일 경우에는 쇼크, 저산소증, 신장기능저하 및 췌장 괴사 등의 합병증이 발생하는 만큼 2차 감염을 예방하면서, 치료를 해야 한다.

헬리코박터균 보유자가 술을 마시면 위궤양에 걸린다?

우리가 마시는 술은 구강, 식도를 통해 위장에 도달하는데 20~30%는 위에서 흡수되고, 나머지 대부분은 소장 및 대장에서 흡수된다. 한국인을 비롯한 동양인의 75%는 위염 또는 위궤양을 일으킨다고 알려진 헬리코박터균을 가지고 있다. 이런 헬리코박터균을 갖고 있는 사람들이 음주를 많이 하면 위장의 정상 기능에 더욱 나쁜 영향을 미쳐 더 빨리 위염이나 위궤양으로 진행될 수 있다.

하루 한두 잔의 반주는 오히려 건강에 좋다?

보통 하루 1~2잔 정도의 반주는 건강에 좋다는 속설이 있지만 전혀 사실이 아니며, 하루 2잔 이상의 소주를 마신 사람들은 오히려 심혈관계 질환의 위험성이 높아진다. 남성의 경우 하루에 소주 2잔(알코올 30g) 정도의 반주를 하면 고혈압은 1.5배, 고중성지방혈증은 1.4배 가량 위험도가 높아진다. 또한 같은 양의 반주를 마신 여성은 당뇨병 2.1배, 복부비만 1.7배, 고혈압 1.8배, 고중성지방혈증 2.2배 등으로 질병위험이 높아진다. 어떤 경우라도 음주량은 질병의 위험과 비례한다는 사실은 변하지 않는 법칙과도 같은 것이다.

조금 더 궁금해요~

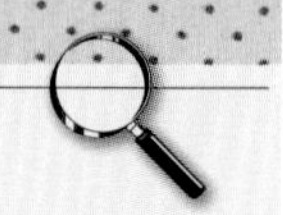

동양인이 서양인보다 알코올중독 위험도가 낮은 이유?

술을 즐기는 것은 대물림이라는 이야기는 오래 전부터 내려온 주장이다. 부모가 술을 즐기면 그 자손들도 술을 좋아하는데 이것이 유전 때문이라는 것이다.

1989년 미국 '알코올중독에 관한 유전학 협동연구(COGA)'를 보면 알코올문제의 50% 이상은 유전적인 요소에 기인한다고 되어 있을 만큼 유전의 영향을 많이 받는 것은 사실이지만 알코올 중독이 한 가지 원인으로만 발생하는 것은 아니다.

술을 마시면 얼굴이 빨개지는 현상은 주로 한국인, 중국인, 일본인 등 동아시아 지역의 민족들에게서 나타난다. 술 마시고 얼굴이 빨개지는 이유는 몸속의 알코올의 분해물질인 아세트알데히드(acetaldehyde)의 수준이 올라가기 때문이다.

1980년대 과학자들은 이 반응을 추적하면서 알코올의 대사작용과 관련된 효소와 알데히드 디하이드로지나제(aldehyde dehydrogenase), 그리고 ALDH1로 암호화된 유전자를 밝혀냈다. 이 ALDH1 유전자 변형은 아시아 민족에서 흔히 발견되는데 일본인의 44%, 베트남인의 53%, 한국인의 27%, 중국인의 30%에서 볼 수 있었다. 그러나 유럽계 출신에는 이 유전자가 드물었다. 완만한 대사작용을 돕는 이 유전자는 알코올 중독에 걸릴 위험이 6배나 낮기 때문에 알코올 중독으로 발전하는 것을 막는 역할을 하게 된다.

톡톡 TIP!

건강을 지키는 음주법 -3少3多-

술, 도저히 끊을 수 없다면 최대한 건강을 지키며 마시는 노력을 할 필요가 있다. 건강을 생각한 3少3多 음주법을 소개한다.

▣ 주소담다(酒少談多)

술은 조금 마시고 대화는 많이 하라. 알코올 성분의 10% 정도는 호흡을 통해 배출된다. 때문에 평소 술자리에서 이야기를 많이 하거나, 노래를 많이 부를수록 술은 덜 취하게 된다. 상대방이 대화보다 술을 빨리 마시기를 권유한다면 "이번 잔은 쉬겠습니다" 또는 "천천히 마실게요" 등의 직설적이면서도 친근한 목소리로 거절 의사를 밝혀라.

▣ 잔소찬다(盞少饌多)

잔은 적게 채우고 안주는 많이 먹어라. 알코올이 몸에 해를 주는 정도는 취했는지 안 취했는지 여부와 별 관계가 없다. 중요한 것은 섭취한 알코올의 절대량으로, 알코올의 독성은 얼마나 많은 술을 마셨는가에 정확하게 비례한다. 우리나라 사람들이 즐기는 '원샷'은 마시는 속도가 빠른 것도 문제지만 그만큼 마시는 술의 양도 많다. 따라서 가능하다면 술자리에서 '원샷'을 외치기보다는 적당히 끊어 마시는 '반 샷'이 좋다. 또 안주를 충분히 먹으며 천천히 술을 마신다면 위장에서 술뿐 아니라 안주까지 분해해야 하므로 그만큼 알코올의 인체 흡수속도를 늦출 수 있다.

▣ 육소채다(肉少菜多)

술을 마실 때 육류는 적게, 채소는 많이 먹어라. 육류나 기름을 사용한 튀김류 등은 산성식품으로 술안주로는 그다지 좋지 않다. 산성성분의 경우 음식이 소화될 때 몸 속에 이산화탄소를 뿜어내게 되고 혈액을 산성화시켜 음주 후 숙취나 악취의 원인이 되기도 한다. 따라서 위에 무리를 덜 주고 숙취해소에 좋은 채소나 과일, 우유 같은 알칼리성 식품과 함께 술을 마시는 것이 좋고, 육류를 먹더라도 채소류와 함께 먹으면 쉽게 포만감을 느껴 전체적으로 먹는 양을 줄일 수 있다.

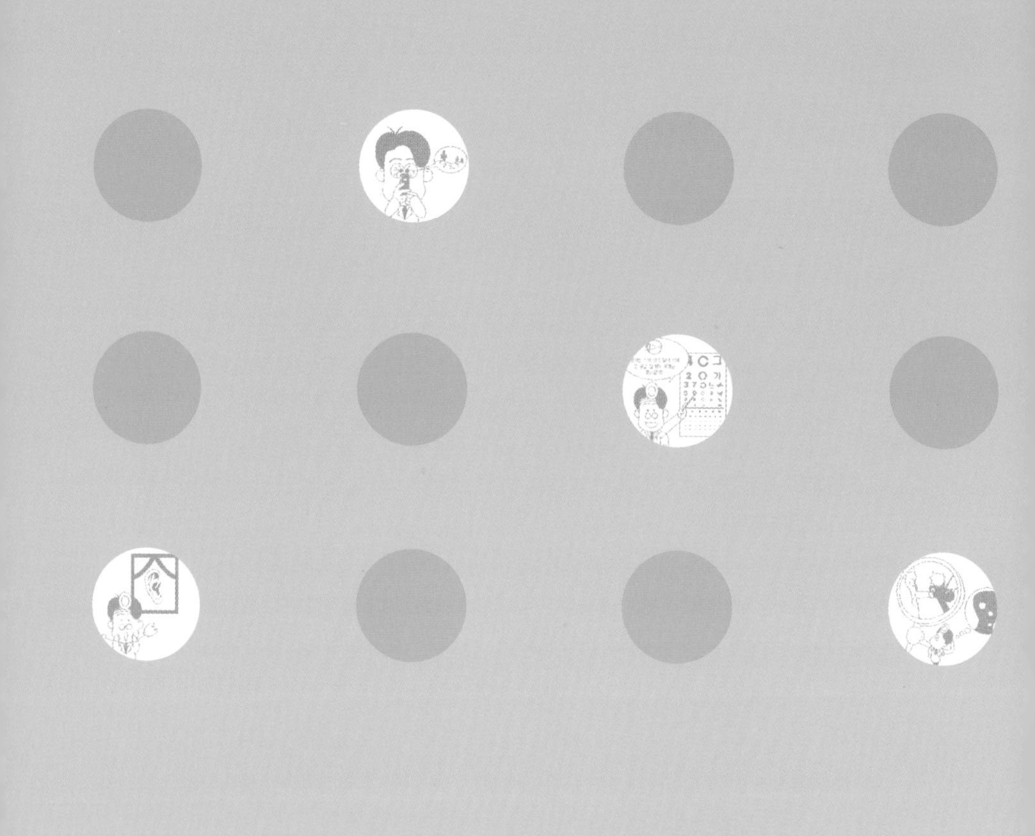

PART | 7

눈과 귀의 질환, 관리가 중요하다

▶ 휴대전화, DMB 자주 보면 안구건조증 생긴다?

▶ 근시도 질병이다?

▶ 나이도 젊은데 귀가 안 들려요?

▶ 귀에 병이 없어도 귀가 아플 수 있다?

휴대전화, DMB 자주 보면 안구건조증 생긴다?

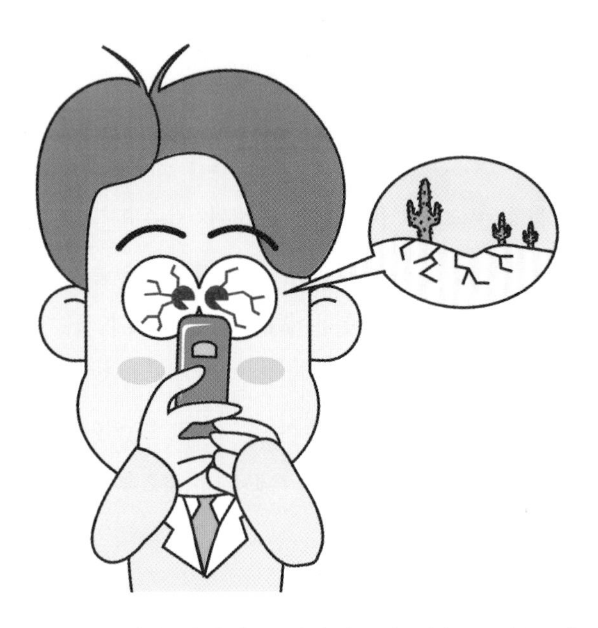

"요즘 휴대용 단말기는 직장인들의 필수품 같은 거죠. 출퇴근 길 지하철에서 미국 드라마를 보면서 영어공부를 하는 사람이 한 둘인가요? 그런데 이것 때문에 안과에 가게 될 줄은 몰랐습니다."

이정우 씨(33, 가명)는 휴대용 단말기를 애용하는 젊은 직장인이다. 영어공부는 물론이고, 독서도 텍스트 파일로 저장된 전자책을 이용한다. 심지어 밤에도 침대에서 잠들 때까지 작은 화면을 통해 영화나 독서를 즐긴다. 휴대용 단말기의 편리함에 푹 빠져있던 이 씨는 눈의 피로가 심해지면서 자주 충혈이 되고, 눈곱이 많이 끼는 등 눈의 이상을 느끼고 안과를 찾았다. 진단은 안구건조증이었다.

휴대폰, DMB는 눈 건강의 적이다?

휴대폰이나 PDA, PDF 등의 작은 액정화면을 흔들리는 차 안이나 어두운 곳에서 장시간 시청할 경우 여러 안과질환을 일으킬 수 있다. 흔들리는 차나 지하철 안에서 손으로 든 상태에서 빛의 발광이 동반된 작은 화면의 영상을 보게 되면 자신도 모르는 사이에 안구가 조절운동을 계속하게 된다. 이 때 눈의 조절근육은 평소보다 과도하게 일을 하게 되고 이렇게 혹사당한 눈은 피로감에 시달리게 된다. 심한 경우 두통으로 이어질 수 있으며, 시력을 떨어뜨리는 원인이 될 수 있다.

안구건조증은 불편한 증상일 뿐 걱정할 필요가 없다?

안구건조증은 말 그대로 눈물이 부족하거나 눈물 구성성분의 균형이 맞지 않아서, 안구 표면이 손상된 상태를 말한다. 집중해서 작업을 하는 중에는 자신도 모르게 눈 깜박임 횟수가 줄게 되는데, 이로 인해 안구 표면이 손상되면, 눈이 시리고 모래알이 들어간 듯한 이물감과 콕콕 쑤시는 느낌을 받게 된다. 쉽게 눈이 피로해 잘 뜰 수가 없고, 눈을 감고 있으면 편하지만 눈을 뜨면 증상이 심해진다. 특히 겨울철 외출 시 찬바람을 맞으면 눈물이 줄줄 흐르며, 심한 경우 두통이 동반된다. 무엇보다 외관상 눈이 약간 충혈되어 있어 일상생활뿐만 아니라 사회생활에도 적지 않은 영향을 받게 된다.

안구건조증은 인공 누액만 자주 넣어주면 문제 될 것이 없다?

안구건조증은 많은 사람들이 알고 있고 또 대수롭게 여기지 않는 질환이다. 때문에 증상이 심하지 않은 대부분의 안구건조증 환자들은 약국에서 손쉽게 인공눈물을 구입해 점안하는 것으로 치료가 끝났다고 생각을 한다. 하지만 안구건조증은 심할 경우 각막궤양 같은 각막손상을 일으킬 수 있으며, 시력이 심하게 저하될 수 있기 때문에 반드시 병원에서 정확한 진단을 받아야 한다.

컴퓨터 모니터 각도가 안구의 수분량을 좌우한다?

적절한 컴퓨터 모니터 각도가 안구건조증을 예방하는 데 도움을 주는 것은 사실이다. 우선 컴퓨터 모니터는 앉은 자세에서 약간 내려다볼 수 있는 각도로 조정한 후 사용하는 게 좋다. 사무실 환경 중 눈에 가장 치명적인 것은 바로 건조한 공기인데, 모니터를 살짝 아래로 내려다보게 설치하면 안구의 수분이 공기에 덜 노출되기 때문에 안구건조증 예방에 도움이 된다. 또한 50분간 컴퓨터를 사용하고, 10분간 휴식을 취하는 '5010룰'을 잘 지켜야 한다.

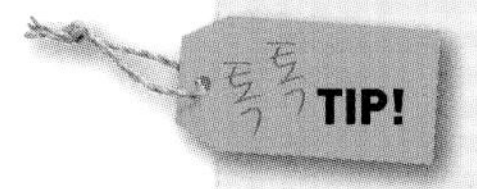

작은 액정화면으로부터 눈을 지키는 요령

휴대전화와 휴대용 단말기 등의 액정화면을 통해 다양한 콘텐츠를 즐기는 것은 이미 사회 트렌드이다. 하지만 편리함만 추구하며 작은 액정영상으로 눈을 혹사시키다보면 눈의 건강을 지키기가 어려워진다. 휴대용 단말기로 영상물을 시청할 때 눈 건강을 지키는 몇 가지 생활 요령을 소개한다.

하나. 눈으로 부터 30㎝ 이상 거리에 놓고 시청하라.
둘. 1시간 이상 연속 시청은 자제한다.
셋. 눈의 조절근을 쉬게 하기 위해 주기적으로 먼 곳을 응시하라.
넷. 장시간 시청할 때는 의식적으로 눈을 주기적으로 깜박여라.
다섯. 바른 자세로 시청하며, 눕거나 엎드려서 보지 않는다.
여섯. 눈이 피로하다고 식염수 등을 함부로 눈에 넣지 마라. 잘 보관되지 않은 식염수는 오히려 오염의 가능성이 있다. 안구건조증으로 진단받은 경우에는 인공눈물을 적절히 사용하는 게 바람직하다.
일곱. 어두운 곳을 피하고 가급적 밝은 곳에서 시청하라.
여덟. 작은 화면을 시청한 이후 발생한 눈의 이상과 피로감은 그냥 넘기지 말고 병원을 찾는다.

눈은 높은 온도를 싫어한다?

그렇다. 때문에 하루 종일 쉬지 않고 눈을 사용하는 공간인 사무실의 경우 온도를 약간 서늘하게 유지하는 것이 좋다. 겨울에도 덥고 답답하다고 느껴질 정도의 난방은 눈물층을 불안정하게 만든다. 겨울철 적정 실내 온도는 섭씨 20~22도 정도다.

조금 더 궁금해요~

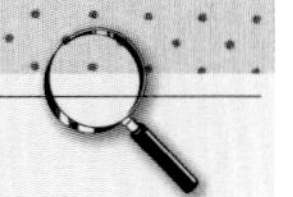

안구건조증 예방을 위한 '눈' 관리법

안구건조증은 컴퓨터와 휴대용 단말기 등의 장시간 사용뿐만 아니라, 대기오염, 기후변화 등으로 인한 자외선 양의 증가, 기타 질병 등 그 원인이 다양하다. 하지만 일상생활에서 조금만 주의한다면 예방도 가능하며, 심한 건조증으로 진행되는 것도 막을 수 있다.

▣ **짙은 아이 메이크업은** NO | 눈을 비비거나 만지지 말고, 눈에 자극이 되는 짙은 메이크업도 피하는 게 좋다. 1주일에 2~3회 정도 눈꺼풀을 세척하는 것도 도움이 된다. 눈두덩을 깨끗한 손가락으로 가볍게 30~60초 정도 마사지해 지방 분비를 촉진시킨 후 눈 세척액이나 베이비 샴푸를 희석한 물로 눈꺼풀 주위를 조심스럽게 닦아주면 된다.

▣ **가습기 사용** YES | 실내에서 하루 종일 가동되는 에어컨과 온풍기(히터)는 실내 습도를 떨어뜨리는 주범이다. 습도가 낮아지면 눈물이 더 증발되고 안구건조증이 악화되기 쉽다. 실내 습도는 60% 이하로 내려가지 않도록 조절하고, 얼굴에서 1m 정도 거리에 설치하는게 좋다.

▣ **자외선은** NO | 안구건조증이 심한 환자들은 염증으로 안구 표면이 손상돼 있는 경우가 많아 야외에서 눈이 따갑고 시린 증상을 호소하기 쉽다. 외출할 때는 창이 넓은 모자나 자외선 차단기능이 있는 선글라스 등을 착용해 눈을 보호해야 한다.

▣ **콘택트렌즈 끼고 수영은** NO | 콘택트렌즈를 자주 사용하게 되면 렌즈로 인해 정상적인 눈물 형성이 방해받고 자극에 의한 염증이 생기면서 안구건조증이 발생할 수 있다. 특히 수영장에서는 렌즈를 사용하지 않는 것이 좋다. 콘택트렌즈를 낀 채 물 속에 들어가면 오염된 물이 눈과 렌즈 사이에 들어가 눈에 심각한 자극을 줄 수 있다.

▣ **유행성 결막염** NO | 결막염이 생기면 우리 몸은 염증을 이기기 위한 염증물질(T세포)을 분비하는데 이 염증물질이 과도하게 분비되면 눈물의 정상적인 분비와 순환을 방해해 안구건조증의 원인이 된다.

근시도 질병이다?

근시는 상이 망막 앞에 생겨
먼 곳을 잘 보지 못하는
현상입니다.
4 C ᄀ
2 가
3 7 느
5 9 고
3 6 가
4 가

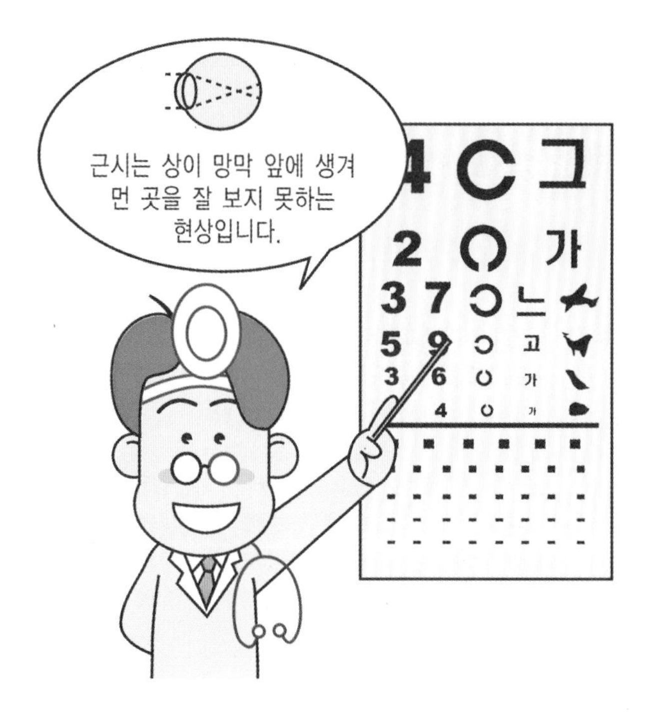

안경과 콘택트렌즈를 사용한 지 벌써 10년이 다 되어가는 최수영 씨(26, 가명)는 최근 불편할 정도로 눈곱이 많이 끼는 현상으로 안과를 찾았다가 렌즈부작용으로 인한 염증이라는 진단을 받았다. 게다가 시력도 훨씬 나빠져 그동안 맞지도 않는 안경과 렌즈를 끼고 있었다는 사실도 알게 되었다.

안과의사는 각막이 손상되어 더 이상 렌즈를 낄 수 없다는 얘기와 함께 근시가 시작되었을 때부터 병원을 찾아 자주 검진을 받았더라면 눈을 좀 더 건강하게 관리할 수 있었을 것이라는 얘기를 했다. 근시 증상만으로도 병원을 찾아야 하는 걸까?

근시도 병원을 찾아야 하는 질환이다?

우리가 흔히 '시력이 나쁘다'라고 말하는 근시는 단순근시로서, 대부분 학교에 다니면서 시작해, 성장하면서 진행되고, 18~20세에 멈춘다. 성장하면서 안구의 길이가 계속 길어지기 때문에 성장이 멈출 때까지 근시도 함께 진행되는 경우가 많다. 근시는 일반인 중 절반 이상이 증상을 갖고 있을 정도로 흔한 안과 질환이며, 근시 자체로 큰 위험성이 있는 것은 아니다. 그러나 과한 교정이나 부정확한 교정으로 시력발달 저해와 사시 등을 유발할 수 있으므로 반드시 안과검진이 필요하다.

근시, 시력 교정보다 합병증이 문제다?

근시는 물체의 상이 망막 앞쪽에 맺히는 상태로, 먼 거리에 있는 물체를 보기 어려운 증상을 말한다. 근시는 보통 ▲단순근시(안구의 길이와 눈의 굴절력이 서로 일치하지 않는 상태) ▲병적 근시(안구의 길이가 비정상적으로 길어져 20세 이상이 되어도 근시가 계속 진행되는 경우) ▲가성근시(눈의 피로로 일시적인 근시 증상이 나타나는 경우) ▲합병근시(노인성 백내장에 수반돼 근시가 유발되는 상태) 등으로 나뉜다. 문제는 안경 등으로 쉽게 교정이 가능한 것으로 알려진 이 근시가 방치될 경우 자칫 ▲원추각막(원뿔형으로 각막이 앞으로 돌출하는 질환) ▲각종 망막질환(망막박리, 황반변성, 날파리증 등) ▲백내장 ▲녹내장 등의 심각한 질환으로 이어질 가능성이 크다는 점이다. 특히 병적 근시는 망막변성과 교정시력의 저하, 망막박리 등의 합병증을 동반하는 경우가 많다.

근시 예방은 어릴수록 좋다?

그렇다. 만 3세가 되면 안과 검진을 받아 굴절 이상 여부를 보고, 이상이 있을 경우 적절한 안경으로 교정해 줘야 한다. 또한 정기적인 시력검사를 통해 굴절 이상 여부를 확인하고, 이상이 있을 경우 교정해 주며, 주기적으로 관찰하는 것이 중요하다.

안경이나 콘택트렌즈를 착용하는 것이 근시를 더 악화시키지는 않으나, 원래의 도수보다 높은 렌즈를 착용할 경우 조절로 인한 눈의 피로가 발생할 수 있다. 따라서 6개월에 한 번씩은 안과를 방문하여 근시의 진행 정도를 검사하

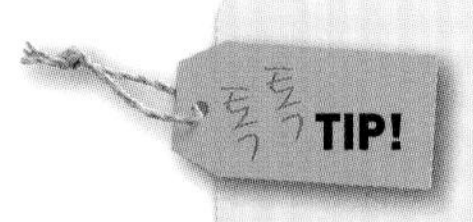

항상 빨갛게 충혈된 토끼눈, 피로가 원인이 아니다?

전날 잠을 충분히 자지 못했거나 숙취, 또는 눈에 이물질이 들어갔을 겨우, 심하게 울었을 경우 등 다양하고 소소한 이유로 눈이 충혈되는 증상은 흔히 일어나는 일이다. 하지만 유난히 자주 충혈되거나, 눈 전체가 붉은 빛을 띠기 시작한다면 혹시 만성 결막염이 아닌지 안과 검진을 받아봐야 한다.

▣ 아프지 않다고 방치하면 만성결막염 될 수도

충혈은 크게 결막 충혈과 섬모체 충혈로 나뉜다. 결막 충혈은 외부로부터 자극을 받아 나타나며 건성안, 알레르기, 세균성 결막염 등으로 나타날 수 있다. 이 경우 눈에 이물질이 있는 것처럼 따갑거나 뻑뻑한 증상을 호소하고, 눈이 시리거나 외부 자극에 의해 자신의 의지와 상관없이 눈물이 흐르기도 한다. 반면 눈 안의 염증 때문에 생길 수 있는 섬모체 충혈은 검은 눈동자 주위가 선홍색을 띠는 증상이 나타나고, 포도막염, 녹내장, 홍채염 등의 안과적 질환이 원인일 수 있고, 심하면 실명할 위험도 있어 주의가 필요하다. 이 밖에도 선홍색 날개모양의 살이 검은 눈동자 위를 덮는 익상편과 주변에 흰점이 나타나는 검열반 등의 초기 증상이 심한 충혈로 나타날 수 있다.

▣ 항상 충혈된 토끼눈은 레이저로 치료 가능

안과적 질환 없이 생긴 충혈의 경우 레이저광응고술로 치료할 수 있다. 레이저광응고술은 점안마취제를 넣은 후 레이저로 확장된 실핏줄(모세혈관)을 파괴하는 방법으로서 10분 정도면 시술이 가능하고 치료 후 일상생활에 지장이 없으며, 회복 속도도 일주일 내외로 빠르다.

고 자신의 눈에 맞는 도수의 안경이나 렌즈를 착용하도록 한다. 평상시 너무 어두운 곳에서 작업을 하거나, 장시간의 근거리 작업은 피해야 한다.

당뇨 앓는 부모님이 눈을 자주 찡그리는 건 눈이 나빠서가 아니다?

당뇨가 있는 부모님이 햇빛 아래서 자주 눈을 찡그리는 것은 망막증의 신호일 수 있으니 바로 병원에 가야 한다.

당뇨망막증은 당뇨로 인해 망막의 모세혈관이 폐쇄돼 눈 속 조직이 저산소증을 일으키는 질환으로 심하면 실명에 이를 수 있다.

당뇨망막증 초기에는 대부분 아무런 증상이 나타나지 않지만 외출 시 눈부심이 시작되고 시력이 서서히 떨어진다. 더 발전하면 사물의 군데군데가 까맣게 보이고, 결국 실명에 이른다. 한번 손상된 망막은 치료를 해도 정상적인 상태를 회복하지 못하므로 예방과 조기발견이 가장 중요하다.

노인이 난간 잡고 천천히 계단 내려가는 건, 눈 건강의 이상 신호다?

그렇다. 노인들이 계단을 내려갈 때 무릎이 아니라 난간을 잡고 천천히 내려간다면 노인 실명의 대부분을 차지하는 황반변성을 의심해 봐야 한다. 황반변성은 시력의 90%를 담당하는 황반부에 출혈의 위험이 있는 비정상적인 혈관이 생기는 질환이다.

황반변성의 첫 번째 증상은 직선이 물결치듯 굽어 보여 컵에 물이 넘치도록 따르거나, 계단을 내려가기가 어려워진다. 때문에 골절사고 등 2차적인 문제가 발생할 수 있다. 더 진행되면 중심 시야가 소실돼 운전, 운동, 독서, 식사준비 등 독립적인 생활이 불가능해진다. 하지만 초기에 발견하면 질환의 진행을 막아 실명을 예방할 수 있으므로 조기 진단이 중요하다. 황반변성을 예방하기 위해서는 야외 활동 시 노란색 선글라스를 착용하고 발병률을 4배 정도 높이는 흡연은 피하는 게 좋다.

나이도 젊은데 귀가 안 들려요?

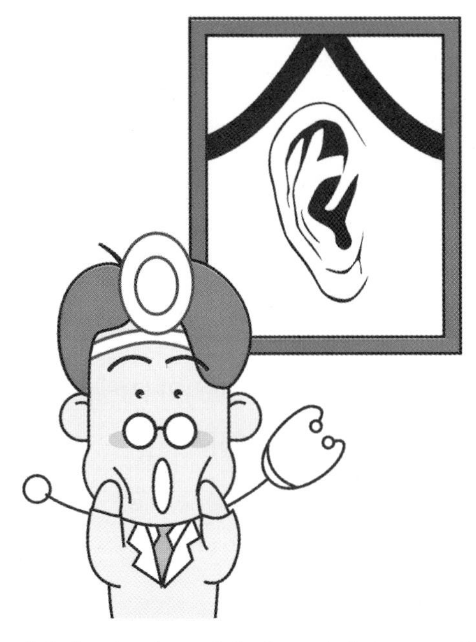

"이어폰을 자주 사용하는 편이에요. 도서관에서 공부할 때도 음악을 듣거든요. 그런데 요즘 귀가 잘 안 들리는 것 같아서 볼륨을 자꾸 높이게 돼요. 친구들끼리 이러다 30대가 되기도 전에 보청기 끼는 것 아니냐고 농담도 하는데, 정말 그렇게 될 수도 있나요?"

하루 종일 MP3로 음악을 듣는 대학생 유성일 씨(21. 가명)는 요즘 부쩍 청력이 떨어진 듯한 느낌이 든다. 워낙 볼륨을 높여 음악 듣기를 좋아하는데다, 강의 시간 외에는 귀에서 이어폰을 떼어놓지 않기 때문에 그의 귀는 항상 큰 소리에 노출돼 있다. 집에서 TV를 볼 때도 가족들로부터 너무 크게 듣는다며 주의를 듣지만, 유 씨는 가족들의 수준에 맞춰 볼륨을 조절하면 잘 들리지 않는다. 유 씨의 귀는 문제가 없는 걸까?

난청은 원래 50대부터 시작된다던데?

그렇지 않다. 보통 난청의 경우 50대부터 크게 증가하는 것으로 알려져 있으나 서울삼성병원의 조사를 보면 난청환자는 30대(11.3%), 40대(13.9%)부터 증가하기 시작해 50대(17.7%), 60대(16.9%)에 피크를 이루는 것으로 나와 있다. 그런가 하면 10세 미만 영유아군의 난청 발병률이 14.6%에 달하고 있어 50대와 60대에 이어 세 번째로 높다.

젊은 난청의 주요 원인이 중이염이라고?

그렇다. 30~40대 때 난청환자들은 만성중이염으로 인한 감각신경성 난청인 경우가 많다.

일종의 노화현상인 노인성 난청과 달리 중이염에 의한 난청은 적극적으로 치료를 하면 완치가 가능하다. 그러나 이를 방치할 경우 낮은 연령대부터 난청이 찾아오게 된다. 하지만 최근에는 각종 소음과 이어폰 사용의 급증으로 청각장애를 호소하는 젊은 난청 환자들도 늘어나고 있다.

신생아 난청은 유전 때문이다?

신생아의 경우 1천 명당 0.5~1명꼴로 선천성 난청을 가지고 있으며, 대부분 유전적인 요인이 원인이다.

선천성 난청의 증상이 나타나면 최소한 생후 3~6개월 이전에 청력검사를 시행하고 보청기 착용 등 청력 재활 치료를 시행하는 것이 중요하다. 하지만, 특별한 병력이 없는 경우에는 부모에 의해 발견되기 어렵기 때문에 적절한 청력 재활치료의 기회를 놓치는 경우가 간혹 있다.

신생아의 경우 직접적인 청력검사가 어렵기 때문에 귀로 들어오는 소리가 청신경을 자극하는 정도를 검사하는 '뇌간반응유발검사'와 소리에 대한 내이세포의 반사 반응 정도를 검사하는 '유발이음향방사' 검사를 시행한다.

하루 종일 함께 있는 부모라도 발견하기 어려운 것이 신생아 난청이기 때문에 ▲가족 중 청력장애인이 있거나 ▲출생 시 체중이 1.5kg 이하인 저체중아 ▲풍진 등의 신생아 감염 ▲출생 시 심한 질식 ▲세균성 수막염 감염 등에 노출됐던 신생아들은 정상 신생아보다 난청의 위험도가 더 높다는 점을 인식하고, 반드시 정확한 청력검사를 받아야 한다.

유난히 큰 소리로 TV 보는 아이, 삼출성 중이염을 의심하라?

유아기, 초등학생들의 난청은 고막 안쪽으로 물 또는 고름이 찼다고 말하는 '삼출성' 또는 '급성 중이염'이 주요 원인이다.

'급성 중이염'은 통증을 동반하기 때문에 부모가 쉽게 이비인후과를 찾을 수 있지만 '삼출성 중이염'은 특이한 증상이 없는 경우가 대부분이기 때문에 오랜 기간 방치하기가 쉽다.

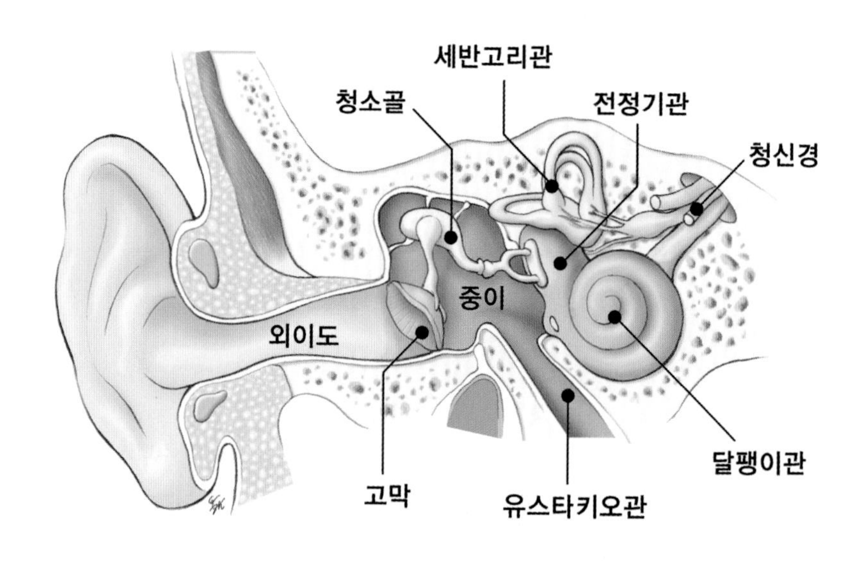

따라서 ▲TV 소리를 크게 틀거나 가까이에서 보는 경우 ▲여러 번 말을 되묻거나 큰소리로 대답하는 경우 ▲학습능력이 떨어지고 내용을 잘 이해하지 못하는

조금 더 궁금해요~

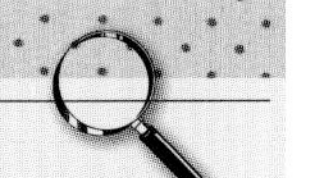

보청기를 끼면 귀가 더 빨리 나빠진다고?

청력이 떨어지면 본인은 물론 주위 사람들까지 불편함을 느끼게 되고, 원활한 의사소통이 어려워 대인기피증까지 생길 수 있다. 따라서 난청이 의심되는 즉시 병원을 찾아 청력검사를 받은 후 자신의 상태에 맞는 보청기를 맞춰 착용하는 것이 중요하다.

보청기에 대한 몇 가지 궁금증

▣ 보청기를 끼면 귀가 더 빨리 나빠진다?

잘못된 상식이다. 보청기는 청신경이 약해져서 상대방과의 대화나 TV, 전화 소리가 잘 들리지 않는 사람에게 큰 도움이 된다. 특히 신체의 다른 부위는 건강하면서도 청각 기능만 저하돼 있는 사람에게는 보청기 착용이 필요하다. 처음 보청기를 착용하게 되면 오히려 들리지 않던 소음이 갑자기 들리는 등 처음에는 불편함을 느낄 수 있지만, 하루 4~5시간씩 착용을 하면서 적응기간을 거친다면 난청이 심해지는 것을 예방할 수 있다.

▣ 보청기는 의사 진료 없이 착용해도 괜찮을까?

아니다. 난청의 종류와 유형에 따른 보청기 선택은 매우 전문적인 과정에 의해서 이뤄진다. 일측성 난청인지 또는 양측성 난청인지에 따라 다르고, 양측성인 경우에도 대칭성과 비대칭성 유무, 전음성과 혼합성인 경우, 소아와 성인의 경우 등 여러 가지 고려사항을 어떻게 조절하느냐에 따라 보청기 사용 여부가 결정된다. 때문에 의사의 정확한 진료와 처방 없이 구입해 착용하는 것은 불만족과 보청기 착용 실패의 직접적 원인이 된다.

▣ 이왕이면 비싼 보청기가 더 좋지 않을까?

아니다. 보청기의 종류는 전달방식에 따라 일반보청기(주머니형, 귀걸이형, 안경형, 귓속형)와 특수보청기(크로스형, 주파수변조형, 골도형, 인공와우 등)가 있고, 증폭방식에 따라서는 아날로그형, 디지털형, 그리고 이들 둘을 절충한 프로그램형 등 다양한 제품들이 나와 있다. 그러나 보청기의 선택기준은 가격이 아니라 '자신에게 적합한가' 하는 점이다.

경우 ▲유난히 사람을 쳐다보는 버릇 등이 있는 경우에는 난청 가능성이 크므로 반드시 진료를 받아야 한다. 언어발달에 있어 가장 중요한 시기에 생긴 청각장애는 청력뿐 아니라 언어 및 지능발달에도 치명적인 손상을 줄 수 있기 때문이다.

소음성 난청, 일단 진행되면 치료 방법이 없다?

20~30대 젊은 층에서 주로 발견되는 소음성 난청은 MP3와 오디오 사용, 생활 속 소음공해 등이 주요 원인이다.

소음은 달팽이관 속에 있는 유모세포라는 부분을 손상시키는데 짧은 기간의 소음에 의한 손상은 대부분 회복이 가능하지만, 오랜 기간 소음이 지속되거나 수용한도를 넘는 폭음에 노출된다면 유모세포는 회복이 불가능할 정도로 손상된다.

소음성 난청은 초기의 경우 고음을 인지하는 기능만 떨어져 조기발견이 어렵고, 일단 그 이하 주파수까지 난청이 진행된 다음에는 치료 방법이 없는 만큼 조기진단과 예방이 특히 중요하다.

따라서 소음이 심한 곳에서 생활한다면 청력보호장비 등의 착용을 생활화하고, 지하철과 같은 시끄러운 곳에서는 MP3를 사용하지 않는 게 좋다.

귀에 병이 없어도 귀가 아플 수 있다?

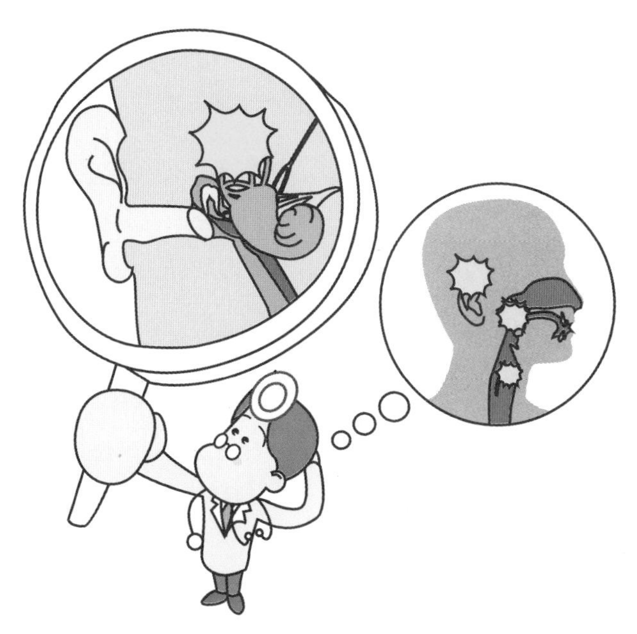

"저는 감기에 걸리면 귀도 아픈 증세가 있어요. 기관이 연결돼 있어서 그렇다는 얘기를 들었죠. 그래서 가끔 이유없이 귀가 아파도 큰 걱정은 안 해요. 대부분 감기약만 먹으면 낫더라고요."

자주 귀가 아픈 경험을 갖고 있는 서미영 씨(27, 가명)는 이통(耳痛)에 대해 크게 민감한 반응을 보이지 않는다. 초기에 몇 번 병원을 찾았지만 모두 귀에 문제가 있었던 것이 아니라 다른 질환이 원인이 되어 귀에 통증이 나타나는 '연관이통(聯關耳痛)' 이었기 때문이다. 이름도 생소한 연관이통이란 무엇일까?

귓병 없이 귀가 아픈 건 연관이통 때문이다?

송곳으로 찌르는 듯한 통증부터 경미하지만 지속적으로 나타나는 아릿한 통증까지 연관이통의 증세는 다양하다. 특히 기온차가 심하고 찬바람이 부는 날씨에 흔히 발생하는데, 감기가 주원인이다. 목과 코에 생긴 염증이 제대로 치료되지 않아 통증이 연결 부위인 귀에까지 영향을 미치는 것이다.

위식도 역류증이 생겨도 귀에 통증이 온다고?

우리의 귀에는 감각을 지배하는 4개의 뇌신경과 1개의 경추신경이 있는데 이 신경들은 귀뿐만 아니라 구강이나 인후, 후두 등 여러 부위도 함께 담당한다. 때문에 감기로 인해 인후염, 후두염, 편도선염 등에 걸리면 귀의 통증이 함께 느껴지는 것이다. 또는 삼킨 음식물이 위장에서 다시 식도, 후두, 인후로 거슬러 올라가 생기는 위식도역류증이나 턱관절장애가 있는 경우에도 귀에 통증이 오며, 과로 등으로 피곤할 때도 귀에 통증이 생길 수 있다.

귀가 아플 때는 감기약이 최고다?

원인에 따라 다르다. 연관이통의 가장 흔한 원인은 인후염과 후두염, 편도선염으로서 통증이 발생했다면 빠른 시일 내에 약물로 증상을 완화시켜야 한다. 그러나 편도선염으로 인한 통증은 고열을 동반한 채 증상이 자주 나타날 경우 수술로 치료하는 게 낫다. 위식도역류증이 원인일 때에는 치료에 많은 시간이 걸린다. 진단할 때부터 후두내시경 검사 외에 식도 내 압력이나 산도 측정을 하게 되며 위산을 중화하거나 산 분비를 억제하기 위해 3개월 이상 약물을 복용해야 한다.

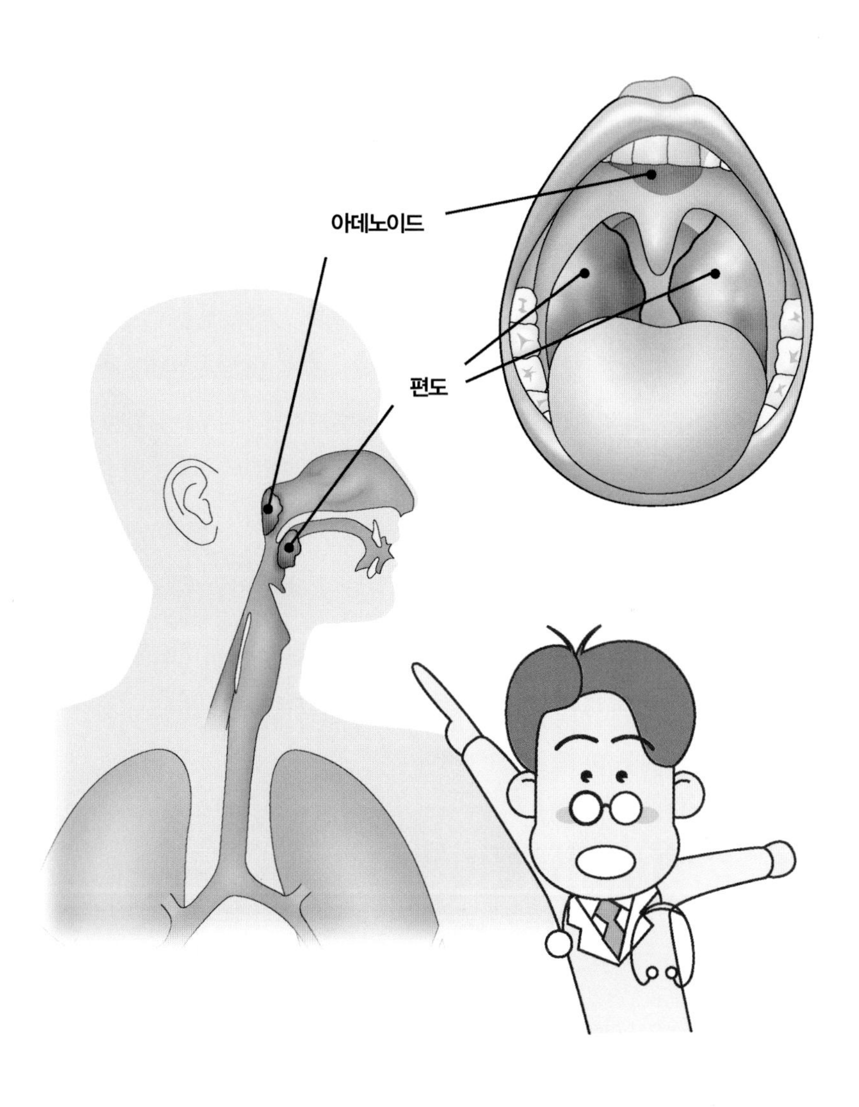
아데노이드
편도

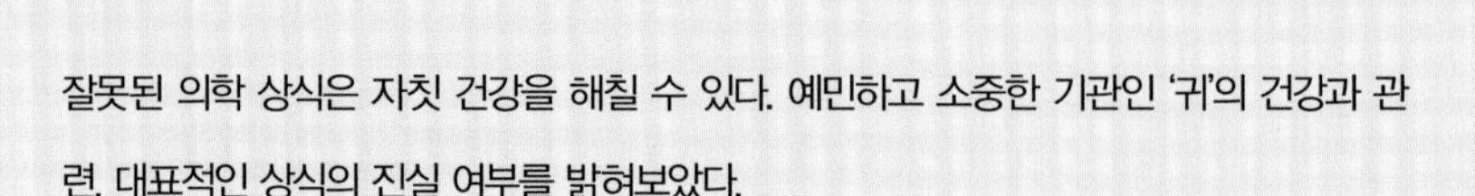

잘못된 의학 상식은 자칫 건강을 해칠 수 있다. 예민하고 소중한 기관인 '귀'의 건강과 관련, 대표적인 상식의 진실 여부를 밝혀보았다.

▣ **귀는 자주 후벼주는 게 좋다? =** NO.

'코끼리 다리보다 가는 것은 귓속에 넣지 말라'는 서양의 옛 속담이 있듯이 귀는 손을 대지 않는 게 최상의 귓병 예방법이다. 귀지는 가만 놔둬도 저절로 안쪽에서 밖으로 나오게 된다. 면봉으로 좁고 예민한 귀의 피부를 후비는 것은 자칫 염증을 일으킬 수 있으며 외이도염증 등에 따른 불필요한 고생을 초래한다. 수영이나 사우나 후에는 피부가 약해져 있기 때문에 더욱 조심해야 한다.

▣ **귀지는 더럽고 지저분하다? =** NO.

가장 잘못된 상식 가운데 하나로 귀지는 오히려 보호막 역할을 한다. 일부 병적인 귀지도 있으나 정상적인 사람의 귀지는 대부분 세균의 침입과 세균의 발육을 저지하는 역할을 한다. 귀지는 그대로 두는 것이 좋다.

▣ **귀에 물이 들어가 중이염이 생긴다? =** NO.

중이염은 중이 내에 염증이 생긴 뒤 고름이 고여 발생하는 질환이다. 수영장에 가는 것을 금하거나 목욕 후에 귀를 면봉으로 닦는 것보다 감기에 안 걸리도록 평상시에 신경을 쓰는 것이 더 중요한 예방법이다.

▣ **이어폰으로 음악 듣기는 괜찮다? =** NO.

한 실험에서 3시간 동안 이어폰으로 음악을 듣게 한 후 청력 검사를 해 본 결과 50% 이상이 일시적인 청력 감퇴 현상을 나타냈다. 청소년들이 CD, MP3 플레이어의 볼륨을 일반적으로 소음성 난청은 직업 환경 등에 장기간 노출됐을 때 발생한다. 그러나 어느 정도 이상의 심한 소음(총소리, 노래방, 나이트 클럽 등)은 단 한 차례만 듣더라도 달팽이관의 신경세포를 망가뜨려서 회복이 불가능한 난청과 이명을 남기게 된다. 그러나 귀마개를 하는 등의 간단한 조작만으로도 난청의 위험을 크게 줄일 수 있다. 일반적으로 사람이 편안한 상태로 들을 수 있는 음역은 30~40dB로, 일상생활의 대화는 60dB 정도, 전기톱이나 나이트클럽의 강한 소음 등은 100~110dB 이상, 총성의 강도는 130~140dB 이상이다.

▣ **60세가 넘으면 3명 중 1명은 잘 못 듣는다? =** YES.

개개인의 차이는 있지만 60세 이상은 3명 중 1명, 70세 이상은 절반 가량이 청각 장애를 호소한다.

▣ **신생아에서 가장 흔한 질환은 난청이다? =** YES.

난청은 신생아에서 나타나는 선천성 질환 중 가장 빈도가 높은 장애다. 국내에서도 연간 1천여 명의 신생아가 난청을 가진 채 태어난다.

▣ **화학물질을 오래 취급하면 청력을 잃을 수 있다? =** YES.

이화여대 의대 예방의학교실 박혜숙 교수팀이 항공산업 근로자를 대상으로 진행한 연구를 보면 유기용제에 노출된 근로자의 27.8%가 '청력손실' 상태로 진단되었음을 알 수 있다. 유기용제란 어떤 물질을 녹일 수 있는 액체상태의 유기화학물질을 말한다. 일반적으로 청력손실의 기준은 '순음청력평가'에서 25dB을 초과하는 경우를 말한다.

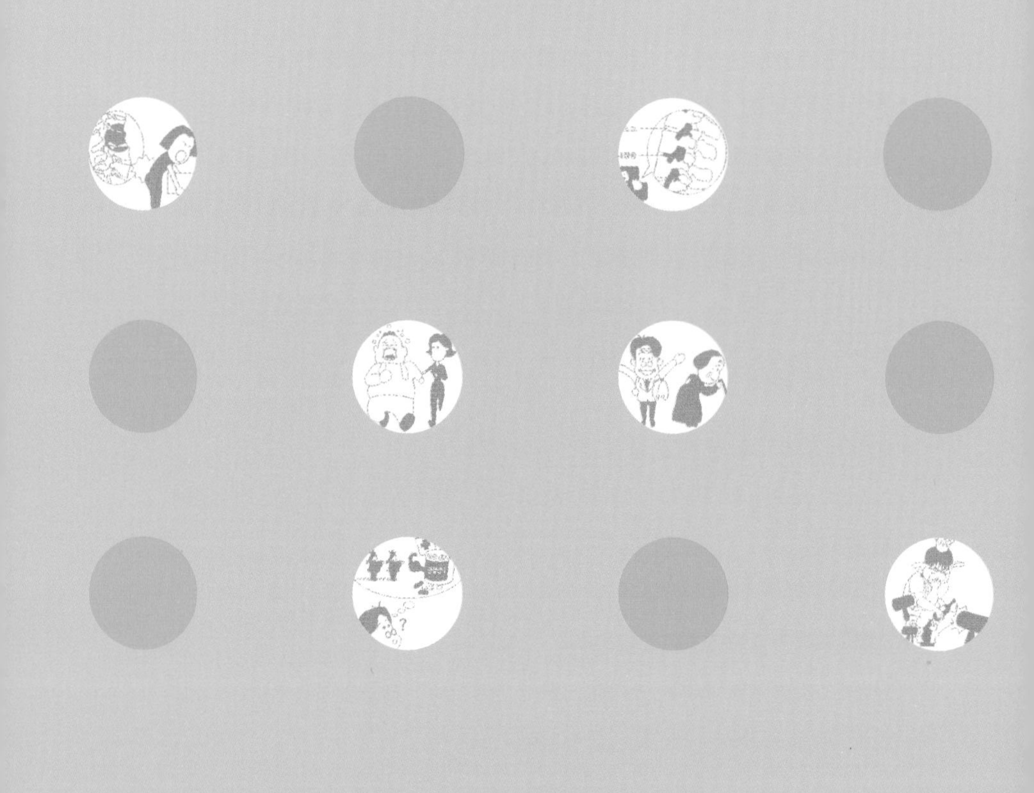

PART | 8

뼈 건강, 늙어서 고민하면 늦는다

▶ 젊은 허리가 디스크를 앓는 이유는?

▶ 디스크에도 멍이 든다?

▶ 척추 건강, 무조건 걸어라?

▶ 꼬부랑 할아버지보다 꼬부랑 할머니가 많은 이유?

▶ 관절염, 약 오래 복용하면 중독된다?

▶ 황제의 병 '통풍관절염', 술이 원수다?

젊은 허리가 디스크를 앓는 이유는?

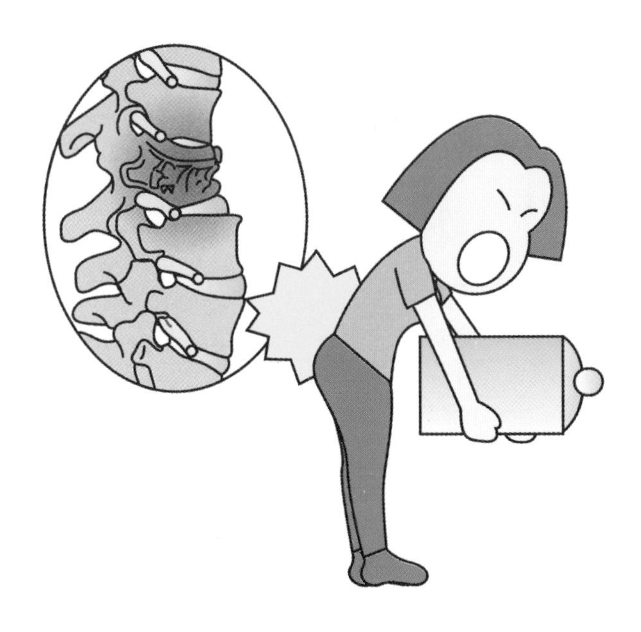

"회사에서 생수통을 갈다가 허리가 너무 아파서 병원에 갔더니 허리디스크라고 해서 정말 놀랐습니다. 생수통 드는 것 정도로 무리했다고 할 수는 없잖아요. 그런데, 제 척추가 이미 조금씩 디스크 증상이 있다가 이번에 나타난 거라며, 평소 자세에 문제가 없었냐고 묻더군요."

급작스럽게 허리디스크 수술을 받은 직장인 정주환(28. 가명) 씨의 정식 병명은 '요추 추간판 탈출증' 이다. 이 '요추 추간판 탈출증' 은 누구나 겪을 수 있는 척추 질환 중 하나다. 명절 때 한 자세로 장시간 운전석에 앉아 있었다거나, 차례상을 준비하느라 하루 종일 허리를 굽힌 채 일했다든지, 구부정한 자세로 오랫동안 고스톱을 쳤을 때도 나타날 수 있다.

20대부터는 허리디스크를 조심하라?

요추 추간판 탈출증은 허리뼈 사이의 디스크(추간판) 중심부에 있는 말랑말랑한 젤리 형태의 수액이 질긴 테두리인 '섬유테'를 뚫고 삐져나와 생기는 가장 흔한 디스크 질환이다. 쉽게 설명하면, 척추 뼈 사이에서 쿠션처럼 충격을 흡수해야 할 디스크가 제 자리를 벗어나게 되고 이것이 척추관을 지나는 신경에 압박을 주게 되면서 통증이 발생하는 것이다.

허리디스크는 20대 이후에 많이 발생하는데 이는 디스크에 퇴행성 변화가 오는 시기인 데다 활동성이 많아 부상을 당하기 쉽기 때문이다. 디스크 초기 단계에는 증상이 없을 수도 있지만 섬유테의 바깥층에 손상이 가면 허리가 먼저 아프게 되고 이어 둔부와 다리에 통증이 온다. 디스크가 더 많이 삐져나와 척추 신경이 눌리면 다리의 감각이 둔해지고, 발목이나 발가락 힘이 약해지며 마비가 오기도 한다.

반쯤 누운 자세로 앉는 습관은 허리디스크의 주원인이다?

허리디스크, 즉 디스크 탈출증은 주로 학생을 중심으로 청년층에서 많이 발견된다. 불량한 자세가 척추 뼈를 S자가 아닌 일자로 펴지게 하고, 이 때문에 디스크가 조금씩, 꾸준히 밀려나오는 것이다. 실제로 10~20대의 디스크 탈출증 환자들의 평소 앉는 자세를 조사해보면 약 90%의 환자가 불량한 자세를 갖고 있는데, 엉덩이를 의자 끝에 걸치고 반쯤 누운 자세로 앉거나 한쪽 팔을 책상에 기대고 엎드리듯 무게를 실어 앉는 습관을 가지고 있다.

비만과 디스크는 관계가 있다?

디스크 발병의 주요 요인 중 하나가 바로 운동 부족이다. 운동부족은 허리 근육과 인대를 약하게 해 디스크를 충분히 지지해 주지 못하게 한다. 때문에 무게의 압박이나 외부충격이 발생했을 때 디스크가 탈출하는 것을 막을 수 없어 디스크 탈출증으로 이어진다. 여기에 비만은 디스크 통증을 가속화시키는 원인이다. 삐져나온 디스크를 몸무게가 눌러 신경을 압박하게 되면 통증이 더 심해지는 것이다.

디스크는 무조건 수술하는 것이 좋다?

그렇지 않다. 허리디스크 환자의 약 15% 정도만이 수술 치료가 필요하고, 나머지 85%는 대부분 보존적 치료로 증상이 나아질 수 있다. 만약 디스크가 척추 신경을 심하게 눌러 대소변 기능의 장애가 동반되는 경우는 반드시 수술을 해야 하지만 이 같은 경우는 요추 추간판 탈출증 환자의 3% 미만에 해당된다.

수술을 하지 않는 치료방법은 ▲젊은 연령층의 환자 ▲허리보다 다리의 통증이 심한 환자 ▲운동 및 감각마비가 심하지 않은 환자 ▲퇴행성 변화 등이 없는 경우에만 가능하다. 만약 하지의 근력이 떨어지는 현상이 진행되거나 6주 이상의 꾸준한 재활치료에도 불구하고 통증이 호전되지 않는 경우에는 수술을 고려해야 하며, 디스크가 파열됐거나 퇴행성 디스크일 때는 수술을 해야 한다.

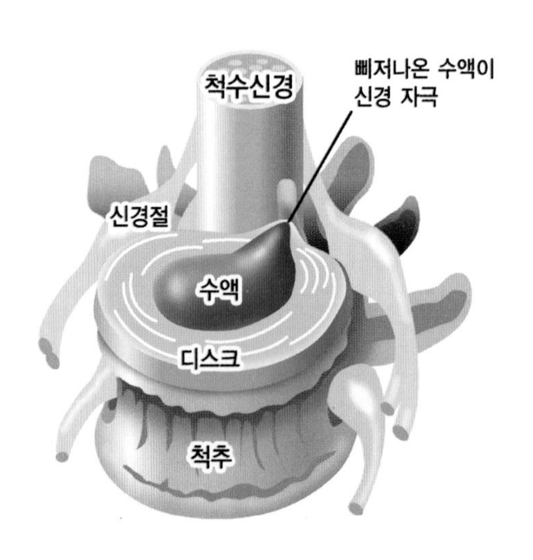

똑똑 TIP! 튼튼한 허리를 만드는 방법

척추질환은 조기에 진단하면 수술이 필요한 단계에 이르기 전에 운동이나 자세 교정만으로 건강을 되찾을 수 있다. 튼튼한 허리를 만드는 것은 허리디스크를 예방하는 데 가장 효과적이다. 다음은 허리디스크 예방을 위한 운동요령이다.

▣ 산길 걷기

나지막한 산길 걷기는 허리를 강하게 만드는 최고의 운동이다. 하루 30분씩 일주일에 4회 정도 실시한다. 양쪽 팔을 보행속도에 맞춰 가볍게 흔들면서 가슴을 펴고 아랫배에 힘을 준 상태로 리드미컬하게 걷는다. 산을 오를 때, 처음에는 시속 4㎞ 정도로 천천히 시작해 점차 속도를 높인다. 내려올 때는 터벅터벅 걷지 말고 평소 걸을 때보다 무릎관절을 더 구부린다는 기분으로 가슴을 쭉 편 채 걸어야 한다. 신발은 슬리퍼나 밑창이 너무 얇은 신발은 피하되, 2~3㎝의 굽과 탄력이 있는 신발이 좋다.

▣ 물 속에서 걷기

척추 구조물을 강화하고 유연성을 기르는데 좋다. 물이 가슴까지 잠기는 수영장에서 25m 구간을 천천히 왕복하는 것으로 시작한다. 어느 정도 익숙해지면, 한쪽 손을 뒤로 올린 다음 팔꿈치 부분을 반대쪽 손으로 잡은 자세를 취하고 걷는다. 50m를 힘껏 달릴 수 있을 때까지 조금씩 속도를 높여가며 운동한다.

▣ 복근 강화 스트레칭

복근을 강화시키는 운동은 허리뼈의 움직임과 혈액 순환을 좋게 하고 디스크를 보호해 준다. 운동선수 중 상당수가 디스크 질환이 있으면서도 일상생활에서 큰 불편을 느끼지 않는 것은 운동으로 다져진 복근 덕분이다. 양팔을 나란히 펴고 누운 상태에서 다리를 곧게 뻗어 90도 정도로 올려 10초간 정지한다. 다음에는 약 45도 정도로 내린 후 10초간 유지한다. 마지막으로 약 15도로 다리를 내린 채 10초를 유지한다. 하루 20분 정도만 해줘도 좋다.

디스크에도 멍이 든다?

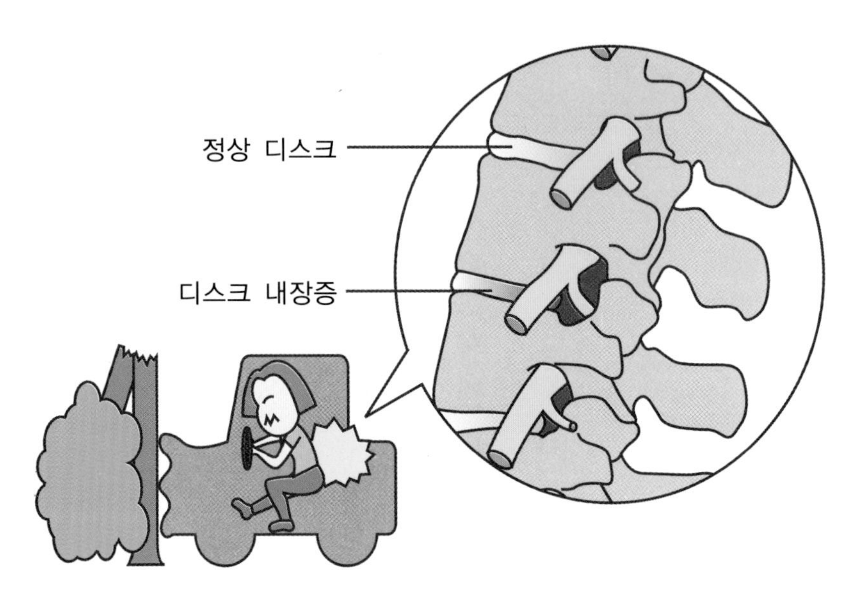

6개월 전 교통사고를 당한 윤수영 씨(35. 가명)는 최근 반복적인 허리통증으로 고생하고 있다. 사고 당시 다행히도 크게 다치지 않았고, 문제없다는 의사의 소견을 듣고 일상생활에 복귀했는데, 허리통증은 시간이 지날수록 더 강도가 세지는 느낌을 받고 있는 것이다. 주변에서는 '교통사고 후에는 특별히 원인을 찾을 수 없는 통증이 있는 법' 이라며 한방치료를 받아보라거나, 다양한 민간요법을 권하기도 한다. 윤 씨처럼 명확하게 병명이 드러나지 않는 허리 통증의 원인은 도대체 무엇일까?

교통사고 후 허리 아프면 디스크 내장증을 의심하라?

교통사고는 아무리 가벼운 접촉사고라 해도 몸에는 충격을 줄 수 있다. 대부분 목이나 어깨, 허리 근육 손상과 관절통증을 호소하는데, 이런 증상들은 일반적으로 후유증 없이 한 달 이내에 회복된다. 그러나 좀 더 심한 경우에는 목이나 허리의 추간판이 빠져 나오거나 터져서 신경을 누르는 '디스크 질환'이 올 수 있다. 문제는 디스크 질환도 아니면서 허리가 아픈데 원인을 알 수 없는 경우다. 흔히 꾀병환자로 오해 받기도 하는데, 이럴 때에는 디스크 내장증이 아닌지 살펴볼 필요가 있다. 디스크 내장증은 교통사고 등 외부 충격 후 발생한 요통원인의 70%를 차지하는 질환으로서, 심하면 하지 마비증상을 초래할 수도 있다.

톡톡 TIP!

어깨통증, 목 디스크를 의심하라?

어깨통증을 호소하는 대부분의 사람들은 어깨통증의 원인을 단순 근육통 내지 어깨질환 정도로 오인하는 경우가 많다. 때문에 어깨가 반복적으로 아파도 참는 사람들이 대부분이며, 파스 혹은 마사지 등으로 통증을 완화시키려는 사람들이 많다.

그러나 어깨가 반복적으로 아프다면, 목 디스크(경추수액 탈출증)가 아닌지 진단을 받아야 한다. 목 디스크는 경추 추간판(디스크)이 나이가 듦에 따른 수분 감소로 퇴행성 변화를 일으켜서 탄력성이 상실되어 굳어지고 추간판 벽에 균열이 발생해 내부의 굳어진 수액이 빠져나오는 것이 주원인인데, 외상에 의해 발생하기도 한다. 뒷목 및 어깨 상부의 통증이 가장 흔한 증상이며, 병이 발생한 부위에 따라 어깨와 팔의 통증이나 약화가 발생하기도 하고, 심한 경우 척수에 손상을 줘서 다리의 힘이 약해지거나 마비가 발생하기도 한다.

목 디스크는 가벼운 초기증상일 경우 목 근력강화 등 비교적 간단한 운동으로도 증상 악화를 예방할 수 있으며, 환자의 90% 정도는 약물치료나 물리치료로 6개월 내에 증상이 호전된다. 하지만 초기에 근육의 약화가 있거나 통증이 심할 때, 척수의 압박이 심할 때는 수술을 우선적으로 고려해야 한다.

흔한 질환 디스크 내장증, 왜 잘 발견되지 않는 걸까?

디스크 내장증은 비교적 흔한 질환이다. 그런데 문제는 환자가 허리통증을 호소해도 X-선이나 CT상 별다른 이상이 없거나 아주 경미한 소견만 나타나는 경우가 많아, 다른 질환으로 오인되기 쉽다는 것이다.

디스크 내장증은 추간판이 튀어나오지 않고, 그 자체의 성질이 변하거나, 변성된 디스크가 둘러싼 조직에 영향을 미쳐 통증을 유발하며, 흔히 외상으로 생긴다.

디스크 내장증이 잘 생기는 부위는 하부 허리뼈와 하부 목뼈 부위로, 오래 앉아 있으면 요통이 더 심해진다. 허리를 앞으로 숙일 때 통증이 심해지고 허리를 뒤로 젖히면 통증이 가라앉거나 덜해진다. 이런 통증을 오랫동안 내버려두면 엉덩이나 다리의 신경을 누르는 '좌골신경통'으로까지 발전할 수 있다.

디스크 내장증, 허리 힘 기르는 게 치료다?

디스크 내장증은 허리뼈 내에 충격이 저장돼 있다가 '무리하면 성을 내고, 풀어 주면 사라지는' 성격을 가지고 있다. 따라서 평소 활동하는 중간중간 휴식을 취해주는 것이 좋다. 디스크 내장증은 일단 비수술적 요법으로 치료를 시작하는데, 물리치료와 운동요법을 통해 허리의 힘과 유연성을 기르면 증상이 호전되는 경우가 많다. 하지만 차도가 보이지 않을 경우 고장 난 디스크를 제거하는 척추 유합술을 실시하기도 한다.

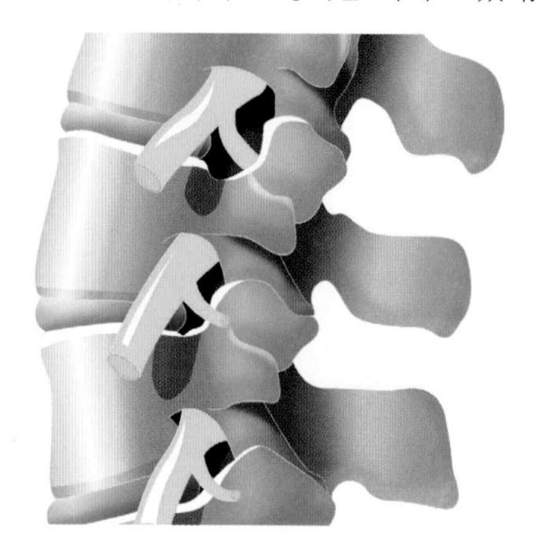

척추 건강, 무조건 걸어라?

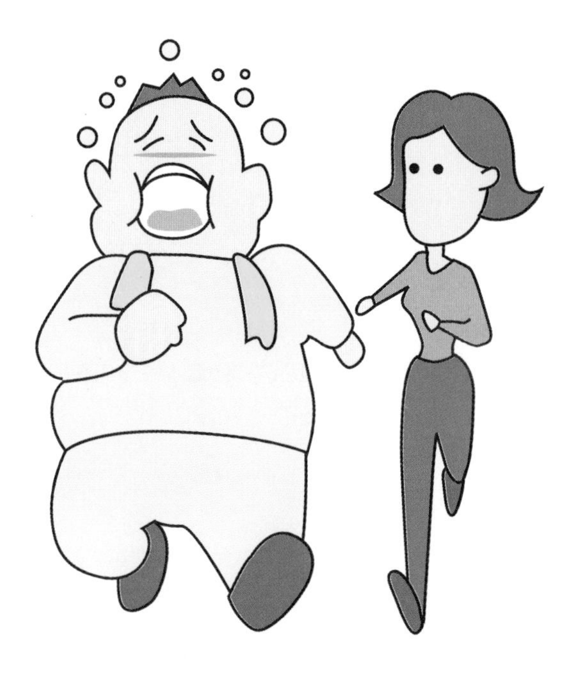

"요즘 부쩍 목과 등, 어깨와 허리가 많이 아파요. 지난주 해외 출장으로 비행기를 오래 탄 후에 더 심해진 거 같습니다. 피곤해서 그런가보다 했는데, 좀 나아질 방법이 없을까요?"

하루의 대부분을 앉아서 보내는 직장인들이면 누구나 공감할 만한 얘기다. 근무시간뿐만 아니라 승용차로 출퇴근을 하는 구정학 씨(45. 가명)는 침대에 눕기 전까지 서 있거나 걷는 시간이 거의 드물다. '물리치료라도 받아 볼까' 하고 병원을 찾은 구 씨에게 의사는 '걷기운동'을 적극 권했다.

척추 질환은 생활습관병이다?

단순히 허리가 아픈 사람부터 중증 디스크 환자까지 다양한 척추 질환은 연령대와 상관없이 발생하는데, 그 대표적 이유는 바로 걷지 않는 현대인의 생활습관 때문이다.

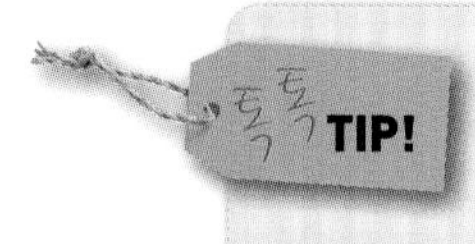

척추 건강 지키는 생활 속 습관을 갖자

척추 건강을 위해서는 매일 척추 주변의 인대와 경직된 근육을 풀어주고, 잠자는 자세를 바꾸는 등의 노력을 통해 생활습관을 바꿔나갈 필요가 있다. 특히 장시간 운전 등으로 허리와 목 등이 심하게 뻐근한 경우에는 일주일 이상 규칙적으로 스트레칭을 해주면 피로를 풀어주는 효과를 볼 수 있다.

하루 세 번 척추의 건강을 지키는 생활습관

▣ **아침**

기상 20분 후에 실시해야 효과가 좋다.

1. 편안하게 누운 자세에서 발끝을 펴고 양팔은 깍지를 낀 채 위로 쭉 늘린다.
2. 반대로 발목을 세우고 기지개 켜기를 실시한다.

▣ **낮**

업무 중 뻐근한 뒷목을 풀어준다.

1. 의자에 앉은 자세로 손가락을 목 뒤에 대고 고개를 뒤로 젖혀 15초간 유지하는 동작을 반복한다.
2. 의자에 1시간 이상 앉아 있지 말고, 15~20분에 한 번씩 자리에서 일어나 간단한 스트레칭을 반복한다.

▣ **저녁**

바른 수면자세를 취한다.

1. 따뜻한 물로 가볍게 샤워한다.
2. 취침 시 낮은 베개를 사용해 바닥과 목의 각도를 줄여준다.
3. 무릎 밑에 가벼운 베개를 괴 낮 동안 지친 허리의 근육이 이완되는 자세를 유지해준다.

걷기운동이 허리에 좋은 이유는 허리 근육들의 지구력이 향상되기 때문이다. 근육의 지구력이 향상되면 피로에 대한 저항성이 증가하고, 피로 회복도 빠르다.

따라서 매일 꾸준히 시속 6㎞ 정도의 속도로 30~40분간 걷는 습관을 갖는 것만으로도 척추를 건강하게 관리할 수 있다.

바른 자세가 아니라면 차라리 걷지 마라?

걷기 운동이 척추 건강에 매우 좋은 운동이지만, 반드시 바른 자세로 걸어야 한다.

허리를 앞으로 숙이거나 뒤로 젖히지 말고, 자연스럽게 펴고 걸어야 한다. 허리가 아픈 사람 중에는 간혹 상체를 똑바로 세우고 흔들리지 않게 하면서 걷는 사람들이 있는데, 이렇게 걸으면 일정한 근육만 사용하게 돼 특정 부위의 근육은 피로가 쌓이고 다른 부위의 근육은 운동을 안 하게 되는 효과가 발생해 오히려 좋지 않다.

만약 요통환자나 척추수술을 받은 환자라면 천천히 오래 걷는 방법을 통해 척추의 충격을 최대한 줄여야 한다.

또한 반드시 쿠션이 좋은 운동화를 착용하되, 단단한 아스팔트보다는 부드러운 흙 위를 걷는 것이 효과적이다.

만약 매일 걷기 운동을 할 수 없다면 사무실에서 일을 할 때 자주 일어나 책상 주변이라도 걷는 습관을 들여야 한다. 예를 들어 전화를 받을 때 서서 받거나, 자세의 변화를 주는 것도 사소한 습관이지만 척추 건강에 도움이 된다.

허리 아픈 사람은 달리기 대신 수영을 하라?

달리기는 좋은 운동이지만, 허리가 아픈 사람들은 예외다. 달리기를 하면 매번 한 발만 땅에 닿기 때문에 그만큼 허리와 관절 등에 가해지는 충격이 크고 디스크가 빨리 닳으면서 퇴행의 속도가 앞당겨지는 부작용이 있을 수 있다.

마찬가지 이유로 인해 허리에 무리를 주는 역도 역시 하지 말아야 할 운동 중 하나이다. 이런 경우 권할 수 있는 운동이 바로 수영이다.

수영은 허리 및 배와 골반 근처에 있는 근육들을 강하게 만들어 주기 때문에 척추 건강에 좋다.

척추피로 증후군, 온찜질은 좋고 사우나는 나쁘다?

장거리 출장이나 휴가 후 목과 허리가 뻐근하고 아픈 경험을 많이 하게 되는데, 이것이 바로 '척추피로 증후군'이다.

이 증세는 우리가 앉아 있을 때가 누워 있을 때보다 2배 이상의 무게를 허리 중심에 가하기 때문에 발생하는데, 이 증상이 나타나면 바로 허리의 피로를 풀어주는 게 중요하다.

허리의 피로를 풀어주는 방법으로는 '온찜질'이 좋다. 근육을 이완시키고 혈액순환을 원활하게 해 통증을 완화시키는데 효과가 있기 때문인데, 뜨거운 물수건이나 샤워기를 이용해 따뜻한 물로 마사지를 하거나 따뜻한 욕조에 몸을 담그면 된다.

그러나 사우나는 땀으로 전해질이 빠져나가 오히려 피로가 가중될 우려가 있으므로 삼가는 게 좋다.

꼬부랑 할아버지보다
꼬부랑 할머니가 많은 이유?

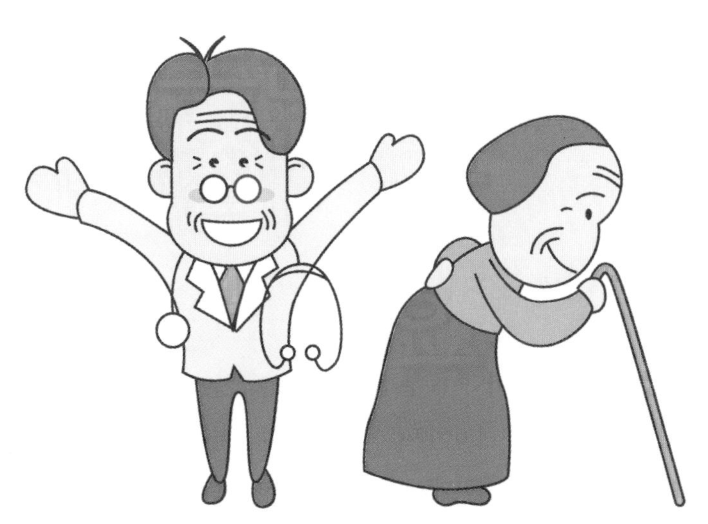

가끔 길을 가다 보면 허리가 굽은 노인들을 보게 된다. 지팡이에 의지하거나, 혹은 빈 유모차를 밀고 가는 노인들의 모습은 대부분 할아버지보다 할머니들에게서 찾을 수 있는데, 도대체 그 이유가 무엇일까?

할머니의 허리가 굽는 이유는?

일반적으로 허리가 굽는 이유는 등 부분이 굽어져 돌출되는 '노인성 척추후만증' 과 허리 근육이 약해서 허리가 앞으로 숙여지는 '퇴행성 요추후만증' 때문이다.

'노인성 척추후만증'은 골다공증과 함께 허리 추간판과 관절의 퇴행성 변화 때문에 나타나는데, 폐경 이후 뼈에서 칼슘이 빠져나가 뼈가 약해지는 여성이 걸릴 확률이 높은 것이다.

'퇴행성 요추후만증'은 쪼그리고 일하거나 앉아있는 생활을 많이 하는 동양에서 비교적 흔히 발병하는데, 허리를 지탱하는 근육의 약화와 추간판 변성이 가장 큰 원인이다. 걸을 때 앞으로 쏠린 무게 중심을 분산시키려고 뒷짐을 지거나 지팡이 혹은 보조 보행기에 의지해야 걸을 수 있다.

굽은 허리, 다시 펼 수 있을까?

등이 굽어 돌출되는 '노인성 척추후만증'은 발병 초기의 경우 복근과 척추 근육 강화운동 및 재활 치료를 받으면 어느 정도 교정이 가능하다.

그러나 운동으로 효과를 보지 못하면 보조기를 장착해야 하고, 골다공증 치료제를 이용한 약물치료가 필요하다. 생활할 수 없을 정도로 등이 굽는다든지 신경압박이 있거나 척추의 압박골절이 심하면 척추체 유합술 및 나사못 삽입술을 해야 할 수도 있다.

허리근육의 약화로 생기는 '퇴행성 요추후만증'은 허리근육 강화운동과 보조기 요법을 함께 해 치료하지만, 대부분 근육이 많이 없어지고 난 뒤 허리가 굽은 상태에서 병원을 찾기 때문에 큰 효과를 기대하기 어려운 경우가 많다.

증상이 심하면 척추 뼈마디를 붙여주는 척추체 유합술 및 나사못 삽입술을 실시하기도 하는데 수술 범위가 크고 재발률도 높아 쉽게 선택하기는 어려움이 있다.

결국, 노인의 허리나 등이 굽는 것을 육안으로 확인할 때가 되면 이미 치료가 어려운 상황이기 때문에 꼿꼿한 허리를 갖기 위해서는 평소 예방을 위한 노력이 필요하다.

가장 좋은 방법은 허리의 힘을 기르는 운동을 하는 것인데, 걷기나 수영, 자전거 타기 등이 좋다. 더불어 폐경기 후 골다공증 예방을 위해 칼슘이 풍부한 음식을 꾸준히 먹어야 한다.

조금 더 궁금해요~

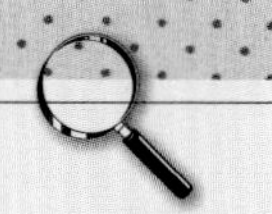

김장 디스크를 아시나요?

겨울철 주부들의 대표적인 월동준비가 바로 김장이다. 그런데 김장을 담그는 일은 상당히 고된 노동이며, 특히 주부들의 허리건강을 위협하는 요인이 될 수 있다. 소금물에 절여서 1포기에 2kg 정도로 무거워진 배추를 쉴 새 없이 나르는 작업이 많은데다, 쌀쌀한 날씨 속에서 움츠린 자세로 일을 해야 하기 때문에 급성 디스크로 이어질 수 있으며, 특히 40~50대 주부들의 경우 허리 주변에 지방은 많지만 근육과 인대는 약해져 있기 때문에 허리부상을 입을 위험이 더 높다. 때문에 김장을 담글 때도 허리부상을 막기 위한 자세를 유지해주는 게 중요하다.

허리부상 예방을 위한 바른 자세법

▣ **준비운동은 필수**

김장 시작 전 스트레칭으로 뭉친 근육을 풀어준다.

▣ **허리가 아닌 무릎을 굽혀라**

무거운 짐은 무릎을 굽힌 자세에서 짐을 최대한 허리에 붙여 천천히 들어 올린다.

▣ **허리는 최대한 따뜻하게**

두꺼운 외투보다는 얇은 옷을 여러 겹 입으면 찬바람이 허리에 들어오는 것을 막을 수 있다.

▣ **쪼그려 앉지 말고 허리를 펴라**

김장재료를 식탁 위에 올려놓아 허리를 곧게 편 자세를 유지하는 게 좋다. 만약 바닥에서 일해야 한다면 등받이가 있는 의자나 벽에 등을 기대고 작업하는 게 바람직하다.

▣ **무릎 덮개를 사용하라**

무릎이 찬 기운에 노출되지 않도록 보온에 신경 써라.

▣ **5분 허리 운동을 준수**

1시간에 1번씩 자리에서 일어나 허리를 5분 동안 흔들어 주는 것도 허리에 가해지는 충격을 줄이는데 도움이 된다.

주부 가사노동이 허리에 1천%의 부담을 준다?

나이가 들어갈수록 여성들의 허리를 건강하게 지키는 일은 쉽지 않다. 가만히 서 있는 자세에서 허리에 가해지는 하중이 100%라고 봤을 때, 요리(3시간)와 설거지(1시간), 청소(40분), 손빨래(1시간), 장보기(1시간), 다림질(30분), 걸레질(20분) 등으로 하루(7.5시간)를 보내는 주부의 허리에 미치는 부담을 계산하면 무려 1천74%의 부담이 허리에 가해진다.

이는 결국 요통과 디스크 탈출증 등 다양한 척추질환 발생의 위험성을 높이는 결과로 이어질 수 있다. 때문에 가사노동을 할 때도 척추 건강을 지키기 위한 요령이 필요하다.

우선 ▲요리와 설거지를 할 때는 받침대를 두고 ▲청소기를 밀 때는 앞다리 무릎을 구부리며 ▲ 물걸레로 바닥을 닦을 때는 팔을 최대한 몸에서 가까이 움직이고 ▲시간이 날 때마다 자주 허리를 쉬게 해줘야 한다. 그리고 무엇보다 강한 허리를 만들기 위해 꾸준히 운동을 하는 것이 중요하다.

관절염약 오래 복용하면 중독된다?

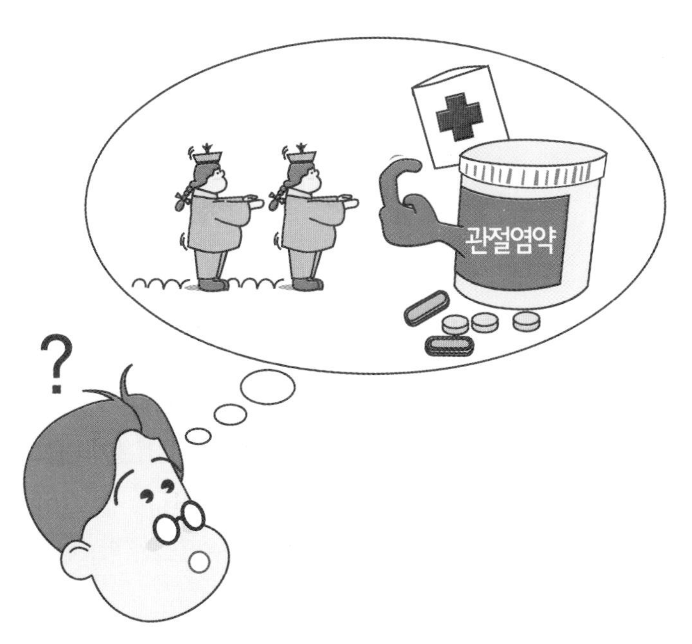

관절염은 우리나라 인구 7명 당 1명꼴로 앓고 있는 흔한 질환이지만 많은 환자들이 관절염 진단을 받게 되면 다른 질환보다 더 절박한 심정이 되는 경우가 많다. 금세 완쾌되지 않을 뿐만 아니라 오랫동안 통증과 함께 살아야 한다는 생각 때문이다.

최근 관절염 진단을 받은 소형곤 씨(52. 가명)도 그 중 하나이다. '관절염은 나이 든 사람들이 걸리는 병'으로 알고 있었는데, '벌써 그 나이가 되었나' 싶어서 부쩍 우울해진 것은 물론이고, '관절염은 한번 걸리면 못 고치는 병이라서 평생 약을 먹어야 하는데, 관절염약은 의존성이 강해서 위험하다'는 얘기를 듣고 나서 걱정과 부담으로 신경이 부쩍 예민해졌다.

관절염, 정말 고칠 수 없는 병일까?

관절염은 단기간에 완치되는 질환은 아니지만 꾸준한 치료를 받으면 분명히 증상을 개선시킬 수 있다. 다만 장기간의 치료와 관리가 필요하기 때문에 낫지 않는 병으로 잘못 알려져 있을 뿐이다. 오히려 고칠 수 없는 병이라는 생각으로 치료를 하지 않고 방치하면 뼈에 변형이 오거나 전신 혹은 부분적 신체 장애를 초래하는 등의 부작용으로 고통이 더욱 커지게 된다.

관절염약은 의존성이 강해 부작용이 크다?

그렇지 않다. 사실 관절염약은 대부분 진통제이기 때문에 오래 먹으면 중독된다는 생각을 많이 한다. 그러나 일반적으로 관절염에 사용하는 약에는 의존성이 없다. 단지 먹지 않으면 통증이 완화되지 않기 때문에 계속 복용하게 되고 이것을 의존성으로 착각하는 것뿐이다. 약을 끊는다고 금단증상이 생기거나 오래 복용한다고 양이 늘거나 하지는 않는다.

관절염약에 대한 또 하나의 잘못된 속설은 바로 관절염약은 한 번 먹으면 평생 먹어야 한다는 얘기다.

하지만 관절염약에 대한 치료반응이나 시기는 사람마다 다르기 때문에 평생 먹어야 하는 것은 아니다. 따라서 약물 중독을 우려해 스스로 약물을 끊거나, 통증을 참으면 오히려 관절이 망가질 수 있으니, 속설만 믿다 병을 키우는 상황을 초래할 수 있다.

관절염약을 먹으면 오히려 뼈가 약해진다던데?

관절염약을 먹으면 뼈가 약해진다고 믿는 환자들이 많다. 그러나 이것도 잘못된 속설이다. 실제로 관절염 치료를 받는 환자들 중 뼈가 약해지는 경우가 있는데, 이것은 관절염약 때문이 아니라 호르몬제를 남용했기 때문이다. 이런 오

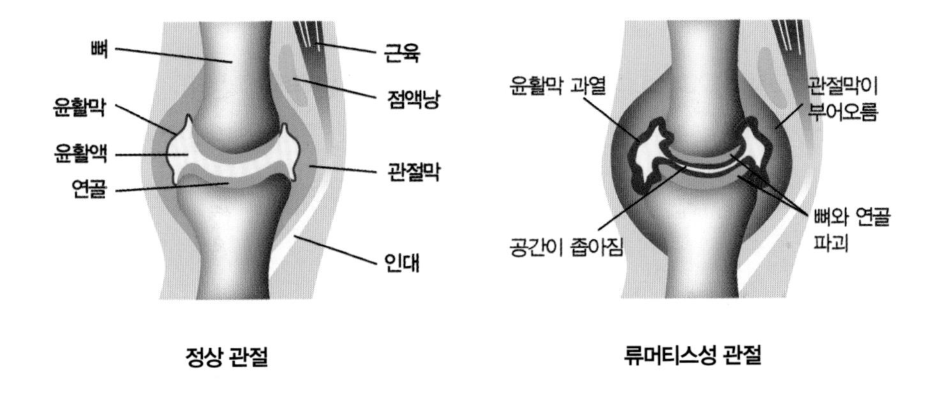

정상 관절

류머티스성 관절

해 때문에 관절에 사용되는 모든 약에는 뼈가 약해지는 성분이 들어 있는 것으로 생각하고 약물복용 자체를 꺼리는 것 역시 피해야 한다.

관절에 염증이 생기면 관절염이다?

관절이 아프고 통증이 있으면 흔히 관절염이 있다고 한다. 이것은 관절염을 하나의 질환으로 보거나, 말 그대로 관절에 염증이 생겼기 때문이라고 믿기 때문이다. 하지만 관절염은 어느 한 가지 질환을 가리키는 용어가 아니다. 관절염에는 120여 가지 종류가 있으며 관절에 염증이 생기는 것은 물론 그렇지 않은 것까지 다양하다. 따라서 관절염보다는 오히려 관절에 생기는 통증, 즉 관절통이나 관절에 생기는 질환, 관절질환이라는 표현이 더 정확하다.

관절주사는 자주 맞으면 해롭다?

관절 염증이 재발하는 경우에는 호르몬제 등을 관절 내에 주사함으로써 일시적인 증상 완화 효과를 얻을 수 있다. 관절주사는 관절 내의 염증만을 치료하기 위해 사용되지만 시간이 흐르면 림프관을 통해 혈액 내로 약이 흡수되므로 전신에 영향을 미칠 수 있다.

따라서 호르몬주사제를 반복해서 사용하는 것은 관절 주위 조직뿐만 아니라 다른 조직에도 해로울 수 있다. 하지만 혈관으로 흡수되기보다는 관절에 더 오래 머무르는 약제를 사용해 1년에 3~4회 정도 이내로 사용한다면 염증을 줄이는 것은 물론 관절의 변형도 예방하고 증상도 완화시킬 수 있다.

퇴행성 관절염, 양쪽 무릎 동시 수술이 좋다?

퇴행성 관절염의 경우 무릎 인공관절 치환술을 받게 되는데, 그 동안에는 양

조금 더 궁금해요~

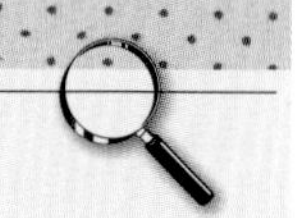

류머티스가 곧 관절염이라고?

우리에게 매우 익숙한 질병 류머티스. 대부분 류머티스를 관절염의 이름으로 알고 있지만 사실 류머티스는 면역계 이상으로 나타나는 전신성 질환으로 종류가 100가지가 넘는다. 이 100여 가지의 면역계 질환 중 관절에 생긴 질환을 '류머티스성 관절염'이라고 부른다. '류머티스성 관절염'은 백혈구가 세균과 정상 세포를 구분하지 못하고 정상적인 몸, 그 중에서도 관절을 공격해 신체조직을 파괴하는 자가면역질환인 것이다.

류머티스성 관절염은 전형적으로 초기부터 손가락, 손목, 발가락관절 등에 주로 침범되며, 병이 진행됨에 따라 팔꿈치관절, 어깨관절, 발목관절, 무릎관절 등도 침범된다. 이러한 관절에 통증, 뻣뻣함, 종창(염증이나 종양 등으로 인하여 부어 오른 것) 등의 증상이 수주에 걸쳐 서서히 나타난다. 일반적으로 여성이 남성보다 류머티스성 관절염에 취약한 것으로 알려지고 있는데, 이는 여성호르몬과 임신, 출산, 생활방식의 차이 때문으로 추정된다. 류머티스성 관절염 진단을 받은 경우, 영양불균형을 막고 건강을 유지하기 위한 식생활 관리가 필요하다. 다양한 식품을 섭취하되 ▲잡곡류, 채소류, 과일류, 견과류를 많이 먹고 ▲동물성 지방과 콜레스테롤 섭취량은 줄이고 ▲식물성 기름이나 올리브유, 생선 섭취를 늘려야 한다. 또 ▲우유는 저지방 고칼슘 우유를 섭취하고 ▲과음, 과식을 피한다.

쪽을 한꺼번에 수술하는 것이 한쪽만 시술하는 경우보다 상대적으로 위험도가 크다는 생각에 한쪽씩 따로 수술을 하는 경우가 많았다. 그러나 최근의 연구 발표 등을 보면, 양쪽 무릎을 같은 날 동시에 수술해도 한쪽씩 따로 하는 경우와 위험도에 큰 차이가 없다는 사실이 밝혀졌으며, 한쪽씩 수술할 때에 비해 치료기간과 재활기간이 짧아 치료비를 절약할 수 있는 장점이 있다.

관절염 환자에게 운동은 오히려 독이다?

관절염에 대한 잘못된 생각 중 가장 널리 알려진 속설 중 하나가 바로 '관절염은 관절을 너무 오래 써서 닳아 생긴 병' 이라는 것이다. 이런 속설을 믿는 사람들은 운동을 하면 연골이 더 빨리 닳아 없어지므로, 운동과 관절염은 상극이니 운동을 해서는 안 된다고 생각을 한다. 하지만 관절 연골이 노화로 닳아 없어지는 것은 '퇴행성 관절염'의 경우뿐이며, 모든 관절염이 노화로 인한 퇴행성 관절염은 아니다. 오히려 관절염의 증상을 완화시키는데 가장 필수적 요건이 바로 '무리를 주지 않는 지속적인 운동' 이다. 운동을 통해서 관절 주위의 뼈와 인대가 튼튼해지고 관절의 유연성을 유지할 수 있기 때문이다.

관절염은 음식을 가려 먹어야 한다?

그렇지 않다. '쇠고기나 돼지고기의 지방은 관절염을 악화시킨다'거나 '닭발의 물렁뼈는 퇴행성 관절염에 좋고 흡수도 잘 된다'는 등의 소문은 관절염에 관련된 가장 흔한 오해들 중 하나다. 그러나 관절염 환자들은 오히려 모든 음식을 골고루 섭취하고 영양상 균형을 유지하는 게 중요하다. 관절염 환자 중 어느 정도 음식을 가려먹는 게 필요한 경우는 류머티스성 관절염뿐인데, 이는 류머티스성 관절염이 면역계 질환이기 때문이다. 이 경우에는 의사의 조언에 따라 식생활을 조절할 필요가 있다.

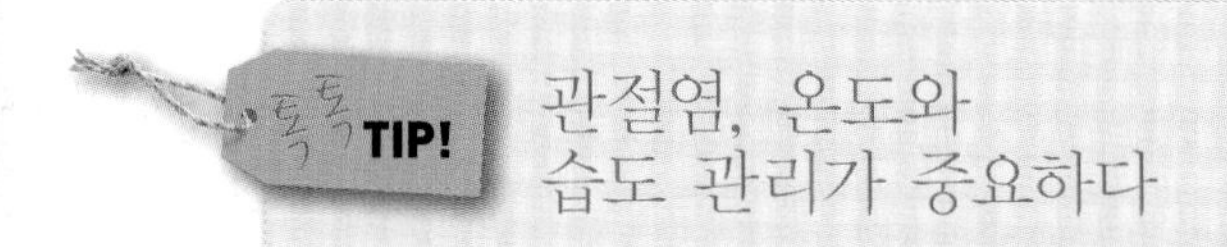

관절염은 온도와 습도에 예민한 질병이다. 할머니들이 관절통증을 통해 비를 정확히 예보할 수 있는 이유가 바로 여기에 있다. 따라서 관절염을 앓고 있는 사람이라면, 온도와 습도를 잘 관리해야 보다 편안하게 지낼 수 있는 것이다.

▣ **습도는 50% 이하 유지** | 공기 중 습도가 높으면 체내의 수분이 증발하지 못하고 남게 되면서 관절에 부종과 통증을 가중시킨다. 평소 자주 환기를 시켜주고, 더운 여름철이라도 잠깐씩 난방을 해주면 좋다. 또 습기를 조절해주는 벤저민, 고무나무 등의 식물을 키우거나, 주변에 숯을 놓아두는 것도 효과가 있다.

▣ **여름철 에어컨 조심** | 차가운 공기는 관절과 주변 근육을 경직시켜 통증을 악화시킬 수 있다. 실내온도는 섭씨 26~28도로 유지하고, 외부와의 온도 차이는 5도가 넘지 않도록 조절하는 게 바람직하다.

▣ **수영은 가장 좋은 운동** | 수영은 체중의 부담감을 줄이면서 관절의 건강을 도울 수 있는 운동이지만 무릎을 자주 구부렸다 펴야 하는 접영은 피하는 게 좋다. 만약 수영을 못하는 사람이라면 하루에 30~40번씩, 일주일에 3~4회 정도 물 속에서 걷는 동작만 반복해도 도움이 된다. 또한, 온몸의 관절과 근육을 풀어줄 수 있는 맨손체조나 천천히 걷는 산책, 실내 자전거 타기 등도 도움이 된다. 하지만, 위아래로 뛰는 등의 격렬한 운동은 피해야 한다.

▣ **온찜질과 온욕 좋아** | 관절염 환자라면 아무리 더워도 하루에 한 번 정도는 40~42도 온도의 물에서 10~15분간 따뜻한 온욕을 하는 게 좋다. 또 통증이 심할 때는 통증 부위에 온찜질을 하면 혈액순환을 돕고, 근육을 이완시켜 진통을 진정시킬 수 있다.

▣ **바른 자세 필수** | 평소 의자에 앉을 때는 엉덩이를 등받이에 완전히 밀착시키고, 몸이 한쪽으로 기울지 않도록 주의해야 한다. 쪼그리거나 엎드리는 자세를 피하고, 잘 때는 다리를 심장보다 높게 하면 다리의 혈액순환을 도울 수 있다.

▣ **슬리퍼보다 운동화로 관절염 예방** | 슬리퍼나 높은 굽의 샌들보다는 운동화 등 발이 편한 신발이 관절염을 피하는데 도움이 된다.

황제의 병 '통풍관절염', 술이 원수다?

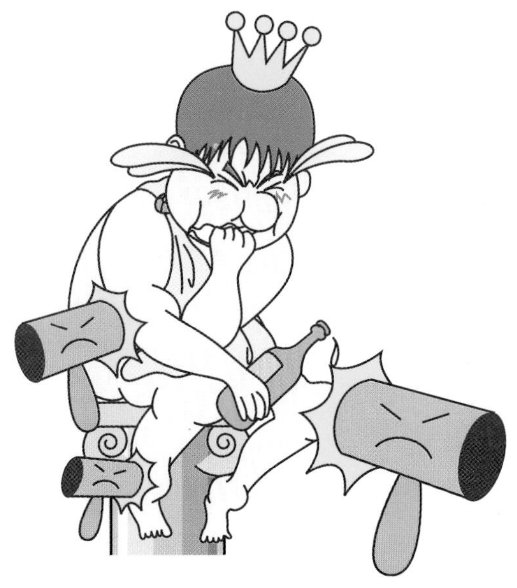

다리와 발가락 관절, 발목에 극심한 통증을 동반해, 다 큰 성인 남자를 울게 할 만큼 고통스러운 관절염이 바로 '통풍관절염'이다. 그런데 이 반갑지 않은 질병은 '황제의 병' 이라는 거창한 별명도 갖고 있다. 옛날에는 육류와 기름진 음식을 과다하게 섭취하는 왕족이나 귀족에게 많이 발생해 생긴 이름인데, 요즘에는 식습관의 서구화로 기름진 음식과 과다한 음주를 즐기는 남성들, 주로 30~40대 연령층에서 통풍 환자가 늘고 있는 추세다.

엄지발가락이 아프면 통풍관절염이다?

'통풍'이라는 이름처럼 그 통증은 어른도 울릴 만큼 심하다. 초기에는 85~90%가 하나의 관절에 급성 관절염의 형태로 나타나며, 엄지발가락, 발목, 무릎 등 하지의 관절에 흔히 발생한다. 특히 전체 통풍관절염 환자의 90% 이상이 엄지발가락에 관절염 증상을 나타낸다. 물론 엄지발가락이 아프다고 해서 무조건 통풍은 아니다. 엄지발가락에도 다른 관절염이 생길 수 있고 발가락 변형도 통증의 원인이 될 수 있는 만큼 어떻게 아픈지, 동반되는 증상은 없는지 정확한 진단을 받아야 한다.

통풍환자가 술자리를 피해야 하는 이유는?

주로 다리나 발가락 관절, 발목관절에 요산(尿酸)이 침착돼 염증성 관절염을 일으키는 질환이다. 요산은 퓨린이라고 하는 천연화합물의 최종 분해산물인데, 이 요산 성분이 몸 속에 쌓이면 심하게 부으면서 염증이 생겨 빨갛게 되고 뻣뻣해져 아주 심한 통증을 느끼게 된다. 통풍에 술이 문제가 되는 것은, 바로 이 술이 혈중 요산의 합성을 증가시키고, 소변으로 배설되는 것도 억제하여, 급성 발작의 발생률을 증가시키기 때문이다. 통풍 발생률은 술을 마시는 사람이 술을 마시지 않는 사람보다 약 2.5배 많다.

술, 피할 수 없다면 맥주보다 차라리 소주를 마셔라?

통풍이 우려되는 경우라면 술을 피해야 하지만, 술을 피할 수 없는 자리에 참석해야 한다면 맥주보다는 차라리 소주가 낫다. 맥주는 요산의 합성을 증가시키는 퓨린 성분이 다량 함유돼 있어 매우 해롭기 때문이다. 물론 이는 통풍이라는 질환에 국한된 것이다. 안주는 과일, 오이, 당근 같은 생야채가 좋고, 삼겹살보다는 안심이나 등심, 닭가슴살처럼 지방이 적은 부위를 선택하는 게 현명하다. 또한 음주 중에 물을 자주 마셔 소변을 통해 요산 배출을 늘리는 것도 도움이 된다.

하지만, 이미 통풍으로 진단을 받은 경우라면 무조건 금주를 하는 게 중요하다. 통풍 환자가 술을 마시게 되면 아주 적은 양일지라도 24시간이 지나면 통풍이 재발할 수 있기 때문이다.

통풍에는 휴식이 최고?

통증이 찾아오면 무조건 휴식을 취해야 한다. 아픈 관절에 얼음찜질을 해주거나, 베개 등을 받쳐 통증이 있는 부위의 위치를 높게 유지하면 통증 완화에 도움이 된다. 하지만 이런 방법은 응급처치일 뿐 치료법은 아니다. 따라서 반드시 전문의와 상담을 한 후 적절한 치료를 받고 따라야 한다. 통풍관절염을 제대로 치료하지 않고 오랫동안 방치하면 요산 결정체가 딱딱한 혹 같은 결절로 만들어지고, 이런 결절이 온 몸으로 퍼지면 만성통증과 관절 변형을 초래할 수 있기 때문이다.

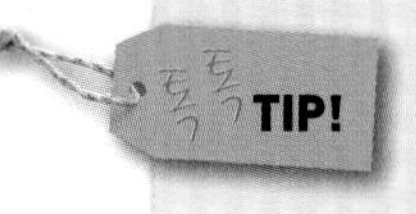

통풍 예방을 위해 지켜야 할 8가지 상식

일단 발병하고 나면 매우 고통스러운 질병 통풍관절염. 평소 섭취하는 음식과 생활습관을 조금만 바꿔줘도 어느 정도 예방이 가능한 질병이니 만큼 적극적인 노력을 해 볼 만하다.

하나. 적절한 운동과 체중 관리는 통풍 예방에 도움이 된다. 하지만, 과도한 운동이나 급격한 체중감소는 통풍 발작을 초래할 수 있으므로 피하도록 한다.

둘. 고혈압, 당뇨, 고지혈증 등을 앓고 있다면 이를 잘 조절하는 것이 중요하다.

셋. 반복적인 통풍 발작이 있거나 신장 이상이 있는 환자의 경우, 혈중 요산을 증가시키는 동물의 간, 콩팥, 뇌, 내장, 농축된 육수 등의 섭취를 줄이고, 꽁치, 고등어 등을 과다하게 섭취하지 않도록 한다.

넷. 붉은 살 쇠고기와 돼지고기, 양고기 등의 육류가 통풍의 위험을 증가시키며, 해산물은 육류보다 통풍 위험을 더 증가시킨다.

다섯. 핵산을 많이 함유하고 있는 콩, 버섯, 시금치, 콜리플라워 등의 야채, 커피나 차 종류 등은 통풍 발생에 큰 영향을 주지 않는다.

여섯. 과음을 삼가도록 한다. 특히 같은 알코올 함량의 경우 맥주와 독주가 가장 좋지 않다. 적포도주의 경우 일주일에 1~2잔을 마실 경우 통풍 발생에는 영향을 주지 않으나 포도주도 많이 마실 경우에는 통풍 발작을 초래할 수 있다.

일곱. 물은 하루에 10잔 이상 충분히 마신다.

여덟. 요구르트와 같은 유제품은 통풍 발작의 빈도를 감소시켜 준다.

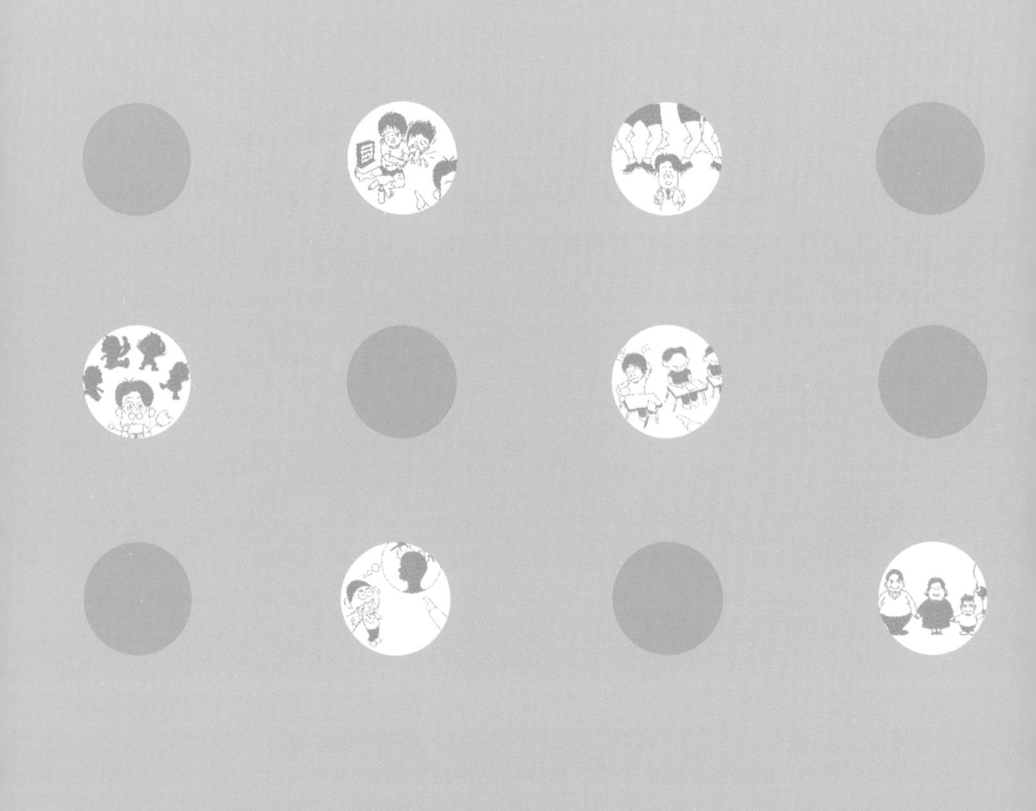

PART | 9

부모는 반 의사가 되어야 한다

▶ 유아 아토피 환자, 천식도 조심하라?

▶ 아이의 O · X형 다리, 어릴 때 교정해야 한다?

▶ 정신없이 산만한 아이는 ADHD다?

▶ 공부 못 따라가는 우리 아이는 혹시 '학습장애'?

▶ 틱장애, 아이의 스트레스가 문제다?

▶ 뚱보 아이, TV 많이 보는 것은 부모 책임이다?

유아 아토피 환자, 천식도 조심하라?

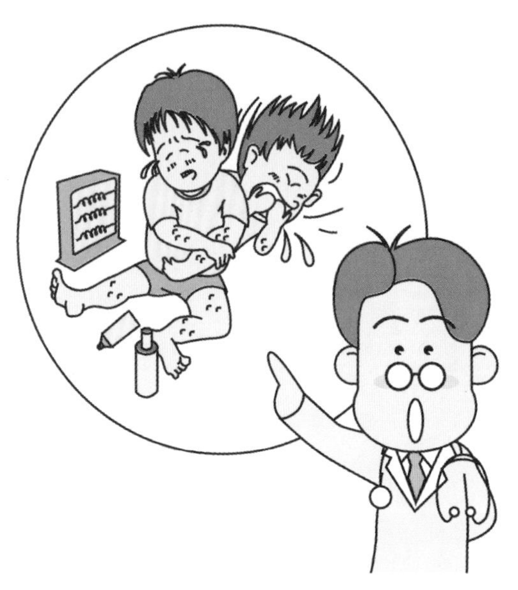

두 살 터울의 남매를 키우는 정연주 씨(36, 가명)는 자주 병원을 들락거려야 하는 첫째 아들 때문에 마음이 늘 편치 않다. 돌이 지나면서 바로 아토피 피부염을 앓았던 첫째는 자주 코감기도 앓았는데, 알레르기 비염이라는 진단을 받은 것이다. 정 씨는 비염이 아토피 피부염과 관계가 있을 수도 있다는 얘기를 듣고 인터넷에서 관련 정보를 검색하던 중 '아토피 피부염을 앓았던 아이는 커서 천식에 걸릴 위험이 높다'는 구절을 보고 고민이 더 깊어졌다. 아토피 피부염을 갖고 있는 아이들은 모두 천식을 앓게 되는 걸까?

소아 아토피 환자는 천식도 위험하다?

아토피 피부염을 앓은 아이들이 모두 천식에 걸리는 것은 아니지만, 가능성은 매우 높다. 6세 미만 어린이들의 알레르기성 질환은 나이가 들수록 형태가 변하면서 진행되는데, 천식증상이 있는 어린이의 약 57%는 과거에 아토피 피부염을 앓았던 경험이 있다고 한다.

알레르기 비염의 경우도 50%에서 천식, 30%에서 아토피 피부염을 각각 경험한 것으로 보고되고 있다.

소아알레르기, 아토피에서 비염, 천식 순서로 진행된다?

보통 2세 이하 알레르기 질환으로는 아토피 피부염이 가장 흔하다. 하지만 2세 이상~4세 미만에서는 알레르기 비염이 가장 많고, 다음으로 천식과 아토피 피부염 발병률이 높다.

그리고 4세 이상~6세 이하 연령에서는 천식 유병률이 압도적이다. 따라서 소아기 알레르기 관련 질환의 진행을 예방하기 위해서는 초기 질환인 아토피 피부염에 대한 조기 진단과 적극적인 치료가 매우 중요하다.

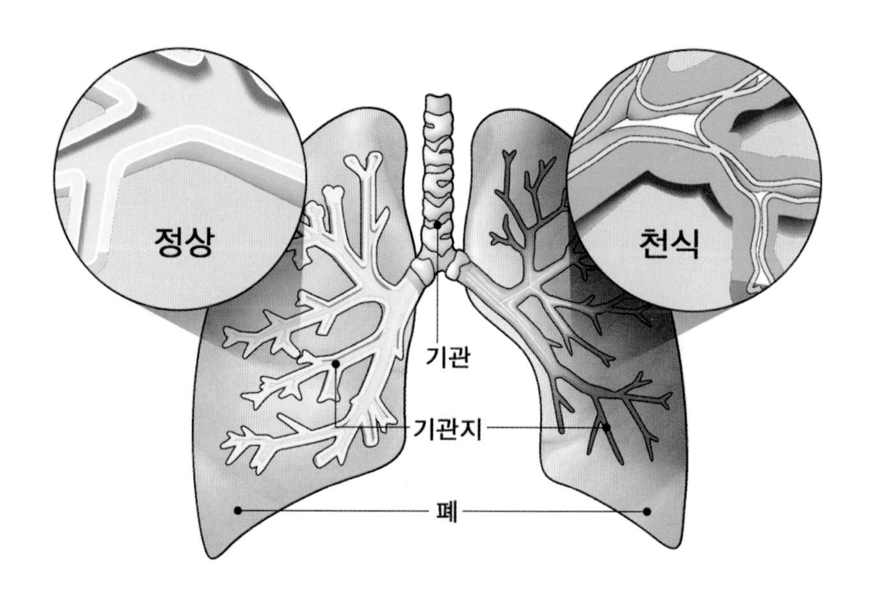

아토피 피부염, 생활환경부터 바꿔라?

아토피 피부염의 발병 원인은 아직 확실하게 알려져 있지 않다. 주요 원인으로는 환경적인 요인과 유전적인 소인, 면역학적 반응 및 피부보호막의 이상 등이 있는데, 이 중 환경적 요인은 개인의 노력으로 최대한 줄여나간다면 발병 위험과 아토피 피부염이 악화되는 것도 막을 수 있기 때문에 일상생활에서 적극적으로 피하고, 제거하는 노력이 필요하다.

환경적 요인으로는 산업화로 인한 매연 등 환경 공해, 식품첨가물 사용의 증가, 서구식 주거 형태로 인한 카펫, 침대, 소파의 사용 증가, 실내 온도 상승으로 인한 집 먼지 진드기 등 알레르기를 일으키는 원인 물질(알레르겐)의 증가 등이 있다.

또 실내에서 애완동물을 키우는 사람들이 증가하고 있는데, 이 경우 아토피 피부염의 원인 물질에 노출되기 쉬워진다.

아토피 관리, 아이들에게 화학첨가물에 대해 가르쳐라?

음식에 첨가되는 각종 화학첨가물은 아토피 피부염 유발의 주요 원인 중 하나다. 문제는 아이들이 좋아하는 과자, 사탕, 빙과류 등을 비롯해 길거리 군것질거리에 많은 화학첨가물(화학조미료 포함)이 들어가 있다는 것이다. 때문에 아이들이 화학첨가물 등 나쁜 음식에 대해 자세한 정보를 알도록 해 스스로 식습관을 관리하도록 도와줄 필요가 있다.

실제로 서울시의 '아토피 없는 서울 만들기 프로젝트'로 실시된 연구에서 아이들에게 ▲화학첨가물이 들어 있는 음식물 고르기 ▲내가 먹는 화학첨가물 점수 매기기 ▲화학첨가물이 들어 있는 음식을 먹었을 때 생기는 질환 등의 다양한 교육을 실시한 결과, 아이들은 가정에서도 식품에 들어 있는 화학첨가물 섭취를 피하는 등의 행동을 보였고, 교육을 받은 아이들의 아토피 유병률도 7%나 감소됐다.

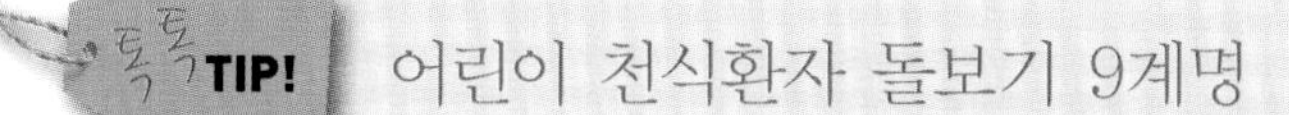

톡톡 TIP! 어린이 천식환자 돌보기 9계명

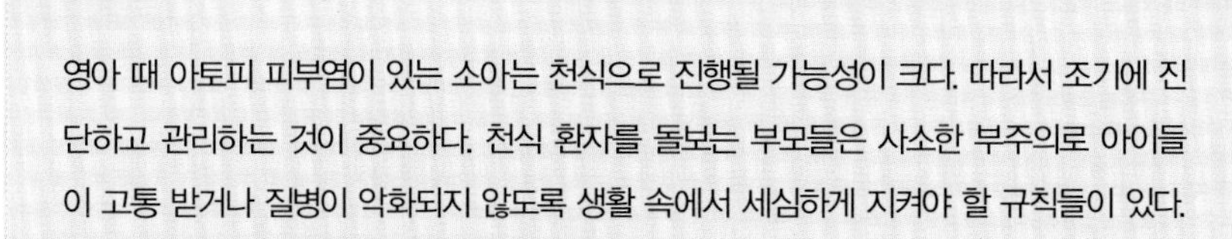

영아 때 아토피 피부염이 있는 소아는 천식으로 진행될 가능성이 크다. 따라서 조기에 진단하고 관리하는 것이 중요하다. 천식 환자를 돌보는 부모들은 사소한 부주의로 아이들이 고통 받거나 질병이 악화되지 않도록 생활 속에서 세심하게 지켜야 할 규칙들이 있다. 어린이 천식 환자 돌보기 9계명을 소개한다.

하나. 자녀의 천식발작 시 행동계획을 글로 작성해 둔다. 자녀가 규칙적으로 투여하는 약물, 발작 중 대처 요령, 응급 상황 시 연락할 부모 및 담당의사의 연락처를 포함한 행동계획을 글로 써 놓는다.

둘. 유아원이나 학교 선생님에게 자녀가 천식 환자임을 미리 알려준다. 응급상황 시 천식발작의 응급 치료법을 인지하고 대처할 수 있도록 하며 언제나 약물을 투약할 수 있도록 조치한다.

셋. 깨끗한 실내 환경을 유지한다. 항상 적절한 온도와 습도를 유지하고 먼지가 날리지 않도록 집 안의 먼지를 제거해 주는 것이 좋다.

넷. 천식 환자의 부모는 반드시 금연한다. 흡연은 각종 알레르기 질환의 주요 원인이다. 간접흡연에 노출된 아동은 그렇지 않은 아동보다 천식 유병률이 약 30%나 높다.

다섯. 실내에서 동물을 기르지 않는다. 애완동물의 털이나 비듬, 침, 배설물은 기관지 천식이나 각종 알레르기 질환의 주요 원인이 되는 것은 물론 천식을 악화시킨다.

여섯. 황사나 꽃가루가 날리는 철에는 마스크를 준비한다. 봄철 황사나 꽃가루는 천식을 악화시키는 주요 요인이다. 봄에는 마스크를 하고 외출하는 것이 좋다.

일곱. 감기에 걸리지 않도록 주의한다. 감기 등의 바이러스 감염은 천식 발작의 주요 원인이 될 뿐 아니라 천식 증상의 악화를 초래한다. 따라서 천식 환자들은 독감 예방 주사를 맞는 게 좋다. 감기약 복용 시에도 천식약을 계속 흡입해야 한다.

여덟. 운동 전에는 준비운동을 하고 필요하면 기관지 확장제를 흡입한다. 평소 천식 관리를 소홀히 한 상태에서 운동을 하면 천식 증상이 악화될 수 있기 때문에 운동 전 기관지 확장제를 흡입하거나 준비운동을 하는 등의 관리가 필요하다.

아홉. 정확한 진단으로 꾸준히 치료한다. 천식은 증상이 없을 때에도 기관지 내에서 지속적인 알레르기성 염증 반응이 일어나고 있기 때문에 꾸준히 치료를 받아야 한다.

아이의 O · X형 다리, 어릴 때 교정해야 한다?

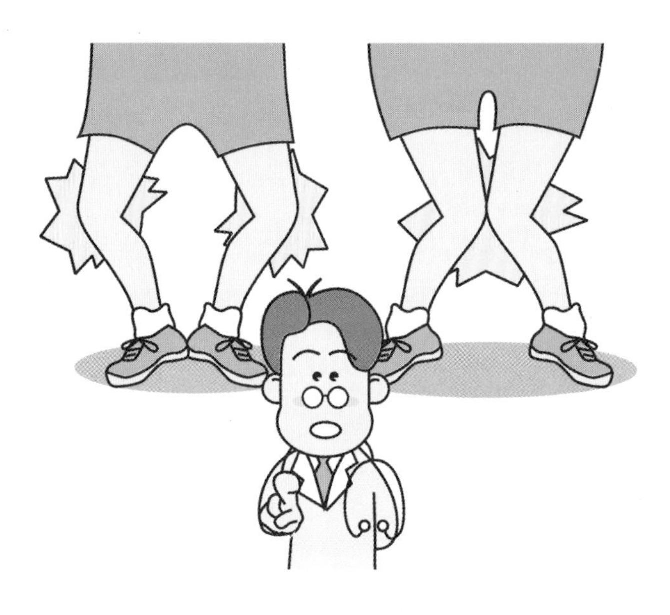

"아이 다리가 X자형인데, 주변 엄마들이 예쁜 다리를 만들려면 다리 모양을 잡아주는 보조기를 부착해줘야 한다면서, 지금 교정 안 해주면 휜다리가 된다고 겁을 주네요. 아직 아이가 네 살인데 꼭 보조기까지 달아야 하는 걸까요?"

네 살배기 딸을 키우는 정연아 씨(32. 가명)는 아이 다리를 유심히 보다가 X자형이라는 사실을 알고 근심거리가 생겼다. 아직 어린 딸의 다리에 보조기를 달아주자니 마음이 내키지도 않고, 또 병원에서 '더 지켜보자'고 얘기했지만 혹시 때를 놓쳐 딸의 다리모양을 망치지 않을까 걱정이 되기 때문이다. 소아기 아이들의 O·X형 다리는 언제 교정해 줘야 할까?

소아기 O·X형 다리, 일찍 교정해줄수록 좋다?

그렇지는 않다. 소아기 때 O자형, X자형 무릎각을 가진 어린이의 상당수가 성장과정에서 자연스럽게 정상적으로 교정되기 때문이다.

사실 한 살 반 이전에 볼 수 있는 약간의 O자형 무릎 각도는 정상이며, 4세 전후의 X자형 무릎각도도 발육과정에서 정상적으로 나타날 수 있다. 어린이의 무릎 각도는 자연 교정 능력을 갖고 있는데, 나무에 비유하자면 약간 휘어진 어린 소나무 묘목을 심어도 성장하면서 나무 몸체가 똑바로 되면서 곧게 자라나는 이치와 같다고 할 수 있다.

따라서 아기들의 다리가 휘었다고 병원에 수시로 데려가는 것은 불필요하다. 단, 성장판의 자극에 불균형을 주어 뼈 성장에 장애가 올 정도라면 치료를 해야 한다.

X자형 다리의 무릎 각도, 4세 때 최고점에 이른다?

O자형인지, X자형인지를 판별하는 기준은 무릎 각도, 즉 하지 정렬각이다. 하지 정렬각은 보통 출생 때부터 만 한 살 반이 될 때까지는 O자형의 무릎 각도를 가지다가 이후부터는 점점 X자형으로 옮겨가는데 4세가 되면 X자형의 무릎 각도가 가장 심해 다리 정렬각이 평균 7.8도에 달한다.

하지만 그 다음부터는 X자형 무릎 각도가 서서히 줄어들기 시작해 초등학교에 입학하는 7~8세가 되면 5~6도의 무릎 각도를 보이며, 이 무릎 각도는 사춘기가 끝날 때까지 유지돼 성인에 이르게 된다.

초등학교 입학 전 아이의 무릎 각도를 확인하라?

유·소아의 휜다리는 85~90%에서 특별한 치료 없이 정상으로 돌아와 7~8세 때엔 성인과 비슷한 각도를 갖게 된다. 따라서 단지 다리 모양을 교정하자는 목적으로 하지 보조기나 신발, 깔창 등을 사용토록 하거나 물리치료 등의 불필요한 치료를 선택할 필요는 없다.

부모는 초등학교에 입학 전 아이의 무릎 각도가 성인과 비슷한 하지 정렬각을 갖고 있는지 확인하고, 그렇지 않을 경우 병원을 찾아 상담을 받으면 된다. 비정상적인 하지 정렬각은 성장기에 하지와 척추의 성장 장애를 유발할 수 있으며, 성인기에도 무릎이나 발목 관절에 조기 퇴행성 관절염을 유발할 수 있기 때문이다.

조금 더 궁금해요~

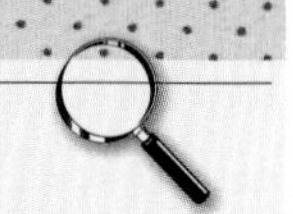

O·X형 다리 이런 경우엔 병원에 가세요

정상적으로 1세 미만의 유아에서는 생리적으로 O형 다리를 보인다. 그리고 생후 1년에서 2년 사이에는 무릎이 직선으로 곧아지며, 다시 생후 2~3년경부터 X형 다리를 나타내다가 6~7세가 되면 정상 성인과 같아진다. 그러나 다음과 같은 증상이 있다면 일단 소아정형외과의사를 찾아 자세한 상담을 하는 것이 좋다.

- ▣ 2세가 넘었는데도 O자형 무릎각을 갖는 경우
- ▣ 무릎각이 O자형이면서도 안쪽으로 회전 변형이 아주 심한 경우
- ▣ 한쪽 다리는 O자형이지만 반대편 다리는 X자형으로 다리가 휘어진 정도의 차이가 심한 경우
- ▣ O자형 무릎각 상태에서 발목을 붙였을 때 좌우 무릎 사이의 길이가 10㎝ 이상 벌어진 경우
- ▣ X자형 무릎각 상태에서 무릎을 붙였을 때 좌우 발목 사이의 길이가 10㎝ 이상 벌어지는 경우
- ▣ 양 다리 길이의 차이가 현격한 경우

정신없이 산만한 아이는 ADHD다?

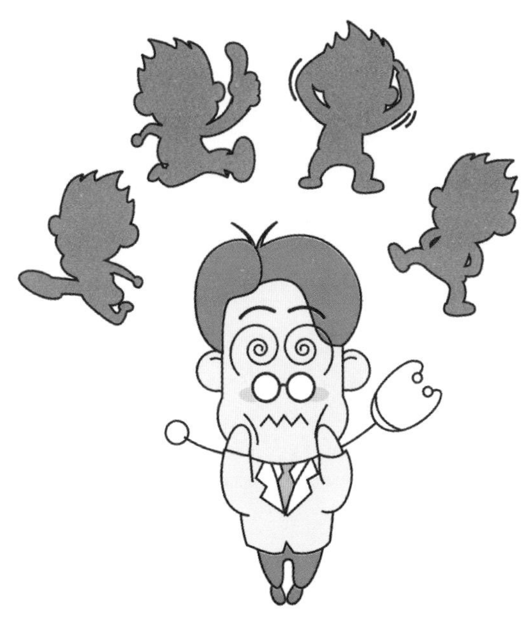

취학을 앞둔 아이를 둔 학부모들에게 주의력결핍과잉행동장애(ADHD)는 매우 관심이 높은 질병 중 하나이다. 이 질환이 있는 아이들은 과잉 행동을 보이고 충동적이며, 수 분 이상 한 곳에 집중하지 못하는데, 예를 들어 수업 중 자주 화장실이나 물먹으러 간다고 하거나, 잘 떠들고, 잘 싸우는 경우가 이 질환의 전형적 모습이다. 이 장애는 취학을 전후한 아동의 약 3~5%에서 발생하고, 남자 아이의 발병률이 여자 아이보다 3배 정도 높다.

부산스럽고 정신없는 아이는 모두 ADHD다?

그렇지 않다. 가정환경의 변화나 학교 입학과 같은 새로운 사회에의 적응 단계에서 불안을 느끼는 바람에 안절부절 못하는 경우도 있다. 무엇보다 부산하고 산만한 행동만이 ADHD의 증상으로 생각하면 안 된다. ADHD 아동 중에는 과잉행동이 없이 집중력에만 문제가 있는 '조용한 ADHD'도 있다. 수업 중 멍하니 딴 생각에 빠져있거나 머리는 좋은데 학업성적이 의외로 부진한 아이들이다. 이런 경우는 남아보다 여아에게 많다.

ADHD로 인한 학습부진은 저학년 때는 잘 나타나지 않다가 점차 학년이 올라갈수록 심해진다. 이 밖에도 다른 일에는 짧은 시간도 집중을 못하는데 인터넷에는 몇 시간이고 매달려 있는 '주의력 조절 결핍' 증상을 보이는 아이들도 ADHD를 의심해 볼 수 있다.

우리 아이, ADHD는 엄마가 가장 먼저 알아볼 수 있다?

때로는 교사의 눈이 부모보다 정확하다. 아이들의 문제는 '자유분방한 집'보다 '통제된 사회인 학교'에서 드러나는 경우가 많기 때문이다. 또 교사는 개성이 각기 다른 아이들과의 다양한 접촉을 통해 문제를 감지하는 능력이 발달해 있다. 교단에 선 교사의 눈에는 특정 아동의 문제 행동이 한눈에 들어온다. 누가 집중력이 떨어지는지, 장난을 치는지, 과제 이행력이 떨어지는지 금방 파악할 수 있다. ADHD로 진단받는 아동의 약 10%는 교사가 먼저 아이의 이상을 부모에게 알리고 진료를 권유한 경우다. 따라서 아이의 담임교사로부터 아이가 ADHD 증상을 보인다는 조언이 있는 경우에는 소아청소년정신과를 방문해야 한다.

ADHD는 가정교육이 잘못된 탓이다?

아이가 아프면 대개 부모들의 책임을 먼저 거론하게 된다. ADHD도 부모가 아이를 체벌하거나 아이의 요구를 다 받아줘서 생긴다는 얘기가 있는데 이는 모두 근거가 없다. 이런 얘기는 ADHD 질환을 가진 아이들의 부모를 '나쁜 부모'로 만들고, 또 그 부모 스스로를 '죄인'처럼 자책하게 만든다. 잘못된 행동에 대해 체벌이나 금지 등을 강하게 하면 ADHD 증상이 더 심해지기는 하지만 결코 학대나 잘못된 교육 때문에 발생하지는 않는다. 인간의 뇌에는 자기 통제, 동기 부여 등을 관장하는 부위가 있는데, 여기서 분비돼야 하는 도파민과 노르에피네프린이라는 신경전달 물질이 부실하게 분비돼 주의산만과 집중력 결핍, 충동성, 공격성의 증상이 나타나는 질환이 바로 ADHD다.

ADHD는 성장하면서 자연적으로 없어진다?

ADHD 증상 중 과잉행동은 초등학교 고학년에 접어들면서 자연히 줄어든다. 하지만 주의력 결핍, 충동성은 청소년기 혹은 성인기까지 이어진다. 실제로 소아청소년 ADHD의 50%는 성인으로 이어진다.

치료되지 못한 ADHD는 학업, 직장, 사회활동에 여러 문제를 초래한다. 때문에 ADHD는 질환 자체의 문제뿐 아니라 개인의 삶의 질을 저하시킨다. 또 ADHD는 방치될수록 다른 문제를 동반해 치료가 더 어려워진다. 따라서 ADHD는 그 증상이 확실해지는 초등학교 저학년 시기에 발견, 치료하는 것이 좋다. 보통 6세, 9세, 12세에 ADHD 여부를 체크해보는 것이 좋다.

ADHD 아이의 재능, 너무 일찍 포기하지 마라?

ADHD 아동들의 여러 문제행동은 교사나 부모들로 하여금 절망감, 분노, 자책감을 불러 일으켜 자포자기하게 만들기도 한다. 그런데 이 같은 어른들의 감정반응은 아이에게 전달되어 아이 역시 점점 반항적이 되거나 불안 우울증에 빠지고, 매사에 자신감 없는 아이로 바뀌는 이차적 부작용을 일으킨다.

ADHD 아동은 창의적인 면에서 두각을 나타내고, 수학·과학 등에서 남다른 실력을 발휘하기도 한다. 즉 ADHD 아동이 가능성이 없는 게 아니라 ADHD

아동을 '가능성 없는 아이로 낙인 찍는 어른들의 행동'이 아이의 가능성을 없애는 것이다.

ADHD 증상에 대해 의학적 치료만 제대로 받는다면 아이의 성격과 행동, 아이가 만들어내는 결과물까지 바꿀 수 있다. 이를 위해서는 부모와 교사가 ADHD 아동의 지도 방법 등에 대한 교육을 받고 잘 실천하는 게 매우 중요하다.

ADHD는 행동치료가 우선이고, 약물치료는 좋지 않다?

그렇지 않다. ADHD로 확진된 경우 1차 치료로는 약물치료가 좋다. 약물치료만 해도 70~80%의 아동에서 증상이 개선된다. 여기에 행동치료를 병행하면 더 좋은 결과를 얻을 수 있다. 때문에 ADHD 아동의 부모는 가정에서 할 수 있는 적절한 행동치료 요법을 배우고 실천하는 게 필요하다. 일부 부모는 ADHD 치료제의 부작용에 대한 우려로 약물치료를 피하기도 하지만 이는 근거가 희박한 만큼 두려워할 필요가 없다.

ADHD 아이에게는 규칙적 생활이 중요하다?

그렇다. 만약 아이가 ADHD 증상이 있다면 자녀가 일어나고, 밥 먹고, 씻고, 학교에 가고, 잠자리에 드는 시간을 매일매일 일정하게 지키도록 도와주고 가급적이면 백화점처럼 지나치게 자극이 많은 곳에서 많은 시간을 보내는 것은 좋지 않다.

또한 ADHD 어린이들은 잘못된 일을 함으로써 부모의 관심을 받고자 할 때가 있는 만큼 심하게 꾸짖거나 자녀들 간 싸움에 휘말리지 말고 긍정적인 행동을 유도하는 게 중요하다. 자녀의 잘한 행동에 대해서는 칭찬해 주고, 안아주고, 간혹 선물을 사주는 등의 보상을 해주는 것도 좋은 방법이다.

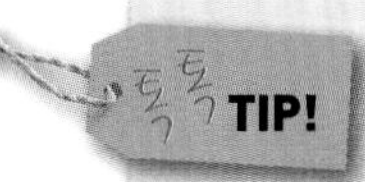

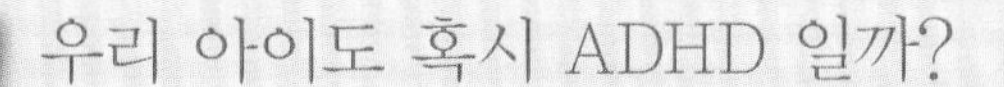

우리 아이도 혹시 ADHD? 만약 아이가 다음 여러 항목의 증상을 6개월 이상 지속적으로 보인다면 반드시 소아정신과 전문의와 상담을 해야 한다.

ADHD 아동 판별법

▣ **3~5세의 소아**

1. 쉴 새 없이 움직인다.
2. 식사하는 동안도 가만히 앉아 있질 않는다.
3. 잠깐 동안만 장난감을 가지고 놀 뿐 금세 다른 행동을 한다.
4. 단순한 지시도 따르기 힘들다.
5. 보통 아이들보다 시끄럽게 논다.
6. 끊임없이 말하고 다른 사람이 말하는 동안 자주 끼어든다.
7. 다른 아이들과 함께 놀이를 공유하고, 순서를 기다리고, 교대로 하는데 어려움이 있다. 종종 자신의 감정대로 물건들을 치워버린다.
8. 무례한 행동을 할 때가 많다.
9. 친구 사귀기가 힘들다.
10. 교사로부터 '다루기가 힘들다'거나 '행동에 문제가 있다'는 말을 듣는다.

▣ **6~12세 아동**

1. 종종 사고를 일으킬 가능성이 있는 위험한 행동을 한다.
2. 앉은 자리에서 안절부절 못하면서 계속 꼼지락거리고 때로는 교실 안에서 돌아다니기도 한다.
3. 쉽게 어수선해지고 숙제나 일을 끝내지 못한다.
4. 지도감독 중에도 문제를 일으킨다.
5. 매우 거칠게 논다.
6. 질문에 대해 부적절한 시점에서 대답하고 불쑥불쑥 말한다.
7. 줄을 서서 기다리기와 게임 또는 집단에서 다른 아이들과 교대로 행동하는 것을 어려워한다.
8. 물건을 종종 잃어버린다. 학교와 집에서 경솔하게 행동해 자주 실수를 저지른다.
9. 학교성적의 기복이 심하다.
10. 대인관계에서 미숙하게 행동해 친구가 별로 없고 나쁜 평판을 듣는다.
11. 교사로부터 '학습에 의욕이 없고', '게으르고', '몽상가' 또는 '행동에 문제가 있다'라는 말을 듣는다.

공부 못 따라가는 우리 아이는 혹시 '학습장애'?

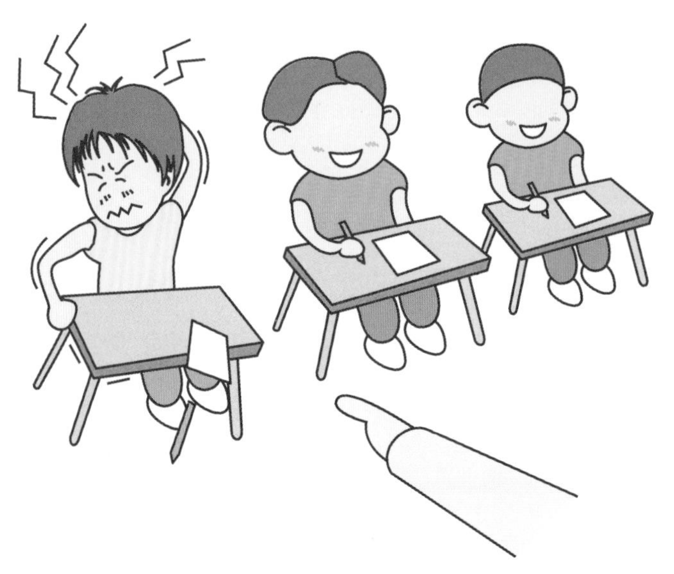

'초등학교에 입학한 철호는 돌이 지나서야 엄마, 아빠를 말했고 만 4세가 돼서야 말이 트였다. 새 단어를 여러 번 반복해야 겨우 뜻을 알고 특히 추상적 개념의 단어를 어려워했다. 유치원 때 한글 학습지를 시작했지만 전혀 관심이 없어 몇 달 만에 그만두고, 한글을 거의 모른 채 입학했다. 책을 소리 내어 읽을 때는 더듬거리며 틀리게 읽는 경우가 많았다. 이에 반해 셈 계산은 재미있어 했으나 수학의 응용문제가 나오면 엉뚱하게 답을 쓰고 문제를 이해하지 못했다.'

이 사례는 학습장애 중 읽기장애 진단을 받은 한 아이의 이야기다. 아이를 처음 학교에 보내면서 대부분의 부모들은 큰 기대를 갖게 된다. 내 눈에 똑똑한 자녀가 학교 수업도 당연히 잘 해내리라고 믿는 것은 당연한 얘기다. 때문에 아이가 학습 진도에 잘 따라가지 못할 경우 '학습장애'를 앓는 것은 아닐까

고민을 하게 되고, 실제로 '학습장애'를 겪을 경우 충격을 받아 '하늘이 무너질 만큼 큰 문제'로 받아들인다. 그러나 학습장애 역시 치료 가능한 질병이라는 점을 기억해야 한다.

학습장애는 뇌의 문제다?

우선 공부를 못한다고 해서 모두 학습장애는 아니라는 점을 알아야 한다. 학습장애란 보통 아이들의 읽기, 쓰기, 산술 등의 학습기능이 자신의 나이, 지능, 학년에서 기대할 수 있는 수준보다 의미 있게 낮은 경우를 말한다.

이러한 증상의 원인은 읽기, 쓰기, 셈하기 등의 기능을 주관하는 뇌의 특정부분에 장애가 있기 때문인 것으로 보고 있다.

학습장애의 주요 증상은 부정확하면서도 매우 느리게 읽고 독해를 잘 못하는 '읽기장애', 수학적 용어·개념·공식 등의 이해와 연산을 못하며 응용문제를 풀기 어려워하는 '산술장애', 소리나는 대로 쓰는 등 철자를 자주 틀리고 글씨체가 엉망이면서 문장 구성이 미숙한 '쓰기장애' 등이 있다.

학습장애, 남자아이들이 더 많다?

그렇다. 학습장애는 대개 아동의 5~10%에서 나타나며 남자 아이가 여자 아이보다 약 3배 정도 많다. 대다수 학습장애 아동은 학습장애 이외에도 주의력 결핍·과잉활동장애, 우울증, 불안증 등의 정신적 장애와 언어 발달장애, 운동기술 발달장애 등이 함께 나타날 수 있는 가능성이 크다.

학습 장애 치료법으로는 ▲읽기, 쓰기, 셈하기 등의 취약한 부분에 대해 아이만의 차별화된 프로그램을 짜서 반복적으로 연습을 시키고 ▲결함을 보이는 인지·지각 기술의 훈련으로 지각력을 보완하는 방법 등이 있다.

이와 함께 주의력 결핍·과잉활동장애 등의 다른 정신적인 문제를 동반하고 있는 아동의 경우는 약물치료도 가능하다.

조금 더 궁금해요~

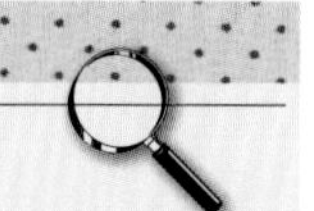

학교 안 간다고 우는 아이, 혹시 분리불안증?

초등학교에 입학하는 아이들은 어색한 환경에 적응해야 하는 두려움 때문에 부모에게 더욱 달라붙는 경향이 있다. 대부분의 아이들은 처음 며칠이 지나면 극복해 나가지만 일부는 몇 주 후 다시 그런 모습을 반복하는데, 부모에게서 떨어지기를 두려워하는 분리불안 때문이다. 맞벌이 부부의 경우 아이가 분리불안을 일찌감치 겪었다고 해도 유치원에 가거나 초등학교에 입학할 때 다시 나타날 수 있다.

▣ 분리불안증의 증상은?

어떤 아이들은 이러한 불안을 두통이나 복통으로 호소하기도 한다. 아이가 자주 아프다고 하면 먼저 소아과 의사를 찾아 정확한 원인을 찾아야 한다.

▣ 어떻게 대처하나?

아이가 분리 불안증을 보일 때는 어렵더라도 아이에게 학교에 가라고 다그칠 필요가 있다. 만약 아이의 뜻대로 집에 있도록 허락한다면 문제나 두려움을 자극해 아무런 도움이 되지 않기 때문이다. 하지만, 학교에 가기 싫어한다고 모든 아이들이 분리불안증은 아니다. 때문에 아이가 학교에 가기 싫어할 때는 아이에게 무슨 일이 있었는지 차분하고 부드럽게 물어봐야 한다. 아이들은 걱정하고 두려워하는 것을 수치스러워하기 때문에 잘 말하지 않는 경향이 있기 때문이다.

만약 분리불안증이 아닌 다른 이유, 학교에서나 등교길에 누군가에게나 다른 무엇에 대한 두려움이 이유라면, 적극적으로 문제를 해결해주고 교사와 상담을 통해 아이가 교사의 시야에서 벗어나지 않도록 도움을 요청해야 한다.

틱장애, 아이의 스트레스가 문제다?

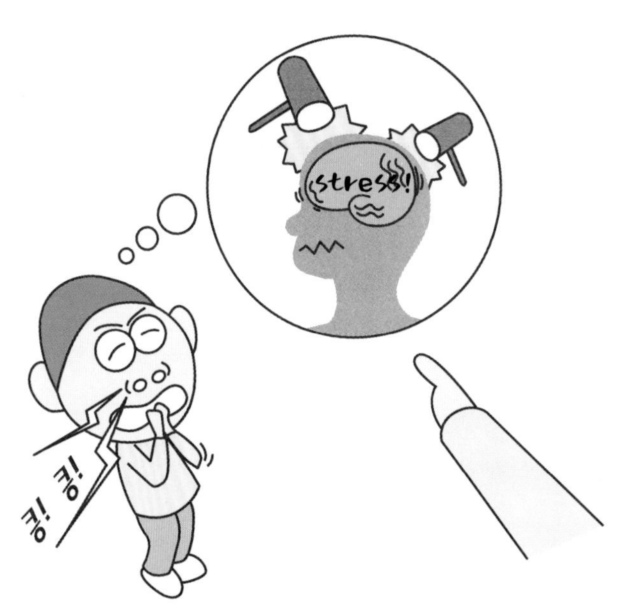

"눈을 반복적으로 깜빡거리고 어깨를 실룩거리는 것을 발견했을 때 정말 가슴이 철렁했어요. 말로만 듣던 틱장애가 우리 아이에게 왔구나 싶어서요. 병원에 갔더니 일시적 증상일 수 있다며 지켜보자고 하더라고요. 다행히 지금은 그런 증세가 사라졌지만 원인은 정확히 몰라요. 의사 말로는 아이가 스트레스를 받아서 그럴 수도 있다고 하더군요."

맞벌이 주부 최지영 씨(32, 가명)는 아이가 '틱' 증세를 보였을 때 직장을 그만둘 각오를 할 만큼 고민에 빠졌었다. 다행히 증세가 호전되었지만 정확한 발병 원인을 모르는 최 씨는 마음이 놓이지 않아, 결국 친정집 근처로 이사를 했다. 직장에 있는 동안 할머니와 할아버지, 이모들에게 아이를 세심하게 지켜봐달라고 부탁을 하고, 매일 보고를 받고서야 마음을 놓곤 한다.

틱장애가 바로 '투렛씨 증후군'이다?

그렇지 않다. 신체의 한 부분이 반복적으로, 조절할 수 없이 갑작스럽게 움직이는 것을 '틱'이라고 한다. 대부분의 틱은 눈에 잘 띄지 않을 정도로 경미하다. 하지만 어떤 경우에는 너무 자주 발생하고 그 증상도 아주 심각하다.

눈을 계속 깜빡거리거나, 머리를 흔들거나 어깨를 실룩거리는 것처럼 신체의 한 부분에서 특징적인 증상이 계속 발생하는 경우를 '운동틱'이라 하고, 킁킁거리는 소리, 기침 소리, 개가 짖는 것과 같은 소리를 연속적으로 내는 경우를 '음성틱'이라고 한다. 심한 음성틱의 경우 욕설을 걷잡을 수 없이 반복적으로 하는 경우도 있다.

운동틱과 음성틱을 함께 가지고 있으면서 전체 유병기간이 1년을 넘는 것을 투렛병(Tourette's Disorder), 또는 '투렛씨 증후군' 이라고 한다.

'투렛씨 증후군' 을 가진 아동들은 주의력 결핍, 과잉활동, 충동적 행동, 학습장애, 강박증 등을 동시에 갖고 있는 경우도 많다.

틱장애는 일시적인 증상일 뿐이다?

틱은 소아에서는 흔한 질병 중 하나이다. 어린 아동의 약 10명 중 1~2명은 수주 내지 수개월 내에 저절로 없어지는 일시적인 틱을 나타낼 수 있는데, 증상은 7~11세에 가장 많이 나타난다.

일시적인 틱은 학령기 아동의 5~15%에서 나타나는데, 만성 틱은 그 중 1%의 아동에게 발생한다.

아이가 스트레스를 받으면 틱장애가 발생한다?

틱장애의 원인은 다양하다. 유전적인 요인, 뇌의 구조적·기능적 이상, 뇌의 생화학적 이상, 호르몬, 출산 과정에서의 뇌 손상이나 세균감염과 관련된 면역반응 이상 등이 틱의 발생과 관련이 있는 것으로 알려져 있다.

그 밖에도 학습 요인, 심리적 요인 등도 틱의 발생과 악화에 관련이 있는데, 아주 가벼운 일시적인 틱은 주위의 관심이나 환경적 요인, 특정한 사회적 상황과 연관되어 나타날 수 있다.

만약 자녀의 틱증상이 계속되는 경우에는 틱을 하지 말라고 강요하는 대신 그 아이에게 스트레스를 주는 게 무엇인지 찾아내고 그것을 근본적으로 해결하는 게 필요하다.

아이가 마음을 편하게 가질 수 있도록 도와줌으로써 틱증상이 빨리 없어지게 할 수 있다는 것이다. 과도한 학업과 과외활동을 줄여 아이가 충분히 놀 수 있도록 도와주고 지나친 꾸중은 피하는 것이 좋다.

하지만 아이로부터 모든 스트레스를 제거하는 것은 불가능하고 바람직하지도 않은 만큼 아이가 스트레스를 이겨내는 방법을 배울 수 있도록 도와주고, 자신감을 키울 수 있도록 도와주는 게 무엇보다 중요하다.

반면에, 만약 틱이 너무 빈번하게 발생하거나, 1년 이상 지속돼 학교 공부나 친구 관계에 지장을 준다면 즉시 의사와 상담을 해야 한다.

조금 더 궁금해요~

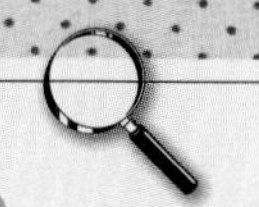

어린이 스트레스, 안 풀어주면 병 된다?

흔히 스트레스는 어른에게만 생긴다고 여기기 쉽지만, 어린이도 많은 스트레스를 받는다. 오히려 어른이 생각하기에는 아무 것도 아닌 일이 어린이에게는 스트레스가 될 수 있다. 성인의 경우 스트레스를 일으키는 원인을 알고, 그것을 극복하거나 적어도 피할 수 있지만 어린이에게는 그런 능력이 없기 때문이다. 특히 처음 학교에 등교를 하게 되면 낯선 환경과 규칙, 많은 아이들과 교사와 관계에서 스트레스를 많이 받을 수 있기 때문에 아이들이 언제 스트레스를 느끼는지 꼼꼼하게 살피고, 도와줘야 한다.

- **어린이는 언제 스트레스를 받을까?** | 어떤 상황이 익숙하지 않거나 두렵거나 고통스러울 때, 또는 자신이 없거나 싫은 일을 해야 할 때 스트레스를 느낀다. 일례로 처음 등교하는 날, 이웃집의 짖어대는 검은 개, 재롱잔치 출연, 친구의 따돌림, 부모의 말다툼, 이혼 등 수많은 상황이 아이들에게 스트레스가 된다. 쉴 새 없이 해야 하는 과중한 과외공부나, 아무 할 일 없는 무료함도 모두 참기 어려운 스트레스다.
- **어린이의 스트레스 증상은?** | 심한 스트레스를 느낄 때 어린이는 위축되고, 짜증내고, 불안해하고, 배가 아프고, 무슨 일이 생길 것만 같은 느낌이 든다고 한다. 손톱을 물어뜯거나, 눈을 깜빡거리는 '틱'이 나타나고, 무서운 꿈을 꾸고, 밤에는 오줌을 싸기도 한다.
- **스트레스를 풀어주는 방법은?** | 부모의 역할이 중요하다. 부모들은 지나친 스트레스가 자녀의 건강, 행동, 생각 그리고 기분에 어떤 영향을 미치지나 않는지, 주의해서 관찰하고 그들의 이야기를 관심 갖고 들어줘야 한다. 아무리 작은 일이라도 잘한 일은 칭찬해 주고, 실패를 했을 때는 비판보다 다음에는 반드시 더 잘 할 수 있을 것이라는 격려와 함께 필요하면 도움을 주어야 한다. 또, 완전무결하지 않더라도 자녀가 충분히 노력한 결과에 대해서는 만족해야 하고, 자녀도 자기가 한 일에 만족하는 습관을 갖도록 가르쳐줘야 한다.
- **스트레스를 줄이는 예방법?** | 아이가 스트레스를 일으키는 상황을 파악하고 대비하기 위한 연습을 할 필요가 있다. 예를 들어 사람들 앞에서 이야기하는 것을 두려워하는 어린이는 먼저 부모 앞에서 이야기하는 것을 연습하게 함으로써 두려움을 이겨낼 수 있다. 일기 쓰는 습관은 스트레스를 효과적으로 다루는데 도움이 된다.

뚱보 아이, TV 많이 보는 것은 부모 책임이다?

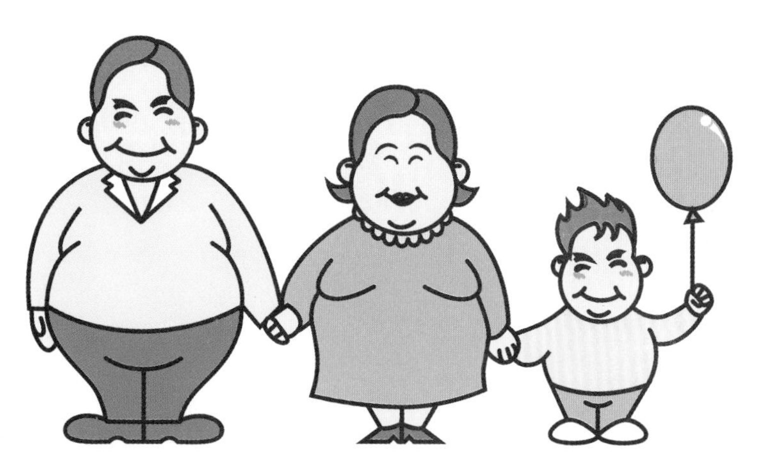

어린이 비만은 부모의 영향 때문인 경우가 대부분이다. 부모와 자녀의 비만도가 닮아가는 것은 유전자뿐 아니라 같은 환경을 공유하기 때문이며, 가정환경은 그만큼 소아의 식습관과 신체활동 습관을 형성하는데 매우 중요한 역할을 한다. '뚱보 아이'를 만드는 부모들은 분명히 다른 가정과 다른 생활습관을 가지고 있는데, 나도 혹시 '뚱보 아이를 만드는 습관' 을 갖고 있지는 않는지 살펴볼 필요가 있다.

매일 두 시간 이상 TV 보는 부모가 뚱보 아이 만든다?

하루에 2시간 이상 TV를 보거나 컴퓨터를 하는 부모의 자녀는 그렇지 않은 부모에 비해 자녀가 비만일 확률이 2배 이상 높으며, 군것질을 함께 하는 경우에는 그 위험도가 5배 이상이나 높다는 연구결과가 있다. 어머니가 매일 2시간 이상 TV를 보거나 컴퓨터를 이용한 경우 자녀의 비만 위험도가 2.4배, 아버지의 경우 자녀의 비만 위험도가 2.1배 높다고 한다.

이처럼 부모의 TV시청이나 컴퓨터 습관이 아이에게 영향을 미치는 것은 TV의 경우 가족이 함께 모여 시청하는 경향이 커 부모와 자녀가 비슷한 생활 리듬을 갖게 되고, 컴퓨터도 호기심이 많은 때에 부모의 습관을 그대로 이어받기 때문이다.

비만 확률
80%
부모 모두 비만
비만 확률
40%
부모 중 한 명만 비만
비만 확률
30%
부모 모두 비만이나
생활환경 개선

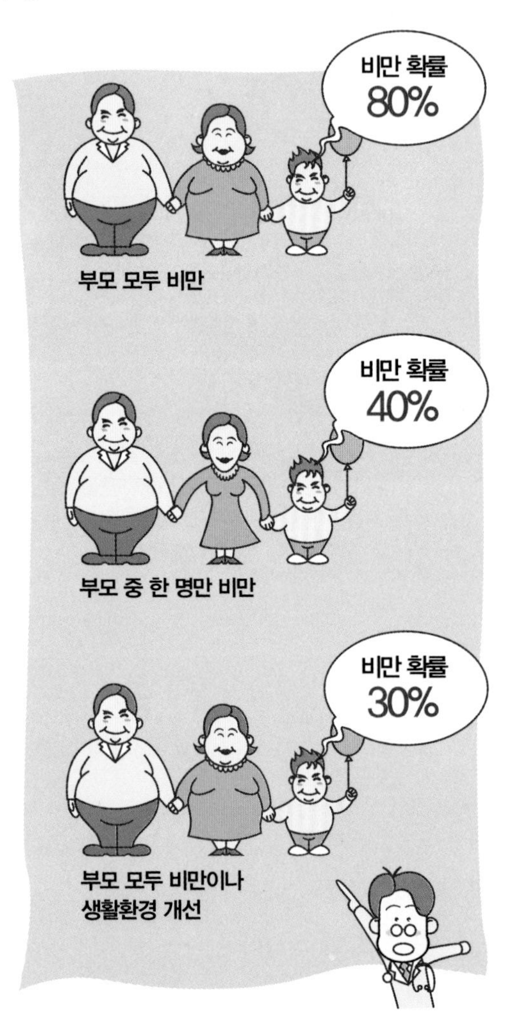

비만 아버지와 아침 거르는 어머니가 비만 자녀 만든다?

아버지의 생활습관은 어머니에 비해 자녀의 비만도에 더 큰 영향을 미치는데, 아버지의 생활습관 가운데는 특히 1주일에 3일 이상 탄산음료, 아이스크림, 케이크, 과자 등의 군것질을 하는 경우, 군것질을 2일 미만으로 즐기는 부모에 비해 아이의 비만 위험도가 5.8배나 높아진다.

그런가 하면, 어머니가 아침식사를 1주일에 이틀 이상 거르면 아이들이 비만해질 위험이 2.5배나 되고, 1주일에 3일 이상 과식을 하는 경우도 2일 이하 과식에 비해 위험도가 2.2배에 달한다.

조금 더 궁금해요~

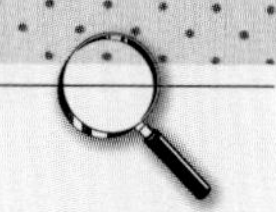

두통 심한 우리 아이, 우울증 조심!

소아청소년기의 반복적인 두통이 문제행동이나 우울·불안감 등 심리적 장애를 동반할 수 있다. 한림대의료원 강남성심병원의 연구를 보면, 편두통이나 긴장성 두통을 앓는 어린이들은 위축감, 공격성 등의 문제행동을 보이는 비율이 높고, 특히 불안감을 크게 느끼는데, 우울척도 조사 역시 두통을 앓지 않는 어린이에 비해 매우 높게 나타났다.

소아청소년기의 반복적인 두통으로 인한 위축, 주의집중 문제, 공격성 등 행동장애와 불안, 우울 등의 심리적인 문제들은 어린이들의 스트레스를 가중시키고 학업에 지장을 가져오는 원인이 된다.

따라서 부모들은 이런 문제를 겪는 자녀들을 절대로 다른 형제와 비교하는 등의 행동을 해서는 안 되며, 오히려 자주 칭찬을 해줘야 한다.

또, 두통을 호소하는 아이를 데리고 산책하거나 간단한 먹을 것을 사주는 등의 관심 있는 행동이 치료에 도움을 줄 수 있다.

소아비만 치료, 온 가족이 함께 해야 효과 있다?

소아비만 환자들의 경우 성인과 달리 약물요법이나 수술을 고려할 필요는 없다. 어린이들의 경우 식이요법과 운동습관 개선만으로도 비만을 막을 수 있기 때문이다.

이 때 식이요법은 비만 어린이뿐만 아니라 온 가족이 함께 참여해야 한다. 아이스크림, 햄버거, 튀김요리 등을 피하고, 요리를 할 때는 버터 대신 마가린, 보통 우유 대신 탈지유, 계란은 흰자만 쓰는 등의 노력이 필요하다. 또, 키를 자라게 하는 우유도 하루에 500cc 이상 마시는 것은 비만의 악화요인이 되기 때문에 조절해야 한다.

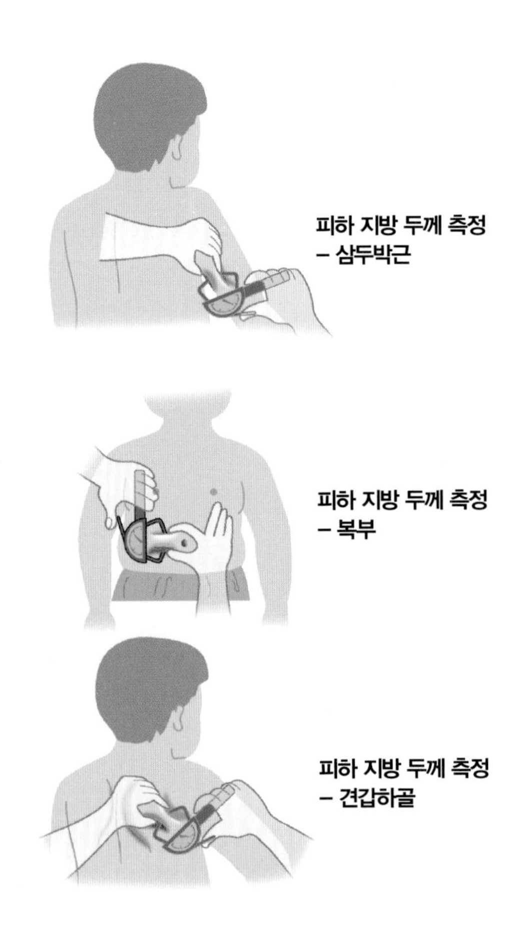

피하 지방 두께 측정
– 삼두박근

피하 지방 두께 측정
– 복부

피하 지방 두께 측정
– 견갑하골

하지만, 지나치게 살빼기에 집착해 음식량을 줄일 경우 키가 크지 않는 등 오히려 올바른 성장을 방해할 수 있는 만큼, 어린이 다이어트는 체중을 줄이는 것보다 더 늘어나지 않도록 조심하고 유지하는 데 목적을 두고 접근하는 것이 중요하다.

격렬한 운동보다 적당히 땀이 나는 운동을 시켜라?

식이요법과 함께 비만치료에 꼭 필요한 것이 바로 적당한 운동이다. 그런데 소아비만과 운동 관련 연구결과를 보면 13~18세의 청소년들이 격렬한 신체활동에 참여한 경우, 그렇지 않은 경우에 비해 비만 위험도가 오히려 2.2배 정도 높고, 체중조절 경험이 있는 아이들의 비만 위험도 역시 그렇지 않은 아이들보다 8.58배 높다고 한다.

이 같은 현상은 스스로 비만하다고 생각하는 청소년들은 살을 빼기 위해 격렬한 신체활동에 참여하거나 스스로 체중 조절 노력을 하지만, 잘못된 체중 감량법을 택하여 부작용을 겪기 때문이다.

비만한 아이들은 격렬한 운동보다 적당히 땀이 날 정도로 하루에 30분씩, 일주일에 4~5회 정도 운동을 하는 게 바람직하다.

아이가 경도비만일 때는 빠르게 걷기, 줄넘기처럼 많이 움직이는 운동이 좋고, 고도비만일 때는 가볍게 걷기, 수영, 누워서 자전거 타기 같은 운동이 효과적이다.

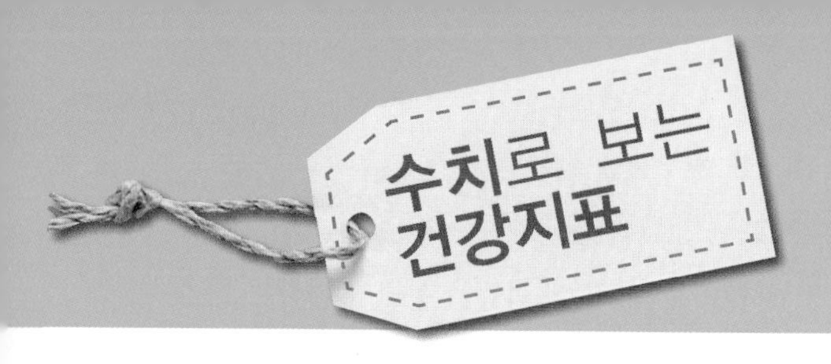

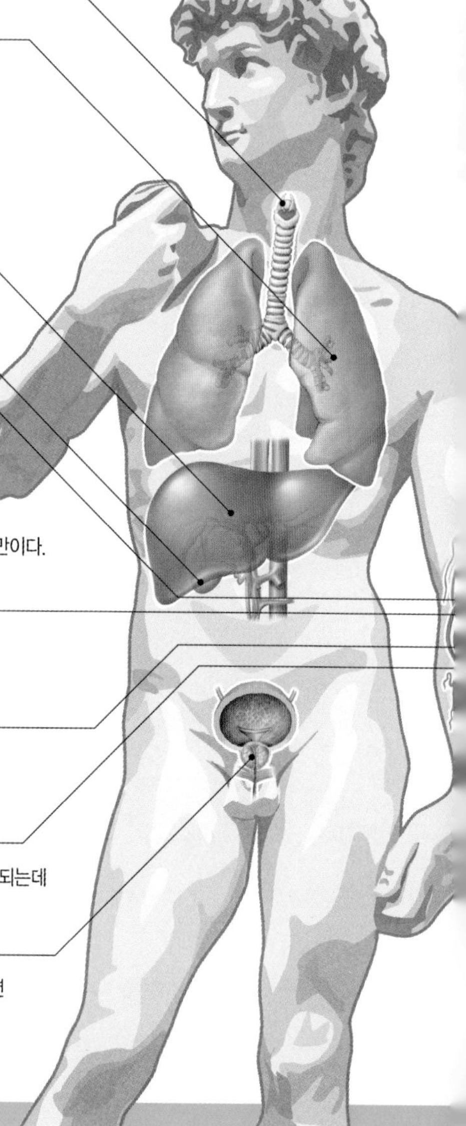

12~20

정상 호흡수 = 분당 12~20회

35,000 / 25,000

폐활량의 정상치 기준은 성인 남자 35,000㎖, 성인 여자 25,000㎖.
그러나 연령, 성별, 신장 등에 따라 정상치가 다를 수 있음

40^{-} / 35^{-}

GOT, GPT는 간의 건강을 알 수 있는 간효소이며
GOT는 40 이하, GPT는 35 이하가 정상

50^{-}(男) / 30^{-}(女)

GTP 검사는 담관계 효소의 검사로 정상범위는
남성 50 이하, 여성 30 이하, 담석이나 간장애 시 수치 상승

4~6

정상 당화혈색소(A1c) 수치는 4~6% = 당화혈색소는
혈당이 증가해 적혈구 내 혈색소(헤모글로빈)에 포도당이 붙은
상태를 말한다. 한번 붙은 당분은 적혈구가 수명을 다할 때까지
그대로 붙어 있기 때문에 적혈구의 수명이 120일인 점을
감안하면 2~3개월 동안의 평균 혈당 농도를 알 수 있다.
정상인의 당화혈색소 수치는 4~6%이며 권장 관리 수치가 6.5% 미만이다.

130^{-} / 250^{+}

총콜레스테롤 수치가 130 이하면 갑상선기능항진증, 간염,
간경변 가능성이 커지고 250 이상이면 동맥경화 가능성이 커짐

170^{-} / 65^{+}

LDL(저밀도) 콜레스테롤은 170mg/㎗ 이하,
HDL(고밀도) 콜레스테롤은 65mg/㎗ 이상을 유지하는 것이 바람직

150^{+}

중성지방은 체내에서 주로 생명을 유지하기 위한 에너지원으로 이용되는데
수치가 150mg/dl 이상일 때 당뇨병, 통풍 가능성 증가

4^{+}

PSA 검사(전립선특이항원검사)의 단백질 수치가 4ng/㎗ 보다 높으면
전립선암 가능성 증가. 정상 단백질 수치는 0ng/㎗~4ng/㎗

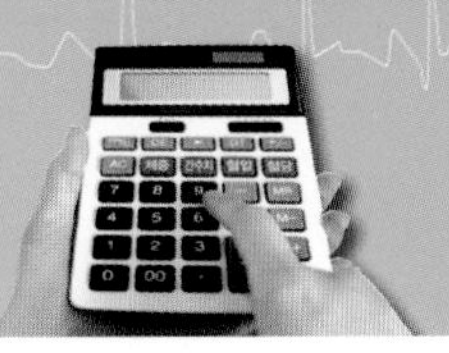

건강하게 유지 하세요. 주의가 필요합니다.

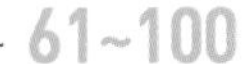

정상맥박 = 분당 61~100회

95^{+}

산소포화도 95% 이상이 정상 = 숨을 쉬는 데 필요한 몸 안의 산소량을 뜻하는 혈중 산소포화도는 정상치가 95% 이상으로, 90% 아래로 내려가면 저산소증으로 호흡이 곤란해져 위급한 상황이 될 수 있다.

120^{-} / 80^{+}

수축기 혈압은 120mmHg 미만,
이완기 혈압은 80mmHg 이상이 정상

3~8(男) / 2.5~6.6(女)

혈중 요산 수치가 성인 남자는 3~8mg/dℓ, 성인 여자는 2.5~6.6mg/dℓ이면 정상. 수치가 높으면 통풍이나 신장애의 가능성이 있음

110^{-} / 140^{-}

혈당 수치가 저녁 식사 후 10시간이 지나 아침 공복일 때 110mg/dℓ 미만, 식후 2시간 후 140mg/dℓ 미만일 때 정상

25^{+}

체질량지수(BMI) = 체중(㎏)을 신장(m)의 제곱으로 나눈 수치로
23 이상이면 과체중, 25 이상이면 비만

90^{+}(男) / 80^{+}(女)

복부비만 = 허리둘레가 성인 남자 90㎝, 성인 여자 80㎝ 이상이면 복부비만(한국인 기준)

103.8^{+}

복부 내장지방 = 103.8㎠를 넘으면 각종 비만 관련 질환에 걸릴 위험도가 높아짐(한국인 기준)

-2.5^{-} / -1.0~1.5

골다공증 = 보통 뼈에 골다공증이 없는 정상 여성의 골밀도를 평균치로 보는 'T-스코어'가 -2.5 미만이면 골다공증으로, -1.0~1.5 사이면 골감소증으로 진단된다.

내 몸 살리는 건강 **블랙박스**

김길원 의학전문기자의 건강 이야기

초판 1쇄 발행　2009년 11월 20일
초판 2쇄 발행　2009년 12월 10일
초판 3쇄 발행　2009년 12월 21일

지은이 | 김길원

발행인 | 박정찬
편집인 | 김창회
주　간 | 유병철
기　획 | 임창운
편집·진행 | 설진호

발행처 | (주)연합뉴스
주　소 | 110-140 서울시 종로구 수송동 85-1 (02-398-3114)
www.yonhapnews.co.kr

인　쇄 | 영신사 (031-955-3541)
의학 일러스트레이션 및 표지 디자인 | 박성남 (019-291-2412)

정　가 | 12,000원
구입문의 | (02) 398-3590~3

ISBN 978-89-7433-092-7 03510